主编◎孙 静 侯贺健 陈 欣 李 根 庞业光 曾艳玲

实用外科学诊治

SHIYONG WAIKEXUE ZHENZHI

长江出版传媒
湖北科学技术出版社

图书在版编目(CIP)数据

实用外科学诊治 / 孙静等主编. — 武汉：湖北科
学技术出版社，2023.5
ISBN 978-7-5706-2484-3

Ⅰ.①实… Ⅱ.①孙… Ⅲ.①外科-疾病-诊疗
Ⅳ.①R6

中国国家版本馆CIP数据核字(2023)第055099号

责任编辑：许 可　高 然　　　　　　　　　封面设计：喻 杨

出版发行：湖北科学技术出版社　　　　　　　电话：027-87679468
地　　址：武汉市雄楚大街268号　　　　　　邮编：430070
　　　　　（湖北出版文化城B座13-14层）
网　　址：http://www.hbstp.com.cn
印　　刷：湖北星艺彩数字出版印刷技术有限公司　邮编：430070
787×1092　　　1/16　　　　　　　　17.25印张　401千字
2023年5月第1版　　　　　　　　　　　2023年5月第1次印刷
　　　　　　　　　　　　　　　　　　　　　定价：88.00元

《实用外科学诊治》
编委会

《实用外科学诊治》
编委会

编　委

《实用外科学诊治》
编委会

编　委

马小云	青岛大学附属医院
彭茜茜	青岛大学附属医院
王　岩	青岛大学附属医院
赵　俊	青岛大学附属医院
冉秀华	青岛大学附属医院
徐英婕	青岛大学附属医院
韩晓华	青岛大学附属医院
邹　璐	青岛大学附属医院
张成林	青岛大学附属医院
王鹤洁	青岛大学附属医院
王　峰	青岛大学附属医院

前　言

外科学一直是发展与变化最快的学科之一,近年来涌现出很多新理论、新观点、新技术和新疗法,现已经成为临床不可或缺的一部分。面对日新月异的技术设备和理念,临床医师迫切需要掌握临床外科学前沿的信息,获得专业发展前沿的指导和参考,基于此,我们编写了本书。本书旨在提高临床外科医师的诊治能力,使饱受疾病折磨的患者早日恢复健康,为更多的家庭带去希望。

本书主要阐述了甲状腺、乳腺、胃肠外科、肝胆外科、神经外科、胸外科、骨外科、泌尿外科等科室常见的外科疾病,具体包含疾病的病因、临床表现、鉴别诊断、检查、治疗和预防等,还对相关领域的最新诊疗技术做了详细和全面的论述。本书以服务临床为导向,以循证医学为基础,以突出疾病诊疗为原则,尽力做到新颖实用,通俗易懂,语言简练;整体结构合理,准确规范,且具有较强的权威性和实用性。对外科临床医师积极预防和治疗外科疾病具有重要参考价值,亦可供医学院校师生阅读参考。

由于作者水平及经验有限,本书疏漏之处,请广大读者提出宝贵意见。

编　者

前　言

目 录

第一章 甲状腺外科

第一节 单纯性甲状腺肿

单纯性甲状腺肿是以缺碘为主的代偿性甲状腺呈弥漫性或结节性肿大但不伴有功能异常者。常见于离海较远的高原山区,因此亦称"地方性甲状腺肿"。我国多山的各省,尤其在云贵高原和陕西、山西、宁夏等地区的居民,患此病的较多。

一、病因

单纯性甲状腺肿的病因可分为三类。

(一)合成甲状腺激素原料(碘)的缺乏

合成甲状腺激素原料(碘)的缺乏是引起单纯性甲状腺肿的主要原因,在我国离海较远的山区,如云贵高原和陕西、山西、宁夏等地,由于山区中土壤碘盐被冲洗流失,以致食物及饮水中含碘不足,故患此病者较多,又称为地方性甲状腺肿。在缺乏原料"碘"而甲状腺功能仍需维持正常需要的情况下,腺垂体促甲状腺激素的分泌则增加,因而促使甲状腺发生代偿性肿大。

(二)甲状腺激素的需要量增加

在青春期、妊娠期、哺乳期和绝经期,身体的代谢旺盛,甲状腺激素的需要量增加,引起长期的促甲状腺激素的过多分泌,亦能促使甲状腺肿大。这种肿大是一种生理现象,常在成人或妊娠哺乳期后自行缩小。

(三)甲状腺激素生物合成和分泌的障碍

部分单纯性甲状腺肿的发生是由于甲状腺激素生物合成和分泌过程中某一环节的障碍,如致甲状腺肿物质中的过氯酸盐、硫氰酸盐、硝酸盐等可妨碍甲状腺摄取无机碘化物,如磺胺类药物、硫脲类药物以及含有硫脲类的蔬菜(萝卜、白菜)能阻止甲状腺激素的合成。由此而引起血中甲状腺激素的减少。因此,也就增强了腺垂体促甲状腺激素的分泌,促使甲状腺肿大。同样,隐性遗传的先天缺陷如过氧化酶或蛋白水解酶等的缺乏,也能造成甲状腺激素生物合成或分泌障碍,而引起甲状腺肿。

二、病理

单纯性甲状腺肿最显著的病理改变是滤泡的高度扩张,充满大量胶体,而滤泡壁细胞变为扁平,这是甲状腺功能不足的现象。虽然镜下可看到局部的增生状态,表现为由柱状细胞所组成的、突入滤泡腔的乳头状体,但此种增生状态仅为代偿性的。

在形态方面,单纯性甲状腺肿可分为弥漫性和结节性两种。弥散性多见于青春期,扩张的滤泡平均地散在腺体的各部。而结节性多见于流行区,扩张的滤泡集成一个或数个大小不等的结节,结节周围有不完整的纤维包膜。

结节性甲状腺肿经一段时期后,由于血液循环不良,在结节内常发生退行性变,引起囊肿形成(往往并发囊内出血)和局部的纤维化和钙化等。巨大结节长期压迫结节间组织,可使有功能的组织萎缩退化,临床上表现为甲状腺功能低下。结节发展的另一结果是发生某种程度的自主性,即甲状腺结节分泌甲状腺激素的功能,不再依赖于促甲状腺激素,也不再受服用甲状腺激素的抑制,此时,如用大剂量碘剂治疗,很容易发生继发性甲亢。另外,结节性甲状腺肿还有发生恶变的可能。

三、临床表现

(一)单纯性甲状腺肿

单纯性甲状腺肿一般不呈功能上的改变,故一般无全身症状,基础代谢率正常。早期双侧甲状腺呈弥漫性肿大,质软,表面光滑无结节,可随吞咽动作上下移动。逐渐在肿大腺体一侧,也可在两侧,扪及多个或单个结节;囊肿样变的结节,可并发囊内出血,结节可在短期内迅速增大。

(二)较大的结节性甲状腺肿

较大的结节性甲状腺肿可以压迫邻近器官而引起各种症状。

1.压迫气管

比较常见。自一侧压迫,气管向对侧移位或变弯曲;自两侧压迫,气管变为扁平。由于气管内腔变窄,呼吸发生困难,尤其胸骨后甲状腺肿更为严重。气管壁长期受压,可以软化,引起窒息。

2.压迫食管

少见,仅胸骨后甲状腺肿可能压迫食管,引起吞咽时不适感,但不会引起梗阻症状。

3.压迫颈深部大静脉

可引起头颈部血液回流障碍,此种情况多见位于胸廓上口大的甲状腺肿,特别是胸骨后甲状腺肿。临床出现面部青紫、肿胀,颈部和胸前表浅静脉的明显扩张。

4.压迫喉返神经

可引起声带麻痹,发生声音嘶哑。压迫颈部交感神经节链,可引起霍纳(Horner)综合征。

四、诊断

(1)多见于地方性甲状腺肿流行区,病程长,可数年或数十年。

(2)开始有双侧甲状腺弥漫性肿大,而后在甲状腺内(一侧或两侧)出现单个或多个大小不等的结节。

(3)结节质韧或较软,光滑,随吞咽动作上下移动。生长缓慢,一般很少发生压迫症状。胸骨后甲状腺肿可有头颈部静脉回流障碍症状。结节发生囊性变,短期内迅速增大,出现疼痛。

(4)甲状腺功能一般正常。

(5)部分患者并发甲状腺功能亢进症,少数可发生癌变,表现为近期肿块迅速增长,并出现恶性变体征。

五、治疗

结节性甲状腺肿,可继发甲状腺功能亢进,也可发生恶变。因此,应积极进行治疗。

(一)保守治疗

(1)青春发育期或妊娠期的生理性甲状腺肿,可以不给药物治疗,应多食含碘丰富的海带、紫菜等。

(2)20岁以前年轻人弥漫性单纯性甲状腺肿者,可给予少量甲状腺素,以抑制腺垂体促甲状腺激素的分泌。常用剂量为15～30mg,2次/d,口服,3～6个月为1个疗程。

(二)手术治疗

如有以下情况者,应及时行手术治疗,施行甲状腺大部切除术。

(1)已发展成结节性甲状腺肿者。

(2)压迫气管、食管、喉返神经或交感神经节而引起临床症状者。

(3)胸骨后甲状腺肿。

(4)巨大甲状腺肿,影响工作生活者。

(5)结节性甲状腺肿继发甲功能亢进者。

(6)结节性甲状腺肿疑有恶变者。

第二节 结节性甲状腺肿

一、概述

由于甲状腺非炎性和肿瘤性原因阻碍甲状腺激素合成,而导致垂体前叶分泌多量促甲状腺激素,使甲状腺代偿性肿大,称为单纯性甲状腺肿。甲状腺可呈对称性或多结节性肿大,女性多见。也可呈地方性分布,常因缺碘所致,又称地方性甲状腺肿。当病灶持续存在或反复恶化及缓解时,甲状腺不规则增生或再生,逐渐形成结节,则称为结节性甲状腺肿,为甲状腺外科的常见疾病。

二、临床表现

(1)甲状腺肿大,开始呈弥漫性、对称性,后出现单个或多个大小不等、质地不一的结节,呈不对称性。

(2)甲状腺结节可发生囊性变、坏死、出血、纤维化或钙化,囊内出血或囊性变可在短期内迅速增大,出现疼痛。

(3)结节生长缓慢,可随吞咽上下移动。随腺体增大和结节增多,可出现压迫症状。①气管压迫:出现堵塞感,呼吸不畅,甚至呼吸困难。气管可狭窄、弯曲移位或软化。②食管压迫:巨大甲状腺肿可伸入气管和食管之间,造成吞咽困难。③喉返神经压迫:出现声音嘶哑。④颈交感神经压迫:可出现Horner综合征(眼球下陷,瞳孔变小,眼睑下垂)。⑤上腔静脉压迫:上腔静脉综合征(单侧面部、颈部或上肢水肿),往往由于胸骨后甲状腺肿压迫所致。

(4)部分患者可合并甲亢(毒性多结节性甲状腺肿),可出现甲亢症状,但比格雷夫斯(Graves)病症状轻。

(5)部分病例的结节可恶变,出现质硬结节,甚至颈部淋巴结肿大。

三、诊断要点

(1)多见于地方性甲状腺肿流行区,病程长,可数年或十数年。多见于成年女性。

(2)甲状腺内可扪及单个或多个大小不等、质地不一的结节,甲状腺肿结节巨大者可伴有压迫症状,如气管压迫、声嘶、霍纳综合征等。

(3)少数可发生癌变,表现为近期肿块迅速增长,并出现恶性变体征。

(4)合并甲亢病例可表现为甲亢症状。

(5)甲状腺功能基本正常,合并甲亢病例可出现 T_3、T_4 增高,吸^{131}I率增高。

(6)尿碘排泄减少,一般低于 100 ng/L,血浆蛋白结合碘(PBI)降低。

(7)甲状腺球蛋白(thyroglobulin,Tg)升高,为衡量碘缺乏的敏感指针。

(8)B超检查可确定甲状腺的结节大小,证实甲状腺内囊性、实性或混合性多发结节的存在。B超引导下细针穿刺细胞学检查,诊断准确性更高。

(9)放射性核素扫描可评估甲状腺功能状态,多数结节性甲状腺肿表现为温和凉结节。如出现热结节,表示该结节有自主功能。如发生冷结节,则应警惕恶性结节的存在。

(10)CT、MRI有利于胸骨后甲状腺肿或纵隔甲状腺肿的诊断。

四、治疗方案及原则

(1)青春发育期或妊娠期的生理性甲状腺肿,可以不给药物治疗,也不需手术治疗。应多食含碘丰富食物。

(2)25岁以前年轻人弥漫性单纯性甲状腺肿者,可给予少量甲状腺素,以抑制垂体前叶促甲状腺激素的分泌。常用剂量为左甲状腺素 50～100μg/d 或甲状腺素片 60～120mg/d,连服3～6个月。

(3)手术指征:①结节性甲状腺肿并有坏死、囊性变、出血,钙化者。②腺叶过于肿大,压迫气管、食管、喉返神经或交感神经节而引起临床症状者。③胸骨后甲状腺肿。④巨大甲状腺肿,影响工作生活者。⑤结节性甲状腺肿继发甲状腺功能亢进者,应按甲亢术前严格准备后再行手术。⑥结节性甲状腺肿疑有恶变者。⑦为美观要求,患者迫切要求手术。

手术方式应根据结节多少、大小、分布而决定。一般可行甲状腺叶次全切除术或全切除术,也可行近全甲状腺切除术。如术中对可疑结节行冰冻切片检查证实为恶性,应行全甲状腺切除。

第三节　甲状腺炎

甲状腺炎是指甲状腺组织发生变性、渗出、坏死、增生等炎症病理改变而导致的一系列临床病症。甲状腺炎的命名和分类(表1-1),目前尚无统一的定论。各种炎症之间无内在联系,其病因、病理变化、临床特点和预后均各不相同。

一、急性化脓性甲状腺炎

临床上,本病可发生于任何年龄,国外统计资料表明多见于 20～40 岁女性,且已有甲状腺疾患,尤其有结节性甲状腺肿者易患本病。

表 1-1 甲状腺炎分类

急性甲状腺炎

　细菌性(化脓性甲状腺炎)

　病毒性(如猫抓热病毒,少见)

亚急性甲状腺炎

　亚急性肉芽肿性甲状腺炎

　亚急性淋巴细胞性甲状腺炎(又称无痛性甲状腺炎)

慢性甲状腺炎

　慢性淋巴细胞性甲状腺炎

　桥本甲状腺炎

　慢性萎缩性甲状腺炎

　慢性侵袭性纤维性甲状腺炎

其他甲状腺炎

　放射性甲状腺炎、外伤、结核性、梅毒、真菌性、布氏杆菌和寄生虫感染、结节病及淀粉样变等

(一)病因

急性化脓性甲状腺炎是急性甲状腺炎中的主要类型,但临床较少见。大多由化脓性细菌经血行或邻近感染蔓延到甲状腺所致,病原菌常见为葡萄球菌、链球菌或肺炎球菌等,亦有报道布鲁杆菌感染可引起本病。梨状窝窦道瘘常伴有本病或引起本病反复发作。

(二)病理

在病理上,表现为急性炎症的特征性改变,可为局限性或广泛性,初期有大量多形核细胞和淋巴细胞浸润,常伴有坏死和脓肿形成,发病前已有结节性甲状腺肿者易产生脓肿,如甲状腺本来正常者,则广泛化脓多见。脓液可进入深部组织,甚至进入纵隔、破入气管、食管。愈合时有大量纤维组织增生。

(三)临床表现

临床表现可见发病急,甲状腺肿大、疼痛、压痛,伴发热、畏寒、寒战、心动过速。颈部后伸、吞咽时甲状腺疼痛加剧,疼痛可向两颊、两耳或枕部放射,甲状腺肿大多为单侧,偶可双侧,质硬,并有邻近器官或组织感染的征象。甲状腺脓肿形成时可有波动感,局部皮肤红、肿、痛。

(四)辅助检查

血常规检查可见末梢血白细胞计数升高,以多形核白细胞为主,血培养可能为阳性,血沉加快。一般甲状腺功能无变化,检测甲状腺摄^{131}I率正常,血清 T_3、T_4 水平亦在正常范围。甲状腺扫描显像可见局部有放射性减低区。对反复发生本病或颈部脓肿的患者应排除是否有先天异常,应行食管吞钡或 CT 检查,是否来源于梨状窝的鳃囊窦道或梨状窝窦道瘘。

(五)诊断

根据患者的临床表现及一般实验室检查即可做出诊断。诊断主要根据全身败血症症状,伴有高热、寒战、白细胞总数及中性粒细胞增高,或原有颈部化脓感染,随即出现甲状腺肿大、疼痛、压痛。需与亚急性肉芽肿性甲状腺炎鉴别。后者通常不侵犯颈部其他器官,疼痛相对较

轻,血沉明显增快,早期有一过性甲亢症状以及血 T_3、T_4 升高而甲状腺摄^{131}I率降低的分离现象,甲状腺活检有多核巨细胞出现或肉芽肿形成。另外,进行性恶性甲状腺肿瘤(AMTT)也可发生局部坏死,类似急性化脓性甲状腺炎,但其预后差,病死率高应予以鉴别。

(六)治疗

局部热敷,卧床休息,合理使用抗生素,可根据脓液中细菌种类选用抗生素。如局部已形成脓肿或保守治疗不能使感染消退时,则应手术切开引流,也可进行针吸治疗。

二、亚急性甲状腺炎

亚急性甲状腺炎可分为亚急性肉芽肿性甲状腺炎和亚急性淋巴细胞性甲状腺炎(又称无痛性甲状腺炎)两型。

(一)病因

本病的病因不明。一般认为本病起因为病毒感染,多数患者于上呼吸道感染后紧接着发病。发病时,患者血清某些病毒抗体滴度升高,包括柯萨奇病毒、腺病毒、流感病毒、腮腺炎病毒等。当腮腺炎流行时,亦可造成流行性甲状腺炎,患者血清中有高滴度的腮腺炎病毒抗体。根据对 HLA 的研究,一些患者可能与 HLA-B35 相关,本病患者可能对病毒存在易感性。近年来又发现本病患者循环系统中存在直接针对 TSH-R 的抗体,并证实存在针对甲状腺抗原的致敏 T 淋巴细胞,所以本病病因不能完全以病毒感染解释,是否有自身免疫异常,尚无定论。

(二)病理

甲状腺滤泡上皮细胞的破坏及滤泡完整性的丧失是本病病理的主要结局。已经生成的TH 与异常的碘化物质一起从滤泡释放入血中,促使血清中的 T_4 及 T_3 升高,临床上产生甲状腺功能亢进,抑制 TSH 的分泌。由于滤泡上皮细胞的破坏,TSH 不能增加对放射性碘的摄取,致使放射性碘摄取率减低。在疾病的后期,滤泡内贮存的以前生成的激素已排尽,血中的 T_4 及 T_3 浓度下降,有时降至甲状腺功能减退水平,而 TSH 上升,常可高于正常。如病情稳定,甲状腺摄^{131}I率可高于正常一段时间,最终随着激素分泌的恢复,血中 T_4、T_3 升高,TSH 浓度下降至正常范围。

甲状腺通常中度肿大,常不对称,病变可局限于甲状腺的一部分,累及一侧或双侧甲状腺,甲状腺肿大呈结节状。包膜纤维组织增生,并和周围组织粘连,但很少侵及甲状腺附近器官。甲状腺质地较硬,有弹性,切面灰白色或浅黄色。病变与周围甲状腺分界清楚。镜下病变呈灶性分布,范围大小不一,各处病变处于不同病变阶段。早期可见滤泡破坏,上皮细胞崩解、基膜碎裂、类胶质减少或消失。中性粒细胞可浸润到被破坏的滤泡内,形成微小脓肿。病变进一步发展,可见组织细胞和多核巨细胞位于滤泡内,围绕胶质形成肉芽肿。上皮样细胞与多核巨细胞构成结核样肉芽组织,但无干酪样坏死。间质水肿,有淋巴细胞、浆细胞、嗜酸粒细胞和组织细胞浸润,后期成纤维细胞增生纤维化。本病经数月后,炎症逐渐消退,最后纤维化而痊愈。病灶之间可见新生的小滤泡,腔内无胶质。上皮细胞呈立方或砥柱状,有的含有胶质和吸收空泡,也可见中等或较大的甲状腺滤泡,胞内有胶质。上皮细胞呈立方或扁平,这可能是残留的滤泡或压迫萎缩的滤泡。

(三)临床表现

亚急性甲状腺炎多见于中年女性,发病有季节性(夏季是其发病的高峰),发病时患者常有上呼吸道感染。典型者整个病程可分为早期伴甲亢、中期伴甲减(又可分为过渡期和甲减期两期)以及恢复期三期。

1.早期

起病多急骤,常伴有上呼吸道感染的症状和体征,如发热,伴畏寒、疲乏无力和食欲缺乏,淋巴结肿大。最为特征性的表现为甲状腺部位的疼痛和压痛,常向颌下、耳后或颈部等处放射,咀嚼和吞咽时疼痛加重。甲状腺病变范围不一,可先从一叶开始,以后扩大或转移到另一叶,或始终限于一叶。病变腺体肿大,坚硬,压痛显著。亦有少数患者首先表现为无痛性结节、质硬、TSH 受抑制,需注意鉴别。病变广泛时滤泡内甲状腺激素以及碘化蛋白质一过性大量释放入血,因而除感染的一般表现外,尚可伴有甲状腺功能亢进的常见表现,如一过性心悸、神经过敏等,但通常不超过 2~4 周。

2.中期(过渡期及甲减期)

本病多为自限性,大多持续数周至数月可完全缓解,少数患者可迁延 1~2 年,个别留有永久性甲减的后遗症。当甲状腺滤泡内甲状腺激素由于感染破坏而发生耗竭,甲状腺实质细胞尚未修复前,血清甲状腺激素浓度可降至甲减水平。本病临床上大部分患者不出现甲减期,经历甲亢期后,由过渡期直接进入恢复期;少数患者出现甲减期,可持续 2~4 个月,甲状腺功能逐渐恢复正常。个别患者由于甲状腺损坏严重,进入甲减期后,不能恢复,留下永久性甲减的后遗症。

3.恢复期

症状逐渐好转,甲状腺肿及结节逐渐消失,也有不少病例遗留小结节,以后缓慢吸收。如果治疗及时,患者多可完全恢复。极少数变成永久性甲减患者。

4.复发

在轻症或不典型病例中,甲状腺仅略增大,疼痛和压痛轻微,不发热,全身症状轻微,临床上也可没有甲亢或甲减表现。本病病程长短不一,可有数周至半年以上,一般为 2~3 个月。病情缓解后,尚可能复发。

(四)实验室检查和特殊检查

1.一般检查

红细胞、白细胞计数轻至中度增高,中性粒细胞正常或稍高,偶可见淋巴细胞增多,血沉明显增快,多大于或等于 40 mm/h,可达 100 mm/h。

2.甲状腺功能检查

甲亢期血清 TT_3、TT_4、FT_3、FT_4 升高,TSH 分泌受抑制,甲状腺摄^{131}I率低,呈现所谓"分离现象"。这是由于甲状腺滤泡细胞破坏,原贮存的 T_3、T_4 漏入血循环,使得血中 T_3、T_4 升高,反馈抑制垂体分泌 TSH,失去 TSH 刺激、甲状腺摄碘功能减退之故;其次是炎症损害了滤泡细胞摄碘功能,甲亢期甲状腺摄^{131}I 率可低至测不出。甲减期患者血清 TT_3、TT_4、FT_3、FT_4 减低,TSH 升高,甲状腺摄^{131}I率可反跳性升高。

3.彩色多普勒超声检查

在急性阶段,受累增大的甲状腺组织没有血运增加,彩色多普勒超声示低回声区;而在恢复阶段,超声显示为伴轻微血运增加的等回声区。一般 1 年以后血运恢复正常。对鉴别诊断及对本病的评价与监测,彩色多普勒超声是一种无创且快捷的检查方法。

4.甲状腺放射性核素扫描(摄^{131}I率低时,放射性核素碘不能用于扫描)

可见图像残缺或显影不均匀,一叶肿大者常见无功能结节或一叶残缺。

5.甲状腺活检

可见特征性多核巨细胞或肉芽肿样改变。

（五）诊断

依据甲状腺肿大、疼痛、有压痛，伴全身症状，发病前有上呼吸道感染史，血沉增快，血清 T_3、T_4 升高而甲状腺摄 ^{131}I 率降低，呈分离现象，诊断常不难确定。诊断标准如下所述。

（1）甲状腺肿大、疼痛、质硬、触痛，常伴上呼吸道感染症状和体征（发热、乏力、食欲缺乏、颈淋巴结肿大等）。

（2）血沉加快。

（3）甲状腺摄 ^{131}I 率受抑制。

（4）一过性甲亢。

（5）抗甲状腺球蛋白抗体或抗过氧化酶抗体阴性或低滴度。

（6）甲状腺细针穿刺或活检有多核巨细胞或肉芽肿改变。

本病符合上述 4 条即可诊断。

（六）鉴别诊断

颈前包块伴有疼痛者除本病外可见于甲状腺囊肿或腺瘤样结节急性出血、甲状腺癌急性出血、急性化脓性甲状腺炎、迅速增大的甲状腺癌、疼痛性桥本甲状腺炎、甲状舌骨导管囊肿感染、支气管鳃裂囊肿感染、颈前蜂窝织炎等，需注意鉴别。但亚急性甲状腺炎、甲状腺囊肿或腺瘤样结节急性出血占全部病例的 90％以上。本病常需同下列疾病鉴别。

1.甲状腺囊肿或腺瘤样结节急性出血

常见于用力活动后骤然出现疼痛，甲状腺局部有波动感，血沉正常，甲状腺功能正常，超声包块内有液性暗区。

2.甲状腺癌

亚急性甲状腺炎的甲状腺质硬，10％的患者甲状腺部分肿大，且无明显症状，扫描可为冷结节，需与甲状腺癌鉴别。但本病的疼痛可自行缓解或迅速波及对侧，血沉快，摄 ^{131}I 率低，应用泼尼松治疗疗效显著，可资鉴别。必要时可甲状腺穿刺活检。

3.桥本甲状腺炎

也可伴轻微甲腺疼痛、触痛，但较少见，一般不伴明显的碘代谢紊乱和血沉加速，TGAb 或 TPOAb 显著升高。

4.亚急性淋巴细胞性甲状腺炎

不伴甲状腺疼痛或压痛，反复发作者可达 10％～15％；无病毒感染前驱症状，很少有病毒抗体滴度改变，血沉大多正常，活检示淋巴细胞性甲状腺炎。

5.侵袭性纤维性甲状腺炎

病理检查可鉴别侵袭性纤维性甲状腺炎及甲状腺结核肉芽肿。

（七）治疗

（1）症状较轻的患者不需特殊处理，可适当休息，并给予非甾体类消炎镇痛药。阿司匹林0.5～1g或吲哚美辛（消炎痛）25mg，3～4 次/d，疗程约 2 周。

（2）全身症状较重、持续高热，甲状腺肿大，压痛明显者，可采用肾上腺糖皮质激素治疗。首选泼尼松 20～40mg/d，在治疗后数小时即可出现疼痛缓解，甲状腺肿大开始缩小，用药1～2 周后逐渐减量，疗程1～2个月，但停药后部分患者可能反复，再次用药仍然有效；亦可合用非甾体类消炎镇痛剂，不但可消除疼痛，还可减少反复；伴甲亢时，一般较轻，不需服用抗甲状腺药物治疗，有些患者可给予小剂量普萘洛尔。

（3）如病程较长，有可能发生甲减，对这些患者应考虑加服干甲状腺片 $40\sim60mg/d$，或 $L-T_4$ $100\sim150\mu g/d$，直到功能恢复正常为止（一般为 $3\sim6$ 个月）。加服干甲状腺片可以加强垂体的反馈调节，减少 TSH 分泌，有利于甲状腺肿及结节的缩小及症状消除。

（4）本病多可自行缓解，一般不需手术治疗。90% 以上的患者病情缓解后甲状腺功能亦恢复正常，只有 5%～10% 的患者发生永久性甲减，需给予终生替代治疗。

三、亚急性淋巴细胞性甲状腺炎

（一）病因

病因尚未阐明。库欣综合征肾上腺切除术后，本病发病率增加，自身抗体滴度增加。本病发病前病毒感染证据较少，近年来有证据提示本病病因可能与自身免疫有关。

（二）病理

淋巴细胞浸润是亚急性淋巴细胞性甲状腺炎与亚急性肉芽肿性甲状腺炎的共同表现，亚急性淋巴细胞性甲状腺炎也可看到类似亚急性肉芽肿性甲状腺炎那样的滤泡细胞破坏和纤维化。

（三）临床表现

1.症状

主要表现是甲亢，可有心动过速、怕热、多汗、疲劳、肌无力、体重下降等。但无甲亢的突眼和胫前黏液性水肿，可有甲亢本身所致的凝视、眼裂增宽。

2.体征

包括典型的甲亢体征，甲状腺轻度肿大或正常大小（本病散发型 50% 无甲状腺肿），甲状腺无触痛，质地较坚实。典型患者病程为在甲亢期后接着是需要治疗的一过性甲状腺功能减退期，通常 $1\sim8$ 个月后甲状腺功能恢复。约有 1/3 的患者甲亢后会出现明显的甲减期。极少数患者成为永久性甲减。本病在产后 $1\sim2$ 个月内发病率增高。

（四）实验室检查

疾病早期，随着甲状腺滤泡细胞的破坏，血循环中 T_3、T_4 明显升高。血沉正常或轻度升高（通常不足 50 mm/h），这与肉芽肿性甲状腺炎明显不同。甲状腺摄 [131]I 率下降，TSH 刺激也不能使其增加。血清甲状腺球蛋白升高，甲状腺球蛋白抗体和微粒体抗体在 80% 的产后发病型和 50% 的散发型患者中低至中度升高。甲状腺超声示弥漫性或局灶性低回声。甲状腺活检有诊断价值。本病有弥漫性或局灶性淋巴细胞浸润，无肉芽肿改变，无桥本甲状腺炎所见纤维化、Hürthle 细胞，无生发中心形成或罕见。

（五）诊断

本病早期表现为甲亢，血 T_3、T_4 升高，甲状腺摄 [131]I 率降低，甲状腺不痛，亦无触痛等。该病较易漏诊，常易把产后甲状腺肿大或肿大加重看成非毒性甲状腺肿，而且往往不考虑"慢性虚弱综合征"的乏力、精神障碍可能与甲状腺的变化有关系。偶尔可以长期低热为突出表现，以"发热待查"而做其他检查，忽略了亚急性甲状腺炎可能。对于产后 1 年内出现的疲劳、心悸、情绪波动或甲状腺肿大的任何妇女都应怀疑有产后甲状腺炎的可能。诊断中应注意因缺乏甲状腺激素使垂体腺瘤性增生的高催乳素血症及真正的产后发生 PRL 瘤的鉴别。产后甲状腺功能障碍引起的长期闭经应注意避免与 Sheehan 病或自身免疫性垂体瘤相混淆。

（六）鉴别诊断

1.亚急性淋巴细胞性甲状腺炎与亚急性肉芽肿性甲状腺炎相鉴别

亚急性淋巴细胞性甲状腺炎与亚急性肉芽肿性甲状腺炎的临床过程及实验室检查极

为相似,可依据以下几点鉴别。

(1)亚急性肉芽肿性甲状腺炎较少发生甲亢。甲状腺很痛并且有压痛,而无痛性甲状腺炎的甲状腺不痛亦无压痛。

(2)伴随一过性甲亢的亚急性肉芽肿性甲状腺炎很少反复发作,而 $10\%\sim15\%$ 的无痛性甲状腺炎可反复发作。

(3)病毒感染前驱症状常见于亚急性肉芽肿性甲状腺炎,但很少见于无痛性甲状腺炎。

(4)亚急性肉芽肿性甲状腺炎绝大多数血沉加快,可达 $100\ mm/h$。

(5)无痛性甲状腺炎很少有病毒抗体滴度改变,而 44% 的亚急性肉芽肿性甲状腺炎有病毒抗体滴度改变。

(6)甲状腺活检在无痛性甲状腺炎显示为淋巴细胞性甲状腺炎,而不是肉芽肿性甲状腺炎。

2.亚急性淋巴细胞性甲状腺炎与甲亢相鉴别

亚急性淋巴甲状腺炎与甲亢鉴别见表 1-2。本病甲亢持续时间短,通常小于 3 个月,甲亢程度通常中等。

表 1-2　亚急性淋巴细胞性甲状腺炎与 GD 的鉴别

项目	亚急性淋巴细胞甲状腺炎	GD
发病	突然	逐渐
甲亢程度	轻、中度	中至重度
甲亢持续时间	不足 3 个月	超过 3 个月
继发性甲亢	数周至数月	无
甲状腺肿大	轻度肿大,弥漫,很硬	轻至中度肿大,弥漫,轻至中度硬度
甲状腺血管杂音	缺乏	常有
突眼和胫前黏液水肿	缺乏	可以有
T_3/T_4	小于 20:1	大于 20:1
^{131}I 摄取率	降低	升高

(七)治疗

本病的治疗为对症治疗。患者症状常轻微而短暂,故不需特殊治疗。

(1)对于甲亢症状非常明显者,可用 β 受体阻滞药,如普萘洛尔,不必用抗甲状腺药物,手术与放射性核素治疗当属禁忌。本病甲状腺不痛,一般不需要用糖皮质激素治疗。但有报道,分娩后即采用泼尼松20mg/d,2 个月后逐渐减量,可预防苯丙氨酸丙酮酸氨基转移酶(PPT)复发,但疗效及是否合理尚待进一步证实。

(2)甲减期,如症状持续时间延长或加重,可采用 $L-T_4$ 或干甲状腺片替代治疗 $3\sim6$ 个月,然后停药。永久性甲减者则需终生替代治疗。有报道过量的碘吸收对临床和实验性自身免疫性疾病存在有害的影响。甲状腺功能减退最易发生在日摄碘量高于日需要量的、有 PPT 病史的妇女,因此,除缺碘地区外,对于产后甲状腺炎或有该病史者,应避免过多接受碘。甲状腺激素不能预防再次妊娠后产后甲状腺炎的复发和永久甲减的发生。

(八)预后

本病甲亢期通常 $1\sim2$ 个月内缓解,整个病程不足 1 年,而滤泡贮碘功能的恢复却很慢,可以长至临床症状完全缓解以后的 1 年以上。由于潜在甲减的可能,本病患者需每年检查一次甲状腺功能,长期随访,持续多年。甲状腺肿及甲状腺功能障碍对年轻妇女只是短暂不适,无真正危险性,但合并红斑狼疮者应引起重视。PPT患者急性期过后,半数患者仍有甲状腺肿,测定抗甲状腺抗体滴度仍高,TRH试验呈过度反应,再次分娩后PPT复发的危险性为25%～40%。无论患者甲状腺实质是否有萎缩,真正的危险是永久性甲减的发生。

四、慢性淋巴细胞性甲状腺炎

慢性淋巴细胞性甲状腺炎包括两个临床类型,即甲状腺肿大的桥本甲状腺炎(HT)和甲状腺萎缩的萎缩性甲状腺炎。两者有相同的甲状腺自身抗体和甲状腺功能的改变,不同点为前者甲状腺肿大,后者甲状腺萎缩,后者可能是前者的终末期,但是有些现象提示,桥本甲状腺炎与自身免疫性甲状腺病(AT)是两种独立的疾病。

(一)病因

本病由遗传因素与非遗传因素相互作用产生。本病有家族聚集现象,且女性多发。HLA基因部分决定遗传易感性,但这种作用不强,而且此种因素与不同的群体(人种、地区)之间存在一定关系。甲状腺自身抗体的产生与常染色体显性遗传有关。在欧洲及北美,本病患者中HLA-B8及HLA-DR3、HLA-DR5多见,而日本人多见的是HLA-B35。自身免疫性甲状腺病患者与HLA-DR3明显相关,而桥本甲状腺炎患者与HLA-DR5明显相关。目前多倾向认为本病是由于先天性免疫监视缺陷,器官特异的抑制性T淋巴细胞数量或质量的异常所致。

(二)病理

1.肉眼观

甲状腺弥漫性对称性肿大,少数病例可不对称,体积可较正常大4～5倍。包膜完整、增厚、与周围组织少有粘连,一般表面光滑。切面无胶质,灰白色或灰黄色,或略呈分叶状肉样,质韧如橡皮。也可形成大小不一的结节,灰白色,质硬,质量可达350 g,临床遇见结节型常误诊为甲状腺癌而做甲状腺手术。

2.分型

细针穿刺细胞学表现可分为淋巴细胞型和嗜酸细胞型。

(1)淋巴细胞型:中等量至大量的淋巴细胞,滤泡上皮细胞多形性,无胞质丰富而红染的嗜酸粒细胞,也称Hürthle细胞或Askanazy细胞,有时可见滤泡上皮细胞团中有淋巴细胞。

(2)嗜酸细胞型:在前者基础上出现较多的Askanazy细胞。一般认为涂片中,淋巴细胞数等于滤泡上皮细胞数为中等量淋巴细胞,淋巴细胞数大于滤泡细胞数为大量淋巴细胞。

(三)临床表现

桥本甲状腺炎为甲状腺炎中最常见的临床类型,90%以上发生于女性。不少本病患者临床症状阙如,体检时的异常发现也不多。

1.典型临床表现

本病多见于中年女性,病程较长,甲状腺呈弥漫性、质地硬韧、无痛的轻度或中度肿大,发展慢,可有轻压痛、颈部局部压迫和全身症状不明显,常有咽部不适感,这比甲状腺肿大更常见。

甲状腺肿大是桥本甲状腺炎最突出的临床表现,肿大可轻度至重度,多数中等度肿大,为正常人的2～3倍,重40～60 g;肿大多为弥漫性,可不对称,质地坚实,韧如橡皮样,随吞咽活动;表面常不光滑,可有结节,质硬,尤其在老年人易误诊为恶性疾病;甲状腺肿大压迫食管、气管和喉返神经者,非常罕见;甲状腺疼痛、触痛罕见,如有疼痛,应与亚急性甲状腺炎鉴别。甲状腺若为非对称性肿大,在甲状腺功能正常者,易误诊为孤立性或多结节性甲状腺肿。

2.特殊临床表现

(1)桥本甲亢:是指桥本甲状腺炎临床上有甲亢表现,桥本甲状腺炎与甲亢共存,甲状腺同时有桥本甲状腺炎及甲亢两种组织学改变。临床可见到典型甲亢表现和实验室检查结果:①具有甲亢高代谢综合征,怕热、多汗、细震颤、心动过速、体重减轻等。②甲状腺肿大可有血管杂音。③部分患者有浸润性突眼、胫前黏液性水肿等。④高滴度TPOAb、TGAb,可有 TSAb 阳性。⑤甲状腺摄^{131}I率增高,不被 T_3 抑制试验所抑制,TRH 兴奋试验不能兴奋。⑥其原因可能与自身免疫性甲状腺炎使甲状腺破坏,甲状腺激素的释放增多有关,也可因存在有 TSAb,刺激尚未受到自身免疫炎症破坏的腺体组织,使甲状腺激素增加。但由于腺体组织的不断被破坏,或由于 TSH 阻断性抗体的影响,最终甲状腺功能是减低的。桥本甲亢常需抗甲状腺药物治疗,但不宜手术及放射性核素治疗,因易发生永久性甲减。

(2)桥本假性甲亢或桥本一过性甲亢:可能与炎症破坏了正常甲状腺滤泡上皮,原贮存的甲状腺激素漏入血循环有关。甲亢为本病的部分临床表现,但甲状腺活检无甲亢表现。TSAb 阳性,甲状腺摄^{131}I率正常或降低,TRH 兴奋试验可兴奋,甲亢症状可短期内消失、不需抗甲状腺药物治疗,或对症给予小剂量普萘洛尔(心得安)即可。

(3)浸润性突眼:本病可伴发浸润性突眼,其甲状腺功能正常、减退或亢进。眼外肌间质有大量淋巴细胞、浆细胞浸润,成纤维细胞分泌黏多糖增多,胶质合成活跃,眼外肌水肿,体积增大、病变常先累及下直肌和内直肌,原因未明。

(4)自身免疫性多内分泌腺病综合征Ⅱ型:此型为自身免疫性甲状腺疾病合并Addison病、1型糖尿病、性腺功能减退症。

(5)儿童桥本甲状腺炎:占儿童甲状腺肿 40%以上,多见于 9～13 岁,5 岁以下罕见。同成人相比,儿童桥本甲状腺炎甲状腺质韧硬如橡皮者较成人为少,伴结节较少;TPOAb和 TGAb 滴度较成人为低,TPOAb 及 TGAb 阴性病例较成人多见;病理类型以淋巴细胞型多见;易误诊为非毒性或青春期甲状腺肿。

(6)合并淋巴瘤或癌:下列情况应想到合并癌或淋巴瘤的可能,而应作穿刺或切开活检:①甲状腺疼痛明显,甲状腺激素治疗和一般对症处理无效。②甲状腺激素治疗后甲状腺不见缩小反而增大。③甲状腺肿大伴邻近淋巴肿大或有压迫症状。④甲状腺内有冷结节,不对称、质硬、单个者。桥本甲状腺炎合并淋巴瘤及乳头状癌文献中介绍较多,而伴甲状腺髓样癌却很少。

(7)亚急性桥本病:亚急性起病较急,甲状腺肿大较快,可伴疼痛,需与亚急性淋巴细胞性甲状腺炎鉴别。但无 T_3、T_4 升高而甲状腺摄^{131}I率降低的分离现象,无发热等全身症状,抗甲状腺抗体阳性,后期出现甲减。

(8)桥本脑炎:本病严重但罕见,其病因有争论但肯定与自身免疫有关,其最具特征性改变是高滴度抗甲状腺抗体,特别是单克隆抗体(MCA)。本病用糖皮质激素治疗效果很好。

(四)实验室检查和特殊检查

1.甲状腺功能

多数桥本甲状腺炎患者甲状腺功能正常,约 20% 患者有甲减表现,有甲亢表现者不到 5%。本病为慢性进行性,最终随甲状腺破坏而出现甲减。本病进展为甲减的速度同下列因素相关:①女性比男性进展快,女性进展速度是男性的 5 倍。②45 岁以后进展快。③最初甲状腺抗体滴度高预示进展快。④最初 TSH 升高者进展快。

2.抗体测定

(1)抗甲状腺抗体:抗甲状腺抗体测定对诊断本病有特殊意义。大多数患者血中 TGAb 及 TPOAb 滴度明显升高,可持续较长时间,甚至可达数年或十多年。采用目前国内常用的放射免疫双抗体测定方法,两者大于 50% 时有诊断意义。

(2)TSBAb:在 10% 的桥本甲状腺炎及 20% 的自身免疫性甲状腺病患者血循环中存在。TSBAb 阳性的成人甲减,以 T_4 治疗,当 TSBAb 自然消失后,停止 T_4 治疗,甲状腺功能恢复正常者只有 40%,且观察到 TSBAb 仅在 5%～10% 的慢性自身免疫性甲状腺炎的甲减中起作用。

3.甲状腺 B 超检查

超声检查为诊断本病的常用方法,但无特异性。

4.甲状腺扫描

甲状腺显像表现为核素分布不均、为不规则的稀疏与浓集区,边界不清或表现为冷结节。甲状腺显像在本病中无特异诊断价值。

5.过氯酸钾排泌试验

60% 的患者过氯酸钾排泌试验显示阳性。

(五)诊断

典型的自身免疫性甲状腺炎病例诊断并不困难,困难的是临床不典型病例容易漏诊或误诊。可根据以下几条确诊。

(1)甲状腺肿大、质韧,有时峡部肿大或不对称或伴结节均应疑为本病。

(2)凡患者具有典型的临床表现,只要血中 TGAb 或 TPOAb 阳性,则可诊断。

(3)临床表现不典型者,需要有高滴度的抗甲状腺抗体测定结果才能诊断,即两种抗体用放免法测定时,连续 2 次结果大于或等于 60% 以上。

(4)同时有甲亢表现者,上述高滴度的抗体持续存在半年以上。

(5)一般来说,采用血中抗甲状腺抗体测定多能帮助诊断,但有些患者需要多次检测才能检出抗体滴度增高,还有的患者抗甲状腺抗体滴度始终不高,因此,必要时考虑做穿刺活检(FNA)或手术活检检查。甲状腺穿刺活检方法简便,有确诊价值。

(6)如前所述,超声检查对诊断本病有一定意义。

(7)与本病易于同时发生的自身免疫性疾病和甲亢不完全相同。

(六)鉴别诊断

本病需与其他甲状腺疾病鉴别。关于桥本甲状腺炎与其他甲状腺疾病的鉴别诊断一般不困难,前者见高滴度的抗甲状腺抗体,而后者少见。

1.非毒性甲状腺肿及甲状腺肿瘤

甲状腺功能一般正常,易与桥本甲状腺炎鉴别。年轻的桥本甲状腺炎患者与弥漫性非毒性甲状腺肿的鉴别更加困难,因为在这个年龄组的患者,不像成人那样血中有较高水平的抗甲状腺抗体。

2.弥漫性毒性甲状腺肿

通常肿大的甲状腺质地较软,抗甲状腺抗体滴度较低,两者区别常较困难,必要时做活检查。

3.Riedel甲状腺炎

Riedel甲状腺炎大多见于成年女性。发病后病情进展缓慢。甲状腺可有不同程度的肿大。病变部位呈进行性纤维硬化,质地坚硬,如木如石,无压痛。可发生不同程度的呼吸道阻塞和吞咽困难,可有声音嘶哑,压迫症状与甲状腺肿大程度不成比例,亦无颈淋巴结肿大。临床上常伴有腹膜后纤维化及硬化性胆囊炎。白细胞计数和血沉大多正常。T_3、T_4、TSH、^{131}I摄取率等多正常。抗甲状腺抗体阴性或滴度很低。甲状腺扫描示未受累部分正常,受累部位无核素分布。当病变侵犯甲状腺两叶时,可发生甲减,此时血 T_3、T_4 低于正常、甲状腺摄^{131}I率亦低于正常范围。有甲状腺一叶或两叶肿大,再结合该病的临床特点如病变部位质地坚硬、无压痛、无颈淋巴结肿大,有不同程度的气管压迫症状及有关实验室检查可拟诊本病。本病确诊依赖甲状腺活检。因甲状腺极硬,针刺活检常不满意。注意应与甲状腺癌、淋巴瘤、桥本甲状腺炎(纤维型)以及亚急性肉芽肿性甲状腺炎相鉴别。

(七)治疗

桥本甲状腺炎目前无特殊治疗方法。临床确诊后,视甲状腺大小及有无症状而决定是否进行治疗。如甲状腺较小,又无明显压迫症状者可随诊观察,暂不治疗;对甲状腺肿大明显并伴有压迫症状者,采用 L-T_4 制剂治疗可减轻甲状腺肿;如有甲减者,则需采用甲状腺激素替代治疗。

1.桥本甲状腺炎伴甲减的治疗

桥本甲状腺炎伴有甲减者,长期以干甲状腺片或 L-T_4 替代治疗。一般从小剂量开始,干甲状腺片40～60mg/d,或 L-$T_4$50～100μg/d,逐渐增量分别至 120～180mg/d 或 200～300μg/d,直到腺体开始缩小,敏感的 TSH 水平降至正常。因人而异逐渐调整到维持量。老年患者或有缺血性心脏病者,L-T_4 从 12.5～25μg/d 较小剂量用起,增加剂量应缓慢,间隔4周,以便 TSH 在变动剂量后能达到一个稳定浓度。妊娠期患者应增加 L-T_4 剂量25％～50％。

桥本甲状腺炎有亚临床型甲减者的治疗同上,剂量宜小。有学者观察到用 L-T$_4$ 治疗 1 年,约 24％的患者甲状腺功能可恢复正常。这种甲状腺功能恢复可能同 TSBAb 消失、细胞毒作用停止、锂盐、胺碘酮或其他含碘物消失有关。甲状腺功能恢复后 T$_4$ 减量或停用。下列情况应做缓解后跟踪:①分娩 1 年内。②进食高碘或低碘食物者。③用细胞因子治疗者。

2.桥本甲状腺炎伴甲亢的治疗

对桥本甲亢应按甲亢治疗,可以硫脲类或咪唑类药物处理,一般不用 RAI 治疗及手术治疗;一过性甲亢者,给以 β 受体阻滞药对症处理即可。当怀疑桥本甲状腺炎合并有甲状腺癌或淋巴瘤时,需采用手术治疗,术后终生 L-T$_4$ 替代治疗。

第四节　甲状腺腺瘤

一、概述

甲状腺腺瘤起源于甲状腺滤泡组织,是最常见的甲状腺良性肿瘤。此病在全国散发性存在,病理上可分为滤泡状、乳头状和 Hurthle 细胞三种类型,后二者少见。乳头状瘤难与乳头状囊腺瘤区别,有人又称为乳头状囊腺瘤。滤泡状瘤最为多见,可分为巨滤泡性(或胶质性)、胎儿性、胚胎性及单纯性腺瘤。

二、临床表现

(1)多见于 40 岁以下女性。

(2)甲状腺无痛性肿块,早期无症状,个别有吞咽不适或梗死感。

(3)甲状腺内可触及单个圆形或椭圆形结节,个别为多发。表面光滑,界限清楚,与皮肤无粘连,随吞咽上下移动。质地不一,实性者软,囊性者则硬。

(4)部分患者因肿瘤出血而突然增大,出现局部胀痛和压痛,肿瘤增大后可引起邻近器官组织压迫症状。

(5)部分病例为自主功能性腺瘤,可出现甲亢症状。

(6)少数病例可发生腺瘤恶变。肿瘤质硬、固定或出现颈部淋巴结肿大。

三、诊断要点

(1)40 岁以下女性,颈前出现无痛性肿块,无自觉症状,部分可因内囊出血而表现为肿物短期内增大,并出现局部胀痛。

(2)局限于一侧叶甲状腺体内的单发结节,呈圆形或卵圆形,质地稍硬,表面光滑,边界清楚,无压痛,生长缓慢。

(3)甲状腺功能一般正常,少数合并甲亢者 T$_3$、T$_4$ 可增高,称高功能或毒性腺瘤。

(4)放射性核素扫描可为"温结节",囊性者可表现为"冷结节"。高自主功能性腺瘤可表现为"热结节"。如肿物为实性且核素扫描为"冷结节",应注意腺瘤癌变可能。

(5)甲状腺吸收^{131}I功能正常。

(6)B超检查可辨别腺瘤实性或囊性。

四、治疗方案及原则

临床上甲状腺腺瘤有癌变和引起甲亢的可能,原则上应早期手术,可行腺瘤摘除术。但切除腺瘤时应将腺瘤连同其包膜周围 1 cm 范围的正常甲状腺组织整块切除,必要时应作腺叶大部分切除或腺叶次全切除,也可将腺叶全切除。切除标本应即送冰冻切片检查以判定有无恶变,已恶变者则需按甲状腺癌处理。

第五节　甲状腺癌

甲状腺癌大多为原发性,根据起源于滤泡细胞或滤泡旁细胞,可将原发性甲状腺癌分为滤泡上皮癌和髓样癌两大类。而滤泡上皮癌又可分为乳头状癌、滤泡状癌及未分化癌。

一、原发性甲状腺癌分类

1.乳头状癌

乳头状癌好发于 40 岁以下的年轻女性及 15 岁以下的少年儿童。乳头状癌占甲状腺癌的 60%～80%。癌肿多为单个结节,少数为多发或双侧结节,质地较硬,边界不规则,活动度差。肿块生长缓慢,多无明显的不适感,故就诊时,平均病程已达 5 年左右,甚至达 10 年以上。癌肿的大小变异很大,小的癌肿直径可小于 1 cm,坚硬,有时不能触及,常因转移至颈淋巴结而就诊,甚至在尸检时病理切片才得以证实为甲状腺癌。

2.滤泡状癌

滤泡状癌是指有滤泡分化而无乳头状结构特点的甲状腺癌,其恶性程度高于乳头状癌,约占甲状腺癌的 20%,仅次于乳头状癌而居第 2 位。主要见于中老年人,特别是 40 岁以上的女性。一般病程长,生长缓慢,多为单发,少数也可为多发或双侧结节。质实而硬韧,边界不清,常缺乏明显局部恶性表现。

3.未分化癌

未分化癌恶性程度高,常见于 60～70 岁的老年人,约占甲状腺癌的 5%。发病前可有甲状腺肿或甲状腺结节,但短期内肿块迅速增大,并迅速发生广泛的局部浸润,形成双侧弥漫性甲状腺肿块。肿块局部皮肤温度增高,肿块大而硬,边界不清,并与周围组织粘连固定,伴有压痛,常转移至局部淋巴结而致淋巴结肿大。

4.髓样癌

髓样癌起源于甲状腺滤泡旁细胞,不常见,约占甲状腺癌的 5%,可见于各种年龄,但好发于中年患者,女性多于男性,属于中等恶性程度的肿瘤。甲状腺髓样癌一般可分为散发型和家族型两大类。散发型约占 80%,家族型约占 20%。癌肿易侵蚀甲状腺内淋巴管,经淋巴结转移,常转移的部位是颈部淋巴结、气管旁软组织、食管旁或纵隔淋巴结,可产生压迫症状及转移性肿块。也可经血行转移至肺、骨骼或肝脏。

二、临床表现

1.症状

甲状腺肿块多数在无意中或普查时发现,增长速度较快,有的患者出现声音嘶哑或呼吸、吞咽困难,亦有甲状腺肿块不明显而首先发现颈淋巴结肿大者。

2.体征

甲状腺癌多为单个结节,结节可为圆形或椭圆形,有些结节形态不规则,质硬而无明显压痛,常与周围组织粘连而致活动受限或固定。若发生淋巴结转移,常伴有颈中下部、胸锁乳突肌旁肿大的淋巴结。一般来说,甲状腺单个结节比多个结节、小的实质性结节比囊性结节、男性比女性发生甲状腺癌的可能性大,但多发性结节、囊性结节均不能排除甲状腺癌的可能。家族性甲状腺髓样癌常为双侧肿块,并可有压痛。

甲状腺癌较大时可压迫和侵袭周围组织与器官,常有呼吸困难、吞咽困难及声音嘶哑。远处转移时,可出现相应的临床表现。甲状腺髓样癌可有肠鸣音亢进、气促、面颈部阵发性皮肤潮红、血压下降及心力衰竭等类癌综合征体征。

三、辅助检查

(一)实验室检查

1.甲状腺功能测定

一般应测定血清 TT_4、FT_4、TT_3、FT_4、sTSH(uTSH)。必要时还应检测抗甲状腺球蛋白抗体和 TPOAb 或 TSAb 等。如均正常,一般不考虑有甲状腺功能异常。如 sTSH<0.5 mU/L ,FT_4(或 FT_3)正常或稍升高,即应考虑有亚临床型甲亢可能。甲状腺癌患者的甲状腺功能一般正常,少数可因肿瘤细胞能合成和分泌 T_3、T_4 而出现甲亢症状,较轻者可仅有 TSH 下降和 FT_3、FT_4 的升高。肿瘤出血、坏死时,有时也可出现一过性甲亢。

2.血清甲状腺球蛋白测定

血清 Tg 测定主要用于分化良好的甲状腺癌的复发判断。

当血 TSH 很低时,一般测不到 Tg,使用重组的人 TSH(rhTSH)后,Tg 分泌增多,血 Tg 一般升高10 倍以上;分化程度差的肿瘤患者升高不足 3 倍。但分化较好的甲状腺癌患者(约20%)血清中存在 Tg 自身抗体,用免疫化学和 RIA 法测定 Tg 时可使 Tg 呈假性升高或降低。分析结果时必须引起注意。接受 L-T_4 治疗的甲状腺癌患者,如血清 Tg 正常或测不出,提示复发的可能性小,5 年存活率高;如血清 Tg 高于正常,提示肿瘤已复发。

3.血清 CT 测定及五肽促胃液素兴奋试验

血清 CT 升高是甲状腺髓样癌的较特异性标志。髓样癌患者在滴注钙剂后,血 CT 进一步升高,而正常人无此反应。因此,血清 CT 测定及钙滴注兴奋试验可作为本病的诊断依据,同时可作为家族性甲状腺髓样癌患者家族成员的筛选与追踪方法之一。血清 CT 测定还可用于筛选非家族性甲状腺髓样癌和甲状腺 C 细胞增生症病例。

因此,在甲状腺肿瘤的术前诊断中,事实上血 CT 测定和五肽促胃液素兴奋试验已经成为继细针活检、B 超、放射核素扫描等的另一项诊断方法。

(二)影像学诊断

1.超声波检查

高分辨率 B 超在甲状腺疾病中主要有以下用途。

(1)了解甲状腺容量和血流情况。B 超较单光子发射计算机断层扫描(SPECT)、CT、MRI 等均有其独到的优越性,尤其在了解血流情况方面其优点突出。

（2）了解甲状腺结节的大小、位置，可发现"意外结节"，明确甲状腺后部的结节位置以及与附近组织的关系。

（3）作为结节穿刺、活检的引导，甲状腺 B 超检查已成为甲状腺肿瘤术前诊断和术后追踪的重要方法。在高分辨率 B 超系统中，加入立体定位系统（3D 扫描 B 超），可进一步提高其敏感性和诊断效率。

2.甲状腺核素扫描

采用 ^{131}I或^{99m}Tc作为示踪剂对甲状腺进行扫描，可显示甲状腺肿块的大小、位置、形态、数目及功能状态，有助于甲状腺肿块的性质及异位甲状腺肿块的鉴别与定位。热结节和温结节多为良性甲状腺腺瘤（但也有例外），而凉结节和冷结节提示为无功能甲状腺腺瘤、甲状腺囊肿伴有出血坏死或甲状腺癌肿。特别是男性患者，出现边界不清的单个冷结节时，应高度怀疑甲状腺癌的可能。

临床上应用核素扫描显像检查的另一目的是确定甲状腺结节（包括肿瘤）的功能性（摄取碘、合成和分泌 TH 等）。与^{131}I或^{123}I 比较，^{99m}Tc或（^{99m}TcO$^-$）的特异性和敏感性更高，而且不会导致碘甲亢。甲状腺恶性病变行甲状腺全切后，可用诊断性^{131}I检查来判断是否有病灶复发。如血清 Tg 水平大于 10 ng/mL，可应用^{131}I(剂量为 3.7 GBq，即 100 mCi)行甲状腺扫描，以确定是否有复发或甲状腺外转移。

3.甲状腺 CT 和 MRI 检查

（1）甲状腺区 CT 扫描。可用于肿瘤的分级。注意在 CT 片上发现任何多发性淋巴结存在钙化、血供增多、增大、出血、形态不规则，或在 MRI 图像上发现结节呈低至中等 T_1 和 T_2信号强度（提示含多量 Tg），不论甲状腺内有无病灶，都应考虑甲状腺癌转移灶的可能。

（2）甲状腺区 MRI 检查。当重点了解病变与毗邻组织的关系时，可首选 MRI 检查。MRI能清楚地显示甲状腺位置、大小、肿块与腺体及周围组织的关系。甲状腺良性肿瘤常为边界清楚、局限性长 T_1 与长 T_2 信号肿块。甲状腺癌常表现长 T_1 及不均匀长 T_2 异常肿块。肿块可向上下蔓延，左右浸润，常伴有颈部淋巴结肿大。

（三）细胞学检查

临床上凡有甲状腺结节（尤其是迅速增大的单个的甲状腺结节）患者都应想到甲状腺癌可能。细针（或粗针）抽吸甲状腺组织，进行细胞学检查是鉴别甲状腺肿块病变性质的简单、易行而且较可靠的方法。

其具体方法为选用 22～27 号针头套在 10 mL 或 25 mL 针筒上，颈部常规消毒后，将针头刺入甲状腺肿块抽吸，也可将针头转换几个不同的角度进行抽吸，抽吸的标本涂片做细胞学检查。目前认为该技术对区别甲状腺肿块性质其敏感性大于80%，特异性大于70%。但限于技术因素和组织细胞类型不同等问题，仍有 16%～20% 的病例难以做出诊断。如区别滤泡细胞癌的良、恶性可能需要血管、包膜浸润的证据，因此，没有病理组织学的发现是难以诊断的，同时也可出现假阳性或假阴性。但细针穿刺仍然是大多数病例首选的诊断方法。如果细针穿刺失败，或所得结果不能确诊，换用粗针抽吸活检可提高诊断率，筛选手术病例。穿刺获得的细胞也可作细胞遗传学和分子生物学（如癌基因与抑癌基因突变等）分析协助诊断。

四、诊断

甲状腺癌的诊断应综合病史、临床表现和必要的辅助检查结果。

(1)甲状腺癌患者的主诉常常为"颈部肿块"或"颈部结节"。在病史询问中,要特别注意肿块或结节发生的部位、时间、生长速度,是否短期内迅速增大;是否伴有吞咽困难、声音嘶哑或呼吸困难;是否伴有面容潮红、心动过速及顽固性腹泻等表现;是否因患其他疾病进行过头颈部、上纵隔放射治疗及有无 RAI 治疗史等;是否暴露于核辐射污染的环境史;从事的职业是否有重要放射源以及个人的防护情况等。髓样癌有家族遗传倾向性,家族中有类似患者,可提供诊断线索。

(2)检查时肿块边界欠清,表面高低不平,质硬,活动度小或完全固定,颈部常可扪及肿大淋巴结。髓样癌约有 15％病例呈家族性倾向,可伴发肾上腺嗜铬细胞瘤和甲状旁腺癌等内分泌系统新生物。

(3)既往有头颈部的 X 线照射史。现已确诊 85％的儿童甲状腺癌的患者都有头颈部放射史。

(4)B 超有助于诊断。放射性核素扫描,大多数甲状腺癌表现为冷结节。

(5)血清降钙素测定对早期诊断甲状腺髓样癌有十分重要的价值,用放射免疫法测定。

(6)有多发性内分泌腺瘤病的家族史者,常提示甲状腺髓样癌。

(7)孤立性甲状腺结节质硬、固定,或并发压迫症状。

(8)存在多年的甲状腺结节,突然生长迅速。

(9)有侵犯、浸润邻近组织的证据;或扪到分散的肿大而坚实的淋巴结。

(10)借助^{131}I甲状腺扫描、细胞学检查、颈部 X 线平片、间接喉镜等检查,可明确诊断。

(11)确诊应依靠冰冻切片或石蜡切片检查。

五、鉴别诊断

甲状腺癌应与甲状腺瘤或囊肿、慢性甲状腺炎等相鉴别。

1.甲状腺瘤或囊肿

甲状腺瘤或囊肿为甲状腺一侧或双侧单发性或多发性结节,表面平滑,质地较软,无压痛,吞咽时移动度大。囊肿张力大,也可表现质硬。甲状腺放射性核素扫描,B 型超声波检查等可帮助诊断。仍鉴别困难时,可穿刺行细胞学检查。

2.慢性甲状腺炎

慢性甲状腺炎以慢性淋巴性甲状腺炎和慢性纤维性甲状腺炎为主。慢性淋巴性甲状腺炎,起病缓慢,甲状腺弥漫性肿大,质地坚韧有弹性,如橡皮样,表面光滑,与周围正常组织无粘连,可随吞咽运动活动,局部不红不痛无发热,可并发轻度甲状腺功能减退,晚期压迫症状明显,实验室检查可示血沉加快,肝功能絮状反应阳性,血清蛋白电泳分析示 γ 球蛋白增高,甲状腺扫描常示摄^{131}I率低且分布不匀。慢性侵袭性纤维性甲状腺炎,甲状腺逐渐肿大,质地异常坚硬,如岩石样。其特点为侵袭甲状腺周围组织,甲状腺被固定,不能随吞咽活动,其也可压迫气管、食管,引起轻度呼吸困难或吞咽困难,但一般不压迫喉返神经或颈交感神经节。晚期多合并有甲状腺功能减退。鉴别困难时,可行穿刺细胞学检查。

六、治疗

(一)手术治疗

甲状腺癌一经诊断或高度怀疑甲状腺癌患者,一般均需尽早手术治疗。

1.术前准备

手术前(特别是手术因故推迟时)服用 L-T_4 进行抑制性治疗,可使手术操作更容易,同时也可抑制癌细胞的扩散。手术时应常规行病理检查,以进一步明确病变性质及决定手术方式。

2.甲状腺癌的手术方式和范围

根据布达佩斯国家肿瘤研究所和医学院的建议以及美欧的普遍意见和经验,一般标准术式是甲状腺近全切,仅遗留 2～4 g 上叶组织,并清扫全部可疑淋巴结。术中应仔细探查颈部淋巴结,如颈部淋巴结受累,应行颈部淋巴结清除术。术后 4 周可根据甲状腺癌的组织类型、是否转移与浸润来进行术后的残留或复发组织的放射碘扫描及放射碘治疗。放射碘全身扫描可确定颈部残留的甲状腺组织及癌组织,同时也可确定远处的转移灶。

(二)术后治疗

1.术后放化疗的原则

对肿瘤直径小于 1 cm 的低危复发患者,术后不必行局部放疗,但对肿瘤直径大于 1 cm 的低危复发患者和所有高危复发患者,在术后必须进行放疗,或给予治疗量的放射性碘。如肿瘤的摄碘能力很差,应行外放射治疗。

甲状腺癌术后应常规用 L-T_4 替代治疗,以维持甲状腺功能,如肿瘤摘除后仍保留有足够的甲状腺组织,一般亦主张加用 L-T_4(或干甲状腺片),其目的是抑制 TSH 分泌,防止肿瘤复发。不论是何种甲状腺癌,均应在术后(至少 5 年内)应用 L-T_4,抑制血 TSH 水平在 0.1 mU/L 以下(sTSH 或 uTSH 法),5 年后可用 L-T_4 维持在 0.1～0.3 mU/L 范围内。

2.术后患者的病情变化

可能有三种主要类型。

(1)局部复发或远处转移。

(2)临床上有或无症状体征;用 T_4 治疗时,血 Tg 正常或稍高,停用 T_4 后 Tg 升高。

(3)无复发的临床表现和影像学依据,用 T_4 治疗时或停用 T_4 后 Tg 均正常,后两类患者均应积极使用 T_4 抑制 TSH 分泌,一旦确诊为复发,应再次手术或采取放射性碘治疗。

3.术后追踪的主要生化指标

是血清 TSH 和 Tg,一般每3～6个月复查 1 次。必要时可定期行 B 超或 CT(MRI)检查,亦可考虑作全身放射碘扫描追踪(至少相隔 2 年)。如临床上高度怀疑有复发,而上述影像检查阴性,可考虑做[201]Tl,或[99m]Tc(^{99m}Tc-sesta-M1B1)扫描,或[18]F-脱氧葡萄糖-PET,或[11]C-蛋氨酸-PET 扫描,以确定复发病灶的部位和程度。

4.放射性碘治疗

[131]I扫描能显示手术后的残余癌组织或远处转移灶。如果患者首先使用 L-T_4($50～70\mu g$)进行替代治疗,当停用 3 周后,患者 TSH 水平升高。再经 2～3 周,当血清 TSH 上升到 50 mU/L 时,可服[131]I 5～10 mCi,72h 后行全身扫描。近来,人们已改用重组的人 TSH(rhTSH)先刺激甲状腺(包括含 TSH 受体的癌细胞)及 PET 扫描来对转移灶进行定位与追

踪，方法可靠，灵敏度高。如果发现残留的甲状腺癌组织或转移灶，通常可施以^{131}I 50～60 mCi，如果是有功能的转移癌则剂量加倍。一般^{131}I总量为 100～150 mCi。1～2d 后可继以 TH 抑制治疗，将血清 TSH 抑制到小于 0.1 mU/L 或对 TRH 全无反应为止。一般 T_4 的用量为 300μg。定期的^{131}I扫描要根据患者的情况而定，以每 6 个月 1 次为宜。如果前次扫描已发现有转移病灶，则需要再次行^{131}I全身扫描。而对甲状腺球蛋白不高，前次^{131}I扫描证明无转移的患者，则不需再次扫描，但可在手术 1 年后重复扫描。扫描显示复发，则再次使用^{131}I治疗，并且剂量较前次要大，但^{131}I的总治疗量不超过 500 mCi。扫描显示无复发，则继续使用 T_4 治疗。TH 治疗的目的一方面是替代，维持甲状腺的正常功能，另一方面是反馈抑制 TSH 分泌。

(三)放射治疗

未分化癌具有一定的放射敏感性，可采用放射线治疗。乳头状、滤泡状及髓样癌一般不采用放疗。但当乳头状、滤泡状癌组织无摄碘功能或髓样癌术后有高 CT 状态及难以切除的复发癌、残余癌和骨转移癌，亦可用外放射治疗。

(四)化疗

甲状腺癌对化疗不敏感，可用于甲状腺癌综合性姑息治疗。对晚期甲状腺癌或未分化癌可试用环磷酰胺、阿霉素等治疗。

手霉素为法尼基-蛋白转移酶抑制剂，常单独或与其他药物联合用于治疗未分化性甲状腺癌。

近年来开始试用的单克隆抗体靶向治疗可能是治疗甲状腺癌(主要是髓样癌)的一种新途径(如抗 CEA 放射标记的抗体)。近年来试用生长抑素类似物和干扰素治疗甲状腺髓样癌，有一定疗效，化疗药物与免疫调节剂合用，可提高机体免疫力，加强抗癌效果。

(五)经皮酒精注射治疗

经皮酒精注射治疗主要用于实性小至中等结节的治疗。对拒绝行^{131}I治疗或手术治疗的良性结节亦可考虑用此法治疗。注射酒精最好在 B 超引导下进行，在结节内找到血管最丰富的区域后，用 21～22 号针头注入酒精。治疗前和治疗后应追踪 TSH、FT_4、FT_3 和 Tg。此法可有 60% 左右的治愈率。

酒精注射主要用于治疗无功能性甲状腺结节、高功能结节和甲状腺腺瘤。对甲状腺癌患者，尤其是有转移和局部压迫症状者，不能首选酒精注射治疗。

(六)对症治疗

甲状腺癌术后出现甲状旁腺功能减退时，可补充钙剂和维生素 D。甲状腺髓样癌伴类癌综合征时，可服用赛庚啶缓解症状。

七、预后

1.甲状腺癌的预后依肿瘤性质和治疗方法而异

一般可用 Mayo 医院的 MACIS 计分系统进行评判。在这一评判体系中，用 Cox 模型分析和逐步回归分析(n=1779)得到五个影响预后的独立变量 MACIS:转移(M)、年龄(A)、完全切除程度(C)、侵犯情况(I)和肿瘤大小(S)。即:MACIS=3.1[(年龄不超过 39 岁)或(年龄大于或等于 40 岁)]+0.3[肿瘤大小，单位(cm)]+1(完全切除时)+1(不完全切除时)+1(有局部侵犯)＋3(有远处转移)。用这一公式得到的 20 年存活率与相应 MACIS 计分值分别为：MACIS＜6者，20 年存活率为 99％；MACIS 为 6～6.99 者，20 年存活率为 89％；MACIS 为 7～7.99者，20 年存活率为 56％；MACIS≥8 者，20 年存活率为 24％。经多年验证，MACIS 预后评判已被绝大多数人所接受和应用。

2.甲状腺癌的预后与肿瘤的组织类型有关

未分化癌恶性程度高，其治疗往往是姑息性的。乳头状癌预后好，常通过近全部甲状腺切除、长期的 TH 的抑制治疗及 ^{131}I治疗具有摄碘功能的转移灶，可降低甲状腺癌的复发率，延长生存时间，其术后生存期常在 10～20 年以上。滤泡状癌常因转移至肺和骨，较乳头状癌恶性程度高、侵袭力大，预后较差。因此，对其治疗措施应比乳头状癌更有力。除监测血清甲状腺球蛋白外，定期的 X 线追踪检查是必要的。甲状腺髓样癌的恶性程度仅次于未分化癌，2/3 患者的生存期为 10 年左右，对于得到早期诊断、早期治疗的患者有望获得痊愈。

第二章　乳腺疾病

第一节　乳腺囊肿

乳腺囊肿(breast cyst)是女性乳房的常见疾病,常多发也可以单发。它们被认为是由于小叶内组织不断地分泌液体或导管阻塞造成,也被认为是乳腺内液体的分泌和回吸收的失衡造成。本病多发生在30～50岁的女性和绝经后女性使用雌激素替代疗法者。

乳腺囊肿的发生原因不清楚,但一个女性在患有一个乳腺囊肿之后,将来发生另外数个囊肿的可能性增大,而且乳腺囊肿常常对内分泌水平的变化有反应,如绝经期或绝经后使用激素替代疗法者出现该病的很多见,所以,一般认为它的发生和女性体内的激素作用有关。另外有调查报道称,咖啡因与乳腺囊肿的发生有关,在饮用较多咖啡因的女性中,其乳腺囊肿的发生率升高。

在病理上,乳腺囊肿的形成主要是由末梢导管高度扩张所致,临床上可见单个的较大的囊肿,也可以见到多个小的囊肿,囊壁较薄,光滑。其内壁一般衬有一层扁平上皮,无明显上皮增生。大囊肿因其内的压力升高而使得内衬上皮变扁,甚至完全萎缩消失,以致囊壁仅由拉长的肌上皮和胶原纤维构成,较小的囊肿则由立方或柱状上皮构成,上皮增生不明显。

一、临床诊断

(一)临床表现

(1)乳房肿块,可单个孤立发生,也可多个发生,多发与单发的比例大约在 3∶1,可以缓慢长大,也可以在一定时间内生长迅速。

(2)质地不硬、大小不均、球形或椭圆形、表面光滑、边界清楚、活动度大,大的囊肿有的可以有囊样感。

(3)肿块可以自觉疼痛,也可以经前有触痛或自觉痛或经前变硬,经后变软。

(4)不伴腋下淋巴结肿大,无乳头内陷,肿块不会和皮肤或胸壁粘连,无橘皮样变。

(5)绝经期后的乳腺囊肿,在不使用激素替代疗法的情况下,往往会逐渐萎缩甚至消失。

(二)相关检查

1.乳腺 X 线摄影检查

囊肿表现主要为圆形的、椭圆形的密度和乳腺组织相近的或增高的块影,其内密度均匀,边缘光滑,和周围组织分界清楚,囊壁偶尔可见呈蛋壳样的斑片样钙化。但在图像中,囊肿与实性的、形态规则的良性肿块如纤维腺瘤,常常看起来很相似,难以鉴别。这时,增加乳腺的B超检查非常重要。

2.B 超

乳腺囊肿一般呈明显的边界清楚的液性回声,囊肿后方回声增强,两侧伴有声影,探头在囊肿局部加压时,囊肿的形态可以发生改变。依据囊肿在 B 超上的表现,将它们分成单纯囊肿和复合囊肿两类。

(1)单纯囊肿:形态规则,呈圆形或椭圆形,超声波信号很容易通过,它们在图像上看起来很黑,有清楚的边界。单纯囊肿内所含的液体大多是淡黄色透明的浆液性的液体,这种囊肿和乳腺癌无关。

(2)复合囊肿:形态欠规则,超声波信号不是很容易通过,它们可能包含稠密的液体,或者有死亡的细胞漂浮其中,肿块在图像中将表现出灰黑色,边缘可能有绒毛样改变。一些实体的肿块也可能有同样的表现,所以当 B 超不能确定时,需要穿刺帮助判断。一般这些囊肿抽出的囊肿液呈黄色、棕色、绿色、琥珀色,其中可能有一些碎屑物质存在。如果有血性的囊肿液一定要送病理涂片和实验室检查,因为这个囊肿有可能会和恶性肿瘤有关。

3.穿刺活检

经考虑为乳腺囊肿的病例,穿刺是最常用的方法,如果在穿刺过程中,能带出少许细胞,可以进行细胞学活检。一般来讲囊肿很少与乳腺癌有关。

二、鉴别诊断

(一)乳腺癌

乳腺癌的肿块不规则,质地更坚硬,活动度差,常有腋下淋巴结的肿大、乳头内陷、酒窝征、橘皮样改变,在乳腺 X 线摄影检查中有沙粒样钙化,星形影等改变,在 B 超检查中和囊肿的表现也不相同。

(二)乳腺脂肪瘤

乳房脂肪瘤发生在脂肪丰富的大乳房内,部分发生在绝经后,生长缓慢或停止,无囊性感,B 超为实质性的低回声区,乳腺 X 线摄影检查为黑色透明的边缘清楚的圆形和椭圆形肿块影。

三、治疗

有些乳腺囊肿,特别是单纯囊肿,在患者没有疼痛症状和不适时,可以不予治疗,但需进行每年一次的复查追踪。有疼痛不适症状的单纯囊肿患者,或者一些复合囊肿的患者,可以细针穿刺抽出囊液。有些病例会在治疗后复发,可以再次使用穿刺抽吸法治疗。

反复发生的乳腺囊肿,特别是复合囊肿,在多次穿刺抽液后仍然复发,可以考虑手术切除囊肿,或者一些在穿刺细胞学活检中发现有囊肿内上皮非典型性增生者,或囊内液为血性者(不是外伤性血肿,也不是穿刺针所造成的出血),应考虑手术切除肿块。

中医单独治疗乳腺囊肿有一定效果,如果能和穿刺抽液结合起来,先穿刺释放囊内液,再加服 2 周到 1 月的中药和针灸治疗效果会更理想。

(一)肝郁脾虚型

主证:乳腺肿块,球型,光滑活动,可有疼痛,胸胁满闷,食少纳呆,舌体稍胖,苔白微腻,脉弦,脾脉弱。

治法:疏肝行气,健脾渗湿。

方药:逍遥散合参苓白术散加减。

茯苓 15 g,党参 6 g,青皮 15 g,苍术 10 g,薏苡仁 20 g,厚朴 12 g,当归 6 g,枳壳 12 g,白术 15 g,炒扁豆 20 g,木瓜 12 g,浙贝 12 g,甘草 6 g,丝瓜络 15 g,炒麦芽 60 g。

针刺：平补平泻，选用肝俞、阴陵泉、足三里、膻中、脾俞、肾俞等穴。每周 4 次，每次留针 30 分钟，其中 10 分钟行针 1 次。

耳针或耳压：选用胸、肝、肾、内分泌、卵巢、肾上腺皮质等穴。两耳交替进行，每周 4 次。

(二)冲任失调型

主证：肿块随月经周期而变化，经前作胀变硬，经后变软，月经期、量、色、质有不正常，腰膝酸软，舌淡红或红，苔薄白或少，脉细。

治法：调理冲任。

方药：首乌地黄汤加减。

何首乌 10 g，熟地 12 g，山药 15 g，枸杞 15 g，生山楂 12 g，山茱萸 12 g，白芍 12 g，茯苓 15 g，枳壳 12 g，炒麦芽 60 g，浙贝 12 g，莪术 9 g，川芎 9 g。

针刺：补法为主，选用四满、三阴交、肝俞、肾俞、足三里、太冲、肩井、阴陵泉等穴。每次3~4组穴，留针 30 分钟，每周 4 次。

耳针及耳压：选用肝、肾、内分泌、卵巢、内生殖器、皮质下、胸等穴。两耳交替进行，每周 4 次。

(三)手术治疗

虽然穿刺抽液，囊肿可以闭合，绝经后，偶有患者囊肿可以消失，但绝大多数需要手术治疗，如：

(1)细胞学检查囊内上皮增生、乳头状瘤，应手术切除，以排除恶性变。

(2)囊内为血性液体。

(3)经多次穿刺，囊肿仍不萎缩者。

手术切除原则是局麻下，选择放射状切口，做囊肿连同周围部分乳腺组织一并切除。切下的组织标本，送病理检查。

第二节　积乳囊肿

积乳囊肿(galactocele)是因乳汁潴留而引起的囊肿，是乳腺不太常见的疾病，多单个发生，常在哺乳停止后被发现，以外上象限相对多见。它的发病原因是哺乳期，乳腺导管阻塞，乳汁无法排放，淤积而成。肉眼观，积乳囊肿一般在 1~3 cm 大小，椭圆形或圆形，囊壁厚薄不一，但比较完整，囊肿内包含有陈旧的乳汁或浓缩的如奶酪样的液体。显微镜下，囊肿由立方或扁平上皮细胞排列形成，由于脂类的刺激，可见细胞质空泡形成，囊壁常常纤维化。囊肿周围的间质中常有淋巴细胞的浸润，一旦囊肿破裂，囊内物质外溢，可以刺激周围组织，诱发炎性反应。

一、临床诊断

(一)临床表现

积乳囊肿发生于 20~40 岁的育龄妇女，往往在断乳后的数月到 2 年之间被发现，因为随着乳腺组织的日渐复原，乳房内的肿块逐渐显得格外容易被发现。妊娠的中后期也可以发生，但不常被发现。肿块常不大,往往在 1～3 cm,表面极光滑、活动,呈球形或椭圆形,质地稍硬,活动,与皮肤和胸壁无粘连,被覆皮肤也无水肿和颜色改变,一般无自觉痛,也无触痛,无乳头异常分泌物,与月经周期无关,无腋下淋巴结肿大。但个别在有炎症反应时,它的表现可以类似乳腺炎,有红肿热痛,可以与周围组织有粘连,及腋下淋巴结肿大。

(二)相关检查

乳腺 X 线摄影检查对积乳囊肿的诊断有意义。一般可见一个圆形的或椭圆形的、边界光滑清楚的块影,可发生于乳房的任何部位。这个积乳囊肿在放大的图像中,呈现由脂肪和稠密的液体混合而成,而其中的一些斑驳影可能是乳汁凝结造成。但有时它们在图像上和一些其他的含有脂肪的病灶之间,又不太容易鉴别。这种情况可以借助 B 超帮助。

B 超下可以显示囊肿的情况,液性回声,完整的包膜,囊内呈均匀一致的等回声,中后部有增强的回声光点聚集,此为乳汁的细小凝结块所致。探头在肿块部位加压时,囊肿的形态可以有部分改变。

细针穿刺检查是最常用的。在积乳囊肿中,只要抽到像陈旧的乳汁样、黄白色或灰白色较稠的囊液,诊断就可以确定。有的病程较短者,抽出的囊内液和新鲜乳汁相似,在涂片上往往为脂性蛋白物质和泡沫状细胞。有继发感染时,囊内液浑浊,涂片可见较多炎性细胞。

二、鉴别诊断

(一)乳腺纤维腺瘤

乳腺纤维腺瘤是光滑活动的实性肿块,有时它呈分叶状,在乳腺 X 线摄影检查中,它多呈均匀的密度增高影,在 B 超中,它为边界光滑的低回声区,探头在肿块上加压时纤维腺瘤不变形。穿刺活检有重要鉴别意义。

(二)乳腺癌

中后期的乳腺癌,由于它有特征的表现,诊断不难,但早期的乳腺癌则易于与乳腺积乳囊肿发生混淆,癌性肿块坚硬,呈多形性,边界不清,表面欠光滑,常有酒窝征。在乳腺 X 线摄影检查中,有沙粒样钙化,不规则的块影,肿块边缘有毛刺等。

(三)乳腺囊性增生病

乳腺囊性增生病中有较大的囊肿发生时,也会出现类似的临床表现,但囊性增生症的囊肿常成串的多发,活动度较小,病员有周期性的乳房疼痛,往往双乳发生,增生部位常有触痛。针吸活检进针有涩针感,抽到的囊液是浆液状的,与乳汁样的积乳囊肿完全不同。

(四)乳腺囊肿

乳腺单纯囊肿和复合囊肿往往发生的时间和哺乳无关,部分乳腺囊肿有疼痛,部分和月经周期有关,最主要的鉴别在于穿刺所抽取的囊内液体的不同。

三、治疗

积乳囊肿的治疗很简单,就是细针穿刺,完全抽出囊内液,此项操作可以在 B 超下顺利完成。若是在医生掌控之下进行的,可以在穿刺一周后 B 超复查,以证实囊内液已消除。对于还需要生育的女性,或个别囊肿有反复炎症发作者,或囊肿不断增大者,可以考虑行乳腺积乳囊肿摘除术。

（一）穿刺抽液治疗

有些小囊肿能自行消退，或穿刺抽液后消退，故体积小，无症状的囊肿，可将囊内乳汁吸尽，继续观察。

（二）手术切除

较大的囊肿、抽吸治疗肿块不消者，有继发感染反复发作者，应手术切除。方法是：

（1）麻醉：一般用局麻，用皮内麻醉。即用2%利多卡因，沿切口注射连续，呈一条线的皮内麻醉。

（2）做一与乳头呈放射状切口，切开皮肤、皮下、脂肪组织。

（3）用手指触找囊肿，触清囊肿后，用弯止血钳顺囊壁做钝性分离。分离中尽量不要分破囊肿。此时若患者有疼痛，可在囊肿周围的乳腺组织内，追加注射麻药。厚壁囊肿常可顺利剥下，一般多无困难，但剥离面应妥善止血。

（4）遇上较韧的粘连条索，不要强行分断，应用止血钳夹住切断结扎，因此类条索中，常有血管和乳管分支。

（5）薄壁囊肿一旦在分离中破裂，只要将囊壁清除完即可，无须切除乳腺正常组织。

（6）切除囊肿后的空腔，做间断缝合。皮下置橡皮引流条，逐层缝合切口，外加敷料包扎，24h后拔除橡皮引流条，术后第9天拆线。

（三）中医治疗

为了达到最好的治疗效果，建议在穿刺抽液后加服1～2周的中药或加用针灸治疗，以帮助其复原。如果单纯用中医的方式治疗积乳囊肿效果常不理想。

主证：乳房乳汁潴留性囊肿，肿块光滑、活动、无痛，患者可伴胸闷、胁胀，舌淡红或有瘀斑，苔薄白，脉弦涩。

治法：疏肝活血，化痰散结。

方药：桃红四物汤合二陈汤加味（孕妇不宜）。

桃仁10 g，红花10 g，当归10 g，白芍15 g，丝瓜络15 g，川芎10 g，生地12 g，陈皮12 g，枳壳12 g，路路通15 g，夏枯草12 g，莪术6 g，半夏10 g，茯苓12 g，白芥子10 g。每天1剂，经期停用。

针刺：平补平泻为主，选用天宗、膻中、合谷、太冲、足三里、肝俞、膈俞（孕妇不宜）等穴。每10分钟行针一次，留针30分钟，每周3次，用于穿刺后的患者，两周后就可停用。

四、预防

本病的预防主要是在哺乳期，尽量减少乳汁淤积的发生，授乳时尽量排空乳汁，可以用手从乳房的四周向中央部位按摩，防止乳汁潴留。哺乳期应使用松紧合适的乳罩托起乳房。在乳房发生炎症时要积极治疗，以防对乳腺组织造成太大的损伤。对年轻女性进行外科手术时，应注意尽可能少地损伤导管。以上所说的几个方面都有助于减少积乳囊肿的发生。

第三节　乳腺腺病

一、病因

乳腺腺病可能与卵巢功能紊乱雌激素刺激乳腺致使乳腺组织增生有关,但其确切病因仍不十分清楚。

二、病理

(一)病理分期

①早期——小叶增生期。②中期——纤维腺病期。③晚期——纤维化期。

(二)大体所见

标本为灰白色较坚硬的肿块,无包膜与周边乳腺组织分界不清,与乳腺癌病理标本很难鉴别。

(三)镜下所见

(1)早期:乳腺小叶内导管及腺泡均增生、数目增多,小叶体积增大,但乳腺小叶及小叶间纤维组织增生不明显,小叶间界限仍保持清楚,乳腺小叶结构仍存在。

(2)中期:除乳腺小叶内导管和滤泡的增生进一步加重外,乳腺小叶内及小叶间的纤维组织增生更加明显,肿块质地更加硬韧,小叶内导管腺泡继续增生,使小叶结构紊乱形态消失。

(3)后期:小叶导管及腺泡受压变形逐渐萎缩呈现所谓硬化性腺病改变。再进一步发展,镜下可见实质性增生被纤维组织包裹,此时酷似浸润性乳腺癌。此种改变称为乳腺腺病瘤。这种晚期(纤维化期)病理特点是乳腺腺病早、中期病理表现已经消失。小叶完全失去了原有的结构和形态,被大量增生的纤维组织代替,致使管泡萎缩消失。

三、临床表现

乳腺腺病多发于 20～50 岁育龄期妇女,早期可出现一侧或双侧乳腺局限性肿块,伴有疼痛,但疼痛与月经周期无明确的关系。肿块一般在 1～3 cm,质地较韧活动度不好,与周围腺体境界不清,多位于外上象限,可单发也可多发。部分患者伴有浆液性或血性乳头溢液。病变继续发展,肿块可以进一步增大,此时肿块很少伴有疼痛,质地也更加硬韧,活动度不佳。临床上极易和乳腺癌混淆。应认真鉴别。

四、治疗

乳腺腺病的治疗主要是外科手术,首先行肿块局部切除或乳腺区段切除,术中可做冰冻切片,如有恶变应按乳腺癌处理。如病变范围较广累及乳腺大部可考虑行乳腺单侧切除术。

第四节　乳腺囊性增生病

乳腺囊性增生病是妇女内分泌功能失调所致的乳腺上皮和间质增生及复旧不全引起的疾病。由于性激素不平衡的长期作用,增生和复旧性变化可同时存在,在疾病的不同时期其组织学改变可能不同,临床表现亦有差别。同时本病的命名较多,如慢性囊性乳腺炎、乳腺囊性增生病、乳腺疾病,乳腺纤维腺病、囊性乳痛症、乳腺增生症、乳腺小叶增生症、乳腺结构不良症和乳腺纤维囊性病等,国内多称之为乳腺囊性增生病(breast cystic hyperplastic disease)。

一、病因及病理生理

在育龄期妇女当卵巢分泌功能失调,雌激素占优势,孕激素绝对或相对不足或黄体期缩短,乳腺组织长期处于优势雌激素的作用使之增生和复旧过程不完全,造成乳腺正常结构紊乱时即导致本病发生。患者可在卵泡期血浆雌二醇含量明显高于正常,在黄体期血浆黄体酮浓度降低,雌激素正常或增高而黄体期黄体酮浓度低于正常。多数患者可伴有月经周期紊乱或既往曾患有卵巢和子宫疾病。绝经后应用雌激素替代治疗亦是导致本病的原因之一,因而缺乏孕激素的协调作用,易导致乳腺导管上皮细胞增生。

二、病理组织学

疾病的不同时期病变特征不同,使其病理组织学改变形态多样。其基本病理过程为:①初期为乳腺小叶内腺上皮细胞增生,导管分支增多,腺泡增生并可有分泌现象。此时常称为乳腺小叶增生,如卵巢功能恢复,组织学改变可完全恢复正常。②进展期为乳腺小叶增生进一步发展,小叶内导管和腺泡及纤维结缔组织呈中度或重度增生,腺小叶增大,甚至相互融合,致使小叶形态不规则、变形。部分腺小叶因纤维组织增生使原有结构紊乱,部分区域导管增多、密集、受压,呈现腺瘤样改变,其间可有多少不等的淋巴细胞浸润。因此也称之为纤维性乳腺病、乳腺结构不良症或乳腺腺病伴腺瘤样结构形成等。由于间质纤维化及导管;上皮细胞增生,腺泡分泌物滞留导致末端导管、腺泡扩张,形成大小不等的囊肿,称为囊性增生病或纤维囊性增生病。部分可发生非典型增生或大汗腺样化生。③慢性期:因纤维组织增生压迫血管,乳腺小叶呈退行性改变,导管－腺泡系统萎缩,硬化,间质透明变性,存留的导管或腺泡可扩张。常见纤维组织包绕的扩张导管内上皮细胞增生。由于乳腺组织的增生和复旧过程失调,可在病灶中同时存在增生性和退行性变化,纤维组织增生、小叶增生、导管扩张、囊肿形成、上皮细胞增生和间质淋巴细胞浸润等可同时存在,呈现出组织学的多形性改变。

三、乳腺囊性增生病与乳腺癌发生的关系

早在 20 世纪 60 年代就有很多学者通过对乳腺癌旁病变共存性研究和临床回顾性调查的结果,提出乳腺囊性增生病与乳腺癌相关。随访研究显示,与普通人群比较,活检证实的乳腺囊性增生病发生乳腺癌的危险增加 1.4～1.8 倍。但是,直到近年仍有人对将乳腺囊性增生病作为癌前病变持不同意见。认为乳腺囊性增生病发病率高而癌变率低,虽

然其发生乳腺癌的危险指数有流行病学意义，却不能给临床工作提供明确指导。笼统地把乳腺囊性增生病称为癌前病变容易造成误解，增加社会、患者和医生的心理压力。进一步的研究发现乳腺囊性增生病的病变导管或腺泡上皮非典型增生与乳腺癌发生相关。经随访发现病变呈囊肿、大汗腺化生、腺病、硬化性腺病或炎症者，与普通人群比较，乳腺癌发生危险并不增加，而仅在有上皮增生和乳头状瘤病者癌变危险才增加。

四、临床表现

乳腺囊性增生病多发生在育龄女性，以 30～40 岁发病率较高。初期病变可表现在一侧乳房，半数以上为双侧。主要表现为乳房疼痛、压痛、腺体局限性增厚或形成包块。

（一）乳房疼痛

多为胀痛或针刺样痛，重者可向腋下及患侧上肢放射，影响工作和生活。同时乳房的敏感性增强，触摸、压迫等均可加重疼痛。至病变后期疼痛的规律性消失。有 10％～15％的患者尽管临床和乳腺 X 线摄片、B 型超声检查或红外线扫描等证实有乳腺囊性增生病，但很少或无乳房疼痛，仅以乳房包块就诊，其原因尚不清楚。

（二）乳房包块

可限于一侧或为双侧，常呈多发性，早期外上象限最常受累。表现为乳腺组织增厚、张力增加，压痛明显，在月经期可伴随乳房疼痛的缓解而乳房包块缩小或消失。在进展期乳房可扪及边界不清的条索状或斑片状增厚腺体，部分出现斑块状或囊性肿块，与乳腺组织无明显界线，而不易与乳腺癌或其他病理性肿块鉴别。

（三）乳头溢液

少数乳腺囊性增生者有乳头溢液，多为双侧多个乳腺导管溢液，溢液可为水样、黄色浆液样、乳样或呈浑浊状。可伴有乳房包块。

绝经期后乳腺腺体萎缩，逐渐被脂肪组织所代替，多数患者的症状、体征缓解。但部分患者原有的乳腺导管扩张、囊肿和上皮增生等变化未能消失。临床上，40％～80％的绝经后患者因乳腺导管扩张、囊肿、包块或疼痛就诊，此时乳腺导管内上皮细胞增生和非典型增生的比例增加。

五、诊断

有乳房疼痛、乳房包块或伴有乳头溢液者，尤其有伴随月经周期变化的乳房症状者可初步诊断。当患者有乳腺癌易感因素时，应做进一步检查。常用的乳腺检查方法包括钼靶 X 线乳腺摄影、选择性乳腺导管造影 X 线检查、B 型超声检查、近红外线乳腺扫描检查及乳头溢液涂片脱落细胞学检查等。对疑有非典型增生或癌变者应行细针针吸细胞学检查或必要时手术活检。通过联合检查，综合分析，明确病变的性质及程度，并应除外或确定有无乳腺癌变。

六、治疗

（一）药物治疗

1.中药类

中药类主要起活血化瘀、软坚散结、疏肝解郁、活血消肿、滋阴清热和调节冲任作用。常用中成药包括小金丸、逍遥丸、乳康片等。

2.维生素类

维生素 A、维生素 B、维生素 C、维生素 E 能保护肝脏及改善肝功能，从而改善雌激素的代谢。另外维 A 酸是上皮细胞生长和分化的诱导剂，给予正常需要量对预防乳腺病的发生有一定作用。维生素 E 可防止重要细胞成分氧化，防止毒性氧化产物生成，对维持上皮细胞的正常功能起重要作用。目前常用作治疗的辅助药物。

3.氨基酸类

天冬素片原由鲜天冬中分析提取，后经人工合成，有效成分为天冬酰胺。临床应用对乳腺囊性增生病有治疗作用。

4.碘制剂类

碘制剂类其作用是刺激腺垂体，产生黄体生成素以促进卵巢滤泡囊黄体素化，调节雌激素水平。常用药物为 10％碘化钾，对乳房疼痛有较好疗效，但对口腔有刺激作用。

5.激素类

他莫昔芬具有雌激素样活性，作为雌二醇的竞争剂竞争靶细胞的雌激素受体从而使雌激素对靶细胞失去作用，而不影响血浆雌激素水平。实验观察发现他莫昔芬对乳腺非典型增生细胞生长有抑制作用。临床上对乳腺囊性增生病的治疗作用较其他药物更显著。但因其对子宫等有雌激素受体的器官、组织均有影响，应在医生的指导和观察下使用。

6.溴隐亭

溴隐亭是半合成的麦角生物碱衍生物，有多巴胺活性。作用于下丘脑，增加催乳素抑制激素的分泌，抑制催乳素的合成和释放，并可直接作用于腺垂体，解除催乳素对促性腺激素的作用而促使黄体生成激素的周期性释放等，故可治疗乳腺囊性增生病。但本药不良反应较大，常引起恶心、呕吐等胃肠道症状，严重者可发生直立性低血压。需用时应在专科医生指导下用药。

（二）用药方法及应注意的问题

1.联合用药

乳腺囊性增生病的治疗一般首选中药，可根据病情特点选用单独用药或不同作用机制的药物联合治疗，辅以维生素类药物。应用激素类药物需掌握指征，一般用于雌激素水平过高、雌/孕激素比例明显失调且其他药物治疗无效者，有严重乳腺增生、用其他药物治疗后症状虽有部分缓解但增生性病变无改善者，病情反复发作且增生性病变逐渐加重者，一般用雌激素受体阻滞药他莫昔芬可能有效。有并发非哺乳期乳头溢液或溢乳而可除外其他疾病时可用溴隐亭。

2.长期用药

由于本病发生的基础是激素分泌功能紊乱，所使用的各种中、西药以调整机体的周期性激素平衡为主要目的，同时收到改善症状和组织学变化的效果。因此用药时间应较长，一般以 2 个月为一个疗程，待症状完全缓解乳腺增生病变消失方可停药。因患者可因各种原因再度导致女性内分泌系统紊乱而致疾病复发，因此所选治疗药物应具有疗效较好、不良反应较少、可较长期和反复使用。同时应用有效的方法监测病情变化，警惕乳腺癌。

(三)手术治疗

对乳腺囊性增生病用一般药物治疗无效、不随月经周期变化的乳房腺体增厚或包块者,经治疗其他增生性病变已改善而有孤立的乳腺肿块不消失者,并发有单个乳腺导管的乳头溢液不能除外其他疾病者,绝经期以后又出现症状和体征者应予乳房病变区活检,活检证实有Ⅱ级以上非典型增生,且细胞核 DNA 含量明显增加、出现异常基因表达产物或有癌基因蛋白表达时应行单纯乳腺切除,以防止乳腺癌发生。

第三章　胃肠外科

第一节　急性阑尾炎

急性阑尾炎是最常见的外科急腹症,自新生儿至 90 岁以上的人群均可发病,而以青年人最为多见,其发病率在文献统计中差别很大,数据自 1‰ 至 10％ 均有报道,男性居多,男女比例为(2～3):1。阑尾切除术亦为普通外科医师的基础手术。虽然在现代规范医疗机构中,急性阑尾炎的死亡率已经非常低,仅为 1‰～5‰,但在临床实践中,由于病例数量大,临床表现多样,部分病例症状体征并不典型,与其他急腹症难以鉴别,如消化道穿孔,急性盆腔炎,卵巢囊肿破裂出血等,且目前的影像学检查对未形成脓肿或穿孔的急性阑尾炎并无诊断优势,故经治大量病例所累积的临床经验非常重要。未能及时治疗的急性阑尾炎发生坏疽穿孔,可导致严重的急性腹膜炎甚至感染性休克,特别是在老年、小儿和妊娠妇女中,可造成死亡或流产等严重后果。故虽为常见病多发病,对急性阑尾炎的诊治绝不能掉以轻心。

在传统的经麦氏切口阑尾切除术中,由于阑尾解剖位置有很大个体差异,某些特殊位置阑尾如浆膜下阑尾、盲肠后位阑尾、腹膜外位阑尾、位于肝下的高位阑尾等,都可使寻找阑尾非常困难,几乎每一位普通外科医师都有在术中难以找到阑尾的经历。阑尾化脓或坏疽穿孔,造成局部严重水肿粘连,未及时治疗的急性阑尾炎,可形成脓肿或周围组织炎性包裹,反复发作的阑尾炎,可在右下腹腔形成紧密粘连,肠管扭曲成团,以上情况都使局部解剖不清,给手术造成困难,且增加盲肠、回肠等相邻器官的损伤风险。感染较严重的阑尾切除术后,切口感染亦很常见。常规 5～6 cm 或更小的麦氏切口,术野局限,无法直视下探查大部腹盆腔,在术前诊断有误而经麦氏切口手术时,很可能遗漏原发病,或需扩大切口、另作切口进行探查,造成较大创伤。

目前腹腔镜阑尾切除术已经广泛开展,大部分急性阑尾炎都可以行腹腔镜阑尾切除术,因其比传统开腹手术具有明显的优势,在有条件的医院已经成为常规首选术式。腹腔镜阑尾切除术通过 5 mm 和 10 mm 的腹壁套管操作,可酌情选择三孔法、双孔法或单孔法,腹壁创伤微小。腹腔镜在气腹造成的空间里可直视腹盆腔各部,比开腹手术更易于发现阑尾,故可避免反复翻找阑尾时可能造成的损伤。在阑尾异位或发生术前误诊的情况下,腹腔镜容易探明并酌情处理,可避免扩大切口,或帮助选择切口,从而避免扩大创伤。在腹腔镜直视下,可用吸引器安全地对腹盆腔进行吸引和冲洗,避免因遗漏积脓而造成术后并发症。腹腔镜手术避免手术手套与腹膜及腹腔脏器接触,可明显降低腹腔粘连形成。因腹壁切口很小,即使在阑尾坏疽穿孔的病例中,规范操作的腹腔镜阑尾切除术后也很少发生切口感染。

需注意的是,腹腔镜手术并不适用于所有急性阑尾炎病例,如休克、严重心肺功能障碍和局部粘连复杂的情况。故除腹腔镜手术技术外,更重要的是掌握其适应证和禁忌证,在术前选择适宜的术式,或在术中及时中转开腹。

一、病因

急性阑尾炎发病的根本原因是阑尾管腔梗阻和黏膜受损。阑尾为细长盲管结构,与盲肠腔相通,正常情况下即有大量肠道细菌存在。当阑尾管腔发生梗阻,其黏膜分泌物排出不畅,致腔内压力增高,影响阑尾血运,此时细菌自受损黏膜入侵,引起急性感染。常见病因包括:阑尾腔粪石阻塞;阑尾黏膜下淋巴组织增大使管腔狭窄或阻塞;结肠肿瘤导致闭袢梗阻时,阑尾腔因盲肠腔内压力增高而发生梗阻;回盲部结核致阑尾出口狭窄阻塞;先天性解剖特点如阑尾过长,系膜过短,形态扭曲,管腔远端大而近端细小;病毒感染导致的阑尾黏膜受损。消化道功能障碍常为急性阑尾炎的诱发因素,如腹泻和便秘。身体某部位发生感染时,可引起其他部位淋巴组织肿大,故急性阑尾炎可继发于其他部位感染,如继发于急性扁桃体炎。饮食习惯和遗传因素也与急性阑尾炎发病相关,多纤维素的饮食习惯可降低其发病率,而饮食无规律,冷热食共进和过于辛辣刺激饮食则易促其发病。

二、病理类型

(一)急性单纯性阑尾炎

急性阑尾炎病程早期,阑尾轻度充血水肿,质地稍硬,阑尾壁各层均可见炎性细胞浸润,以黏膜层最多。阑尾周围渗出少。此时阑尾感染尚不严重,无全身反应或仅有轻度全身反应,若给予及时的抗生素治疗,感染可以得到控制而炎症消退。

(二)急性化脓性阑尾炎

急性单纯性阑尾炎继续发展,血运障碍加重,阑尾感染及炎症加重致其明显充血水肿,表面可见较多脓性渗出,壁内大量炎性细胞浸润,形成多量大小不一的脓肿,阑尾腔内脓性分泌物聚集,积脓量多时可使阑尾膨大增粗。化脓性阑尾炎可引起腹腔局部积脓,局限性腹膜炎,作为机体的防御反应,此时常有大网膜下移包裹化脓的阑尾,全身反应亦加重。

(三)坏疽性阑尾炎

急性阑尾炎持续发展至阑尾血运完全阻断时,阑尾即出现部分或全部坏死,形成坏疽性阑尾炎。坏疽部位呈黑色,阑尾壁全层坏死常并发穿孔,腔内积脓流出,可有粪石漏出,周围脓性渗出多量,使局限性腹膜炎范围扩大,大网膜和肠系膜、肠管常共同形成局部包裹,包裹组织明显充血水肿,内部可有多少不等的积脓,而包裹不佳时可致感染蔓延,形成弥漫性腹膜炎。坏疽性阑尾炎是急性阑尾炎发展至严重阶段,除局部体征明显外,全身症状也非常明显,可导致感染性休克甚至死亡。

(四)阑尾周围脓肿

急性阑尾炎进展至化脓、坏疽、穿孔时,多有大网膜移至局部,与周围肠管及肠系膜共同包裹成团,形成阑尾周围脓肿。随病情进展的严重程度,阑尾周围脓肿可表现为多种组织不规则包裹的炎性团块,内部间有显微镜下可见的小脓肿,或包裹内部形成肉眼可见的积脓。此类脓肿不同于有完整囊壁的囊性脓肿，而是形成包裹的大网膜、肠管和肠系膜之间的积脓，内部有化脓或坏疽穿孔的阑尾，或阑尾已完全坏死消融。脓肿形状不规则，积脓量亦多少不一。

阑尾周围脓肿可通过 B 超、CT 等影像学检查诊断，较大的阑尾周围脓肿可在触诊中发现，为有明显触痛的质韧包块，边界不甚清楚，移动度小。若包裹形成良好，感染及炎症被局限，包裹内部积脓量少时，可以通过抗生素和全身支持治疗使感染控制，脓肿吸收，积脓量多则需手术或介入方法引流。阑尾周围脓肿处理不当时，可因内压增高而溃破，导致严重的弥漫性腹膜炎；也可能向邻近空腔脏器溃破形成内瘘，或向体表溃破形成窦道。包裹紧密的阑尾周围脓肿在术前诊断和术中，都可能与合并感染的肿瘤难以鉴别，特别是在老年患者，应注意排除回盲部肿瘤。

三、临床表现

典型的急性阑尾炎临床表现包括转移性右下腹痛和右下腹压痛，但临床实际病例并非都具有典型表现，有时存在鉴别难度。需注意几种特殊患者，包括老年人、儿童、孕妇和精神智力障碍人士等，其症状和体征可以不典型，不清晰，外观表现与病情严重程度可以分离，或存在交流困难不能配合体检，容易导致误诊，而病情突然加重造成严重后果。个别青壮年急性阑尾炎患者，病情也可以快速进展为感染性休克、MODS 的重症状态，故对每一例急性阑尾炎都不能轻视。

（一）腹痛

典型的转移性右下腹痛为先出现脐周或上腹部定位模糊的隐痛，后逐渐转为右下腹痛。腹痛多为胀痛或钝痛，病程初期疼痛轻至中度，可表现为阵发性加重，随阑尾化脓坏疽的进展，腹痛程度加剧，及至阑尾穿孔后由于腔内压力降低，腹痛可暂时缓解，但因随之而来的腹膜炎，腹痛再次持续加重，范围扩大或弥漫全腹。部分急性阑尾炎患者并无转移性右下腹痛出现，而是直接出现右下腹隐痛或钝痛，随病程逐渐加重。

（二）全身症状

患者在发病早期多有乏力、食欲不振、恶心呕吐症状，但呕吐多不剧烈。在单纯性阑尾炎阶段，患者也可仅有腹痛而无其他任何不适。当脓液聚集于盆腔或盆位阑尾的化脓性感染，可刺激直肠，引起腹泻或里急后重感。发热与阑尾炎症程度相关，单纯性阑尾炎阶段可无发热或仅有 38 ℃ 以内的低热，至化脓性阑尾炎和坏疽性阑尾炎阶段，患者多有超过 38 ℃ 的发热。当阑尾腔内积脓压力高、存在范围较大的下腹部腹膜炎或弥漫性腹膜炎时，可出现高热，严重者有寒战、意识淡漠，可发展至感染性休克和全身炎症反应综合征（SIRS）的重症状态。在个别急性阑尾炎病例中，阑尾的细菌或小脓栓可以经门静脉回流入肝，引起化脓性门静脉炎，患者有高热寒战、肝区疼痛和轻度黄疸，此种情况可进一步发展为细菌性肝脓肿。

（三）体征

最重要的体征是右下腹压痛。固定的右下腹压痛在腹痛未转移至右下腹时即可存在。检查阑尾压痛的常用体表标志有麦氏点（McBurney 点，右髂前上棘与脐连线中外 1/3 处）和兰氏点（Lanz 点，左右髂前上棘连线的右 1/3 和中 1/3 交界处），急性阑尾炎的右下腹压痛最剧处多集中于此两点及其附近小片区域。无论阑尾位置如何，大多数急性阑尾炎病例都可查见右下腹固定压痛，此现象除与阑尾自身炎症和局部腹膜炎直接相关外，还与阑尾的内脏感觉神经与右下腹皮肤感觉神经进入同一脊髓节段有关，McBurney点 Lanz点这种牵涉导致右下腹皮肤在阑尾炎发生时对痛觉过敏，在体检中即表现为右下腹明显的压痛。在局限性腹膜炎或弥漫性腹膜炎时，除所涉及区域的腹膜刺激征外，压痛最剧部位仍在右下腹。在部分异位阑尾炎病例中，腹部压痛随阑尾位置也有变化，如盲肠后位阑尾炎在后腰部可查见压痛或叩痛，位于肝下的高位阑尾炎压痛区上移，但右下腹疼痛敏感区仍存在。在少见的先天性内脏转位不良患者，若阑尾位于左下腹时，阑尾炎压痛最剧区域位于相应部位。腹部压痛程度与阑尾炎发展程度相关，在单纯性阑尾炎阶段，压痛较轻，而至化脓坏疽性阑尾炎阶段则程度加重。当形成阑尾周围脓肿时，可触及右下腹痛性包块，多在发病后 5～7 天。需注意在腹壁肥厚的患者，当阑尾位置深在或较低时，查明腹部压痛区较困难，不能以此认为体征不存在或轻微，应通过其他诊断要素综合判断。

一些特殊体位的检查在急性阑尾炎临床体检中并不常规使用，只在症状和体征不典型的病例，可能提供更多参考信息。现列举如下。

（1）结肠充气试验（Rovsing征）：双手交替向上深压降结肠，将肠腔内气体推向盲肠，若引起右下腹痛则有参考意义。

（2）腰大肌试验：患者左侧卧位，使其右下肢向后过伸，若引起右下腹疼痛则有参考意义，且提示阑尾位置较深，多为盲肠后位阑尾。

（3）闭孔肌试验：患者仰卧位，右下肢屈曲内旋，若引起右下腹痛则有参考意义，且提示阑尾位置较低，靠近闭孔肌。

（4）直肠指诊：直肠右前壁触痛提示阑尾炎存在。直肠周围饱满灼热，提示盆腔脓肿形成。

四、辅助检查

（一）实验室检查

常用的实验室检查与急腹症常规检查相同，包括血细胞计数、尿常规、肝肾功能、血糖、电解质、凝血功能等。对育龄妇女应常规行血或尿液 HCG 检查。白细胞升高和中性粒细胞比值升高最常见，而在急性阑尾炎初期白细胞数可能并不高出正常范围，在老年人、营养不良、免疫抑制和身体虚弱的慢性病患者，白细胞数可以没有明显升高，此时中性粒细胞比值上升也有诊断价值。病程中若升高的白细胞数突然下降，则是病情恶化出现脓毒症的表现。化脓的阑尾刺激输尿管时，尿液中可出现少量红、白细胞。食欲不振、恶心呕吐可导致尿酮体升高和低钾血症。发生弥漫性腹膜炎或感染性休克的患者，化验结果可显示水、电解质平衡紊乱。

（二）影像学检查

多数急性阑尾炎并无特异性影像学表现。常用 X 线腹平片、B 超和 CT 检查。腹平片可以显示阑尾周围脓肿时阑尾区软组织团块影和气影，B 超和 CT 可以发现腹盆腔少量积液（积脓）、阑尾周围脓肿和明显肿胀的阑尾积脓。影像学检查的意义还在于提供鉴别诊断信息,如妇科急症、泌尿系结石、上消化道穿孔等。

五、诊断和鉴别诊断

急性阑尾炎诊断要素包括转移性右下腹痛或右下腹痛,右下腹压痛及白细胞、中性粒细胞比值升高。多数病例(约80%)具有以上要素。还需常规行 X 线胸片检查,尿常规和泌尿系 B 超检查,育龄女性血或尿 HCG 检查及子宫双附件 B 超,以提供重要的鉴别诊断信息。

不具备典型临床表现的病例则需要依据病史和体征提示的信息,选择适当检查协助判断。怀疑存在急性阑尾炎但又未能明确诊断时,最重要的并非完全明确诊断,而是判断有无手术适应证,当患者已出现急性腹膜炎体征时,就应积极手术探查。可通过腹腔镜探查或剖腹探查明确诊断。腹腔镜探查创伤微小,比剖腹探查具有诸多优势,可以探查腹腔各区域及盆腔,明确诊断后也可以进行上腹部、下腹部或盆腔的腹腔镜手术,而不需要增加腹壁创伤。即使探查证实没有需要手术的急症,其微小创伤相比延误治疗的风险也是值得的。

急性阑尾炎很容易与其他急腹症混淆,与之鉴别的疾病很多,包括肝胆外科、泌尿外科、妇产科和内科疾病,常见如下。

(一)胃十二指肠溃疡穿孔

患者多有消化性溃疡病史或上腹痛史,发病时腹痛起自上腹,突然而剧烈。穿孔漏出液可能沿右结肠旁沟流至右下腹腔,出现右下腹局限性腹膜炎体征,存在弥漫性腹膜炎时体检可能难以查清腹痛最剧部位,容易与急性阑尾炎混淆。胃十二指肠溃疡穿孔的腹痛多持续而程度重,发病后较快出现弥漫性腹膜炎,体征明显,腹平片多可见膈下游离气体。

(二)急性胆囊炎

多有胆石症病史。当胆囊肿胀下垂位置较低时,可能表现为右下腹或稍高位置的压痛反跳痛,但大多数急性胆囊炎体征仍集中于右上腹,Murphy 征阳性,或可触及光滑圆形的肿胀胆囊,B 超检查可明确诊断。

(三)急性胃肠炎

患者多有不洁饮食史,腹痛伴随呕吐、腹泻和发热,因肠道积气和痉挛可出现腹胀和位置多变的阵发性绞痛,程度可轻可重,体检可有多个部位轻压痛,且变化较大,一般没有固定压痛点,肠鸣音活跃。揉压腹部时患者不适感减轻,此点为内科腹痛与外科急腹症的重要区别。

(四)右侧输尿管结石

右侧输尿管结石是临床常见的与急性阑尾炎鉴别的疾病。结石在输尿管内下降时可引起剧烈的右下腹痛,多起病突然,没有转移性右下腹痛病史,疼痛中到重度,可为绞痛、钝痛或胀痛,并可向腹股沟区及会阴部放射,体检时可查见固定的右下腹压痛,尿常规检查可见血尿,血液常规检查白细胞变化不明显,B 超或肾、输尿管、膀胱 X 线平片(KUB)可发现结石或轻度的输尿管梗阻。腹痛可自行缓解,或使用解痉药物缓解。

(五)异位妊娠破裂

对怀疑急性阑尾炎的育龄女性患者应常规进行血液或尿液 HCG 检查。异位妊娠破裂可引起下腹痛,体检可存在右下腹固定的压痛和反跳痛,与急性阑尾炎容易混淆。但一般没有转移性右下腹痛病史,血常规检查提示失血性贫血,量多时可引起失血性休克。B超可查见腹盆腔积液(积血)和子宫附件异常。

(六)右侧卵巢黄体破裂

对育龄女性应详细询问月经史,黄体破裂出血多发生在月经前1～10天,没有转移性右下腹痛病史,起病突然,多伴有恶心呕吐、肛门坠胀和少量阴道流血,疼痛持续,可存在右下腹固定压痛和反跳痛,妇科检查有宫颈举痛,阴道后穹窿饱满,穿刺有不凝血,出血量多时可引起失血性休克,血常规检查见血红蛋白降低,B超可发现腹盆腔积液(积血)和卵巢异常。

(七)右侧卵巢囊肿蒂扭转

部分患者有发现卵巢囊肿病史,腹痛起病突然,疼痛剧烈,存在右下腹固定压痛和反跳痛,有时可触及肿物,B超可明确诊断。

(八)急性输卵管炎

患者可存在右下腹痛,发热和白细胞升高,右下腹压痛反跳痛,与急性阑尾炎很容易混淆。但多数患者双侧下腹部均有压痛,且位置较低,当存在输卵管积脓时,因输卵管腔压力增高,疼痛剧烈,患者可大声呼号,辗转难安。妇科检查可触及盆腔有触痛包块,B超可显示输卵管增粗和积液以及盆腔积液。

(九)急性盆腔炎

有下腹痛、发热和白细胞升高,可伴有尿频尿痛、便秘腹泻或里急后重,甚至可查见右下腹固定压痛和反跳痛,与急性阑尾炎容易混淆。但其腹部压痛位置多偏低,且包括双侧下腹部,妇科检查可见阴道充血、宫颈举痛、子宫压痛等。

(十)肠结核

因85％的肠结核病变在回盲部,故引起腹痛多位于右下腹,为隐痛或钝痛,有阵发性绞痛,发作时体检也可查见右下腹固定压痛。对误诊为急性阑尾炎的肠结核行手术治疗,可能引起术后难以治愈的肠瘘,故必须谨慎对待。肠结核患者的胸片多可发现结核病灶,肠结核腹痛可自行缓解,白细胞和中性粒细胞比值变化不明显,腹痛缓解期行X线钡剂造影可以明确。肠结核以内科治疗为主,但并发穿孔、脓肿或肠梗阻时,或结核病灶导致阑尾出口堵塞引起急性阑尾炎时,仍需手术治疗。

(十一)小儿肠系膜淋巴结炎

患者多在1～2周内有上呼吸道感染病史,有发热、腹痛、白细胞和中性粒细胞比值升高,可查见右下腹固定压痛,与急性阑尾炎非常相似,有报道本病误诊为急性阑尾炎行手术治疗的病例占急性阑尾炎手术的4％～5％。本病腹痛以脐周为主,没有转移性腹痛史,腹部压痛的体检非常重要,应耐心仔细,本病具有特征性的沿肠系膜根部排列的压痛点,即自第1腰椎左侧至右骶髂关节前方线形区域,一般没有反跳痛和肌紧张。B超检查可能显示肠系膜淋巴结肿大。本病经抗生素治疗后腹痛逐渐好转,白细胞和中性粒细胞比值逐渐降低。

(十二)需与急性阑尾炎鉴别的疾病

有Meckel憩室炎、Crohn病等。

六、治疗

(一)非手术治疗

非手术治疗以抗生素治疗和液体支持为主,决定暂不手术的患者可以进流质、半流质饮食。体温<38 ℃,症状体征轻,没有腹膜炎体征的急性单纯性阑尾炎可以采用非手术治疗,但远期容易复发。病程超过1周的阑尾周围脓肿,若体温<38 ℃,腹痛和腹部压痛局限,可以暂予非手术治疗,观察病情转归。对于合并严重疾病不能耐受手术的患者,应采取非手术治疗。

(二)手术治疗

阑尾切除术是治疗急性阑尾炎的根本方法,除以上情况外,均应采取积极的手术治疗。反复发作的急性单纯性阑尾炎也应积极手术。急性单纯性阑尾炎初次发作,但患者需经常旅行,或即将进入医疗条件不完善地区时,如远洋航行或赴落后偏远地区,也应行阑尾切除术。经抗生素和液体支持治疗症状体征无好转的阑尾周围脓肿应行手术或介入方法脓肿引流。

阑尾切除手术包括传统的开腹阑尾切除术和腹腔镜阑尾切除术。目前在有条件的医院,腹腔镜阑尾切除术已经成为常规首选术式,比开腹手术具有诸多优势。但腹腔镜手术并不能完全取代开腹手术。医师除掌握腹腔镜手术技术外,更重要的是在术前和术中判断其适应证和禁忌证。开腹手术与腹腔镜手术操作模式不同,但其包含的手术要点相同:①结扎离断阑尾系膜。②结扎离断阑尾根部,妥善处理残端。③吸尽腹腔积脓,酌情留置引流。④当阑尾情况与症状体征不符时,应进一步探查腹腔寻找原发病灶。

1.开腹阑尾切除术

开腹阑尾切除术是治疗急性阑尾炎的基本手术,医师在开展腹腔镜阑尾切除术之前,应熟练掌握开腹阑尾切除术,并具备处理各种非典型情况的经验。

(1)麻醉:常用腰麻联合连续硬膜外麻醉,可兼顾起效快速和较长的麻醉持续时间。

(2)体位:直腿仰卧位。

(3)切口:最常用麦氏切口,即经麦氏点与脐至右髂前上棘连线垂直的切口,通常5~6 cm,其位置可依术前体检压痛点稍上移或下移。依据患者年龄和体型胖瘦,切口须作适度调整,儿童患者切口可减小,而肥胖患者需扩大切口以暴露术野。经右腹直肌探查切口用于术前诊断不甚明确的手术,切口中点位置多选择平脐或稍向下,一般需大于8 cm,术中需要时可向上下延长。

注意:切口大小应以有效暴露术野为原则,不要为追求小切口而使暴露和操作困难,增加误伤和术后并发症风险,安全确切的手术操作永远是最重要的。

(4)手术步骤。作皮肤切口,逐层进入腹腔,依次为皮肤、皮下脂肪、腹外斜肌腱膜、腹肌(包括腹外斜肌,腹内斜肌和腹横肌)、腹膜,其中腹肌层由术者和助手用止血钳呈垂直方向交替撑开,操作时注意控制深度,因局部腹膜炎腹膜水肿时,钳尖可能直接戳穿腹膜,容易误伤。其他层次选用手术刀,电刀或组织剪刀锐性切开,过程中随时处理出血点。切开腹膜前应使用交替钳夹动作以避免提起肠管,有时盲肠与右下腹膜紧贴时容易误切入盲肠腔。腹腔积脓多时,切开腹膜即有脓液冒出污染切口,切开前可用小纱布围绕切开处保护,先切开小口,伸入吸引器吸除大部分积脓,防止脓液漫溢。切开腹膜后可在其周边夹一圈切口巾保护。

寻找阑尾,分离其周边粘连,辨清局部解剖结构。腹腔内操作尽量用器械进行,以减少手套表面对腹膜和脏器的摩擦,减少术后粘连。化脓坏疽穿孔的阑尾炎往往局部脓性渗出多,大网膜和周围器官包裹粘连,结构混乱难以辨清。此种急性炎症期的粘连并不紧密,用手指钝性分离较安全。几乎每一位普通外科医师都有找不到阑尾的经历,此时应避免漫无目的地反复翻找,应辨清升结肠结肠带,沿其汇聚方向寻找阑尾根部,确认根部后一般都可寻见线索。无法寻见阑尾时,应考虑到浆膜下阑尾、腹膜外阑尾和高位阑尾等少见情况,暴露不佳时应果断延长切口,否则只会无谓地延长手术时间和增加误伤风险(图3-1)。

　　游离阑尾后在其系膜根部钳夹两把止血钳,结扎离断阑尾系膜,系膜水肿严重结扎不确切时应缝扎止血。系膜宽厚时应分束结扎离断。在阑尾根部钳夹两把止血钳,在其中间离断阑尾,阑尾残端长约0.5 cm较适宜。结扎阑尾残端,现多用电刀烧灼残端,再荷包缝合包埋之。荷包缝合也可在阑尾离断之前先进行,以便于牵拉,若荷包缝合有困难时,也可不包埋,或酌情用8字缝合或间断缝合浆肌层包埋。若阑尾根部已坏疽或充血水肿严重,不适于结扎,应用8字缝合、间断缝合或U形缝合关闭残端,再行浆肌层缝合加固。鉴于腹腔镜手术的经验,在残端结扎或缝合关闭切实的情况下,不缝合包埋也是安全的。结扎离断根部和系膜的顺序依手术具体情况而定,阑尾粘连严重时可用逆行切除法,先结扎离断根部后再逐次分离阑尾系膜。

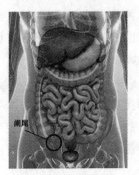

图 3-1　阑尾位置

　　切除阑尾后应进一步清理腹腔积脓、脓苔和脱落的粪石,若包裹的大网膜已形成化脓感染灶应作局部切除,不提倡大量冲洗以防感染扩散,可在局部用蒸馏水或甲硝唑小量冲洗后吸尽。因粪石中含菌量非常高,若遗落腹腔将形成感染源头,引起术后腹腔脓肿或腹膜炎迁延不愈等棘手的并发症,必须彻底清除。附着紧密的脓苔不需强行剥除。对腹腔渗出多或系膜、残端处理不甚满意的病例应留置引流管。

　　切口缝合前应更换清洁的手套和器械,尽量使用抗菌可吸收缝线。缝合腹膜层后可用蒸馏水或聚维酮碘液冲洗切口,再缝合腹外斜肌腱膜层,皮下脂肪和皮肤。腹肌层交叉钝性撑开后会自然回缩,一般不需缝合,若开口较大可缝合一至两针,术中因扩延切口而切断的肌肉应予缝合,U形缝合法牢固性更好。皮下脂肪层不厚时应与皮肤一层缝合,减少缝合层面和组织内缝线数量。皮下脂肪肥厚时应先用纱布尽量擦去脱落的脂肪粒,削除松散游离的脂肪团,并切实止血,缝合时应进针至脂肪层底部,不留无效腔,若腹壁脂肪厚度>4 cm,最好留置切口内胶片引流,24～48小时后拔除。使用钉皮钉可减少切口内缝线,切口愈合后瘢痕更小,外观明显改善,但钉皮前应将脂肪层做少数几针缝合对拢对齐。注意切口保护和缝合方式,可以降低术后切口感染的发生率,但在化脓坏疽性阑尾炎,开腹手术后切口感染率仍较高,可达

50%或更高。

2.腹腔镜阑尾切除术

(1)适应证:①急、慢性阑尾炎。②妊娠20周以内发作的急性阑尾炎。

(2)禁忌证:①严重心肺疾患。②腹腔复杂手术史,存在广泛粘连。③合并休克、严重水电解质平衡紊乱等的危重患者。

(3)麻醉:气管插管全身麻醉。

(4)体位与手术室布局:患者取仰卧位,手术开始后调至头低左倾位,以利于暴露回盲部。术者立于患者左侧,扶镜手立于术者右侧,显示器设置在术者对面(图 3-2)。

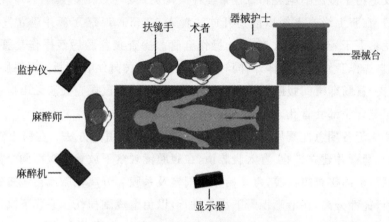

图 3-2 腹腔镜阑尾切除术手术室布局

(5)套管位置:套管位置可根据术者经验和患者体型等具体情况做适当调整,通常两套管之间距离至少 10 cm 以上,以便于操作。①单孔法:在脐上缘或下缘放置 10 mm 套管(观察及操作孔)。②双孔法:在脐上缘或下缘放置 10 mm 套管(观察孔),麦氏点或耻骨联合上放置 10 mm 套管(操作孔)。③三孔法:在脐上缘或下缘放置 10 mm 套管(观察及取标本孔),左右下腹部各放置 5 mm 套管(操作孔),具体位置根据阑尾位置和术者习惯调整。常用麦氏点内下方和与其水平的腹正中线偏左侧 4～6 cm 处,较利于操作。两个操作套管之间应至少有 10 cm距离。因取出阑尾方式不同,右下腹也可选用 10 mm 操作套管。

(6)手术步骤。

单孔法:仅适用于慢性阑尾炎和急性单纯性阑尾炎,阑尾及盲肠较游离,阑尾根部可提至脐孔处。在脐上缘或下缘作 1 cm 切口,切开皮下脂肪至腹白线,提起其两侧后剪开腹白线进入腹腔,置入带操作通道的 10 mm 腹腔镜(图 3-3)建立气腹(开放法)。气腹压力成人 12～14 mmHg,儿童 9～11 mmHg。探查腹盆腔后经操作通道置入分离钳,确认阑尾根部游离度足以提至脐孔处后,钳夹阑尾尖端经脐孔提出体外,同时放尽气腹,在体外结扎离断阑尾系膜和根部,残端处理切实后松开钳夹,盲肠即滑回腹腔。再次建立气腹,腹腔镜探查腹腔无出血或其他异常后消除气腹,逐层缝合脐部套管孔。

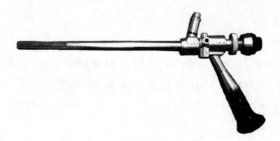

图 3-3　带操作通道的腹腔镜

双孔法:仅适用于慢性阑尾炎和急性单纯性阑尾炎,阑尾及系膜较细长,可经 10 mm 套管孔提出体外者。在脐上缘或下缘以前述开放法置入 10 mm 观察套管并建立气腹,置入腹腔镜,在腹腔镜观察下于麦氏点置入 10 mm 操作套管。探查腹盆腔后经操作套管置入分离钳,钳夹阑尾尖端自操作套管孔提出体外,同时放尽气腹。在体外结扎离断阑尾系膜和根部,处理切实后松开钳夹,盲肠即滑回腹腔。重新建立气腹,腹腔镜再次探查腹腔无出血或其他异常后消除气腹,逐层缝合脐部套管孔。

三孔法:适用于各期急性阑尾炎,阑尾周围脓肿,是最常用的方法。在脐上缘或下缘以开放法置入 10 mm 套管并建立气腹,置入腹腔镜,在腹腔镜观察下放置下腹部两个操作套管。先吸除腹盆腔积脓,全面探查腹盆腔,再开始分离阑尾及系膜。分离化脓或被包裹的阑尾时应用无损伤器械进行钝性分离,在清晰视野下小心进行,以免造成副损伤。浆膜下阑尾部分或全部位于盲肠浆膜下,可用剪刀剪开浆膜暴露,不要用带电操作,以免损伤盲肠。盲肠后位和少见的腹膜外阑尾多需游离盲肠与侧腹壁附着部。

系膜可用丝线结扎后剪断,也可直接用超声刀或电凝器械离断,后者安全且可简化操作,特别适用于系膜明显水肿时,此时线扎法易切割组织且难以结扎牢固。阑尾根部用丝线结扎,拟离断处远端用丝线结扎或用钛夹、结扎锁夹闭,防止离断阑尾后粪石或脓液漏出污染腹腔。使用带电剪刀或超声刀离断根部,同时适度烧灼残端,使用带电器械时应注意短时间通电,并与肠壁保持距离,以免热损伤肠壁。阑尾残端处理切实后缝合包埋并非必要。怀疑止血不确切而系膜残端离肠壁很近时,可在镜下缝扎止血。阑尾根部肠壁水肿严重或已坏疽穿孔时,可在镜下进行 8 字形或 U 形缝合关闭,怀疑阑尾残端结扎不确切时,应做缝合加固或包埋。镜下缝合技术对术者操作技巧要求很高。

阑尾切除后应再次探查腹腔,尽量吸尽腹盆腔积脓,可作局部冲洗,切除的阑尾必须装入标本袋经 10 mm 套管孔取出,以免污染套管孔。酌情经操作套管留置引流管。最后消除气腹,逐层缝合脐部套管孔。

注意:腹腔镜阑尾切除术的中转开腹率,与术者的技术水平相关。若局部粘连复杂紧密,解剖结构不清,镜下处理有困难或不安全时,应果断中转开腹,不要无谓地延长手术和麻醉时间,增加副损伤和术后并发症风险。

(7)术后并发症。①切口感染:开腹阑尾切除术后切口感染主要见于化脓、坏疽、穿孔的阑尾炎。除术中注意各个环节的防止感染措施,术后还应每天换药仔细观察,酒精湿敷对部分出现红肿的切口有防止进一步化脓的作用,若切口红肿疼痛,按压有脓液溢出时,应拆除表层缝线,充分敞开引流,每天换药直至坏死组织排清,肉芽生长,切口逐渐愈合或行二期缝合。没有与腹腔内感染灶相通的切口感染一般限于腹外斜肌腱膜层以外,经积极换药都可愈合。而感染源头来自腹腔内(粪瘘或脓肿)的切口不会愈合,必须去除腹腔内感染源才可治愈。规范操作的腹腔镜阑尾切除术后切口感染非常少见,多发生在取出标本的套管孔,故取标本时必须装入清洁的标本袋以保护套管孔。若发生套管孔感染,经敞开换药很快可以愈合,若无好转时,应注意有无粪石残留于套管孔内。②腹盆腔脓肿:化脓感染严重的阑尾炎,或已导致弥漫性腹膜炎时,腹盆腔积脓未清理干净或遗漏粪石,都可能引起术后腹盆腔脓肿形成。脓肿可位于盆腔、膈下或肠间。术后患者的发热、腹痛及白细胞升高无好转,并伴有恶心呕吐、腹胀腹泻等消化道症状时应考虑此并发症。肠间脓肿局部有腹膜炎体征或触及包块,膈下脓肿可引起呃逆,盆腔脓肿可引起腹泻和里急后重感,直肠指诊可触及包块或局部压痛。B超或CT可发现脓肿。较小的脓肿经抗生素治疗后可吸收。脓肿较大而抗生素治疗无效时应行B超引导下的穿刺引流,可经腹壁、阴道或直肠进行。引流效果不佳时应行手术治疗。腹腔脓肿可能迁延不愈,治疗棘手。开腹手术14天后因腹腔粘连已较紧密,再行腹腔手术将非常困难,腹腔镜手术的术后粘连则很轻微,故制订治疗方案时应考虑术式与治疗时机。③肠瘘:术中损伤肠管而未发现,术后即形成肠瘘。化脓感染严重使肠壁组织水肿,结扎阑尾根部时结扎线切割肠壁,术后结扎线脱落即引起粪瘘。化脓坏疽性阑尾炎时附近盲肠壁可能存在小脓肿,术后可使肠壁破溃形成肠瘘。腹腔镜手术中电器械使用不当,造成肠壁热损伤,损伤处在术后逐渐坏死穿孔,形成肠瘘。阑尾切除手术所致的肠瘘一般位置较低,局限于右下腹,建立通畅引流后多可自愈。④其他:阑尾切除术后腹腔出血,通常由阑尾系膜处理不当,阑尾动脉出血引起,除术中精心操作避免隐患外,术后应注意观察引流、心率、血压等,若明确诊断应尽快手术止血。阑尾残株炎与阑尾残端过长有关,被荷包包埋的阑尾残株炎可形成盲肠壁内脓肿,保守治疗无效时均需手术处理。

第二节　慢性阑尾炎

慢性阑尾炎大多为急性阑尾炎经非手术治愈的病例或有反复发作史,但有部分患者可无急性发作过程,而一开始就是慢性过程。

一、分类

临床上将慢性阑尾炎大致分为两种类型。

(一)原发性慢性阑尾炎

其特点为起病隐匿,症状发展缓慢,病程持续较长,几个月到几年。病初无急性发作史,病程中也无反复急性发作的现象。

(二)继发性慢性阑尾炎

特点是首次急性阑尾炎发病后,经非手术治疗而愈或自行缓解,其后遗留有临床症状,久治不愈,病程中可再次或多次急性发作。

二、病理学分析

慢性阑尾炎肉眼观察可有各种表现,镜下可见阑尾各层有淋巴细胞浸润。

(1)阑尾细长呈卷曲、折叠及纠搭状,使阑尾的排空受阻。阑尾及其系膜与周围组织和器官有不同程度之粘连。

(2)阑尾壁增厚,管径粗细不均匀,部分管腔呈狭窄状,有时相当一段远端管腔完全闭塞而呈条索状。

(3)阑尾腔内有粪石、异物阻塞,阑尾浆膜血管明显增多而清晰。

三、诊断依据

(一)临床表现

1.腹部疼痛

腹部疼痛主要位于右下腹部,其特点是间断性隐痛或胀痛,时重时轻,部位比较固定。多数患者在饱餐、运动和长时间站立后,诱发腹痛发生。病程中可能有急性阑尾炎的发作。

2.胃肠道反应

患者常觉轻重不等的消化不良、食欲不佳。病程较长者可出现消瘦、体重下降。一般无恶心和呕吐,也无腹胀,但老年患者可伴有便秘。

3.腹部压痛

压痛是唯一的体征,主要位于右下腹部,一般范围较小,位置恒定,重压时才能出现。无肌紧张和反跳痛。一般无腹部包块,但有时可触到胀气的盲肠。

4.间接体征

各种特定的压痛点如马氏点、兰氏点及腰大肌征、罗氏征,在慢性阑尾炎的诊断中无意义。

(二)辅助检查

胃肠钡剂造影和纤维结肠镜检查有一定帮助。回盲部钡剂造影如出现显示的阑尾有压痛、阑尾呈分节状、阑尾腔内的钡剂排空时间延长及阑尾未显影等,均为慢性阑尾炎的特征。纤维结肠镜可直接观察阑尾的开口及其周围的黏膜的变化和活检,尚可对阑尾腔进行造影,对鉴别诊断有一定意义。

X线钡剂造影检查有如下特征。

(1)阑尾充盈后有明显压痛,当移动阑尾时,压痛点也随之有相应的移位。

(2)阑尾虽未见充盈,但多次检查盲肠内侧有局限性压痛。

(3)阑尾充盈不规则。

(4)阑尾充盈后,隔48小时以上仍未见钡剂排空,有的排空延迟到2~3周。

(5)阑尾本身有固定或纠结的现象或盲肠和末端回肠有变形的表现,提示阑尾周围有粘连。

(三)诊断

慢性阑尾炎的确诊有时相当困难,国内统计慢性阑尾炎手术后症状未见减轻者高达35%,其主要原因是诊断上的错误。应该对每个慢性阑尾炎的诊断高度认真,用"排除法"来逐个除外容易与它相混淆的有关疾病。其中主要有回盲部结核、慢性结肠炎、慢性附件炎、胃肠神经官能症及结肠恶性肿瘤等。

总之,慢性阑尾炎的诊断相当困难,最后确诊慢性阑尾炎的标准如下,除曾有典型的急性发作史、右下腹有经常存在和位置固定的压痛点、有 X 线钡剂造影的佐证外,阑尾切除后临床症状应消失。

四、治疗方法

手术治疗是唯一有效的方法,但在决定行阑尾切除术时应特别慎重。

(1)慢性阑尾炎确诊后,原则上应手术治疗,切除病变阑尾,特别是有急性发作史的患者,更应及时手术。对诊断可疑的患者或有严重共存病的高龄患者,应暂行非手术治疗,在门诊追踪观察。

(2)手术中如发现阑尾外观基本正常,不能轻易只切除阑尾后即刻关腹,应仔细检查阑尾附近的组织和器官如回盲部,回肠末段 100 cm,小肠系膜及其淋巴结。女性患者还应仔细探查盆腔及附件,以防误诊和漏诊。

(3)手术后应对每一个患者进行一段时间的随访,以了解切除阑尾后的实际效果。慢性阑尾炎的最后诊断不是病理学诊断,而是手术后症状的完全解除。术后仍有症状的患者,应做全面的检查,找出真正的病因,不能轻易地按术后肠粘连治疗。

五、治愈标准

治愈:手术切除阑尾后,症状及体征消失,切口愈合佳,无并发症。

第三节　特殊的急性阑尾炎

一、小儿急性阑尾炎

小儿急性阑尾炎临床上并不少见,但发病率低于成年人。据综合医院统计,12 岁以下的小儿急性阑尾炎占急性阑尾炎总数的 4%～5%。与成年人比较,小儿急性阑尾炎发展快,病情重,穿孔率高,并发症多。1 岁内婴儿的急性阑尾炎几乎 100% 发生穿孔,2 岁以内为 70%～80%,5 岁时为 50%。小儿急性阑尾炎病死率为 2%～3%,较成年人平均高 10 倍。

(一)诊断依据

1.病史特点

常伴有上呼吸道感染和肠炎等诱因,而转移性右下腹痛史常不能自述,全身反应和胃肠道症状出现早,且比成人明显,有时以频繁的呕吐为最初的首要症状,个别病儿起病时就伴有39～40℃高热,也有以持续性腹泻为主要表现。阑尾壁薄,大网膜短而薄,穿孔后并发弥漫性腹膜炎,出现严重的全身中毒症状。

2.体征

以右下腹固定压痛点或直肠指检发现右前方有触痛是诊断的主要依据。但小儿常哭闹不合作,应重视检查的技巧。

(二)治疗方法

一旦诊断明确,又无禁忌,应即刻手术治疗。术前应注意纠正水、电解质失衡和酸碱紊乱;尽早应用抗生素;及时处理高热,以免引起严重并发症。

二、老年急性阑尾炎

老年人常患有各种主要脏器疾病如冠心病等,急性阑尾炎的病死率较高,而且随年龄的逐渐增高而增高。据统计急性阑尾炎年龄 60～69 岁组病死率为 17%,70 岁以上组为 40%,如发病在 12 小时内立即手术者病死率为 13.3%。

(一)诊断依据

1.病史特点

起病缓慢,老年患者反应能力低,腹痛多不剧烈,也无明显的疼痛转移史;胃肠道症状轻,恶心呕吐不多见,但便秘为常见症状;全身反应如体温、脉搏以及白细胞计数的变化不显著,有时甚至正常。

2.有共存病

老年患者常共存有心血管疾病,慢性肺疾病,胃肠道疾病及代谢性疾病如糖尿病,这些疾病的症状可能与急性阑尾炎的临床表现相混淆,增加了诊断上的难度。

3.体征

多在阑尾部位有固定压痛点,但腹肌紧张多不明显。由于腹肌已萎缩,即使阑尾已穿孔,腹膜刺激征也不明显。有时阑尾周围脓肿形成后,右下腹已出现包块,但不伴有急性炎症表现,临床上很似回盲部恶性肿瘤。

(二)治疗方法

应力争早期手术,高龄本身不是手术禁忌证,但对手术耐受性较低,要做好全身检查和术前准备,手术操作要轻柔、迅速。术后预防肺部并发症及下肢深静脉血栓形成。

三、妊娠期急性阑尾炎

妊娠期急性阑尾炎的发病情况:国内产科医院统计妊娠期阑尾炎约占孕妇的 0.1%,一般医院中妊娠期急性阑尾炎占阑尾炎总数的 2%。大多发病于 25～35 岁,约 80% 是在妊娠的中、晚期。由于孕妇生理方面的变化,一旦发生阑尾炎其危险性较一般成人大。据统计妊娠期急性阑尾炎中妊娠妇女病死率为 2%,比一般阑尾炎患者高 10 倍,胎儿的病死率约为 20%。

随子宫的增大,盲肠和阑尾的位置也随之改变,阑尾在向上移位的同时,其尖端还呈反时针方向旋转。有时盲肠和阑尾向外和向后移位,部分为胀大了的子宫所覆盖。

(一)诊断依据

1.病史特点

与非妊娠期急性阑尾炎相同,有转移性右下腹痛,疼痛部位可随子宫大小而变位。由于盆腔充血,不仅感染机会增多而且炎症发展较快、阑尾坏死穿孔的机会多。由于大网膜被推向一侧,不易限制炎症的发展,合并弥漫性腹膜炎的机会也增多。

2.体征

阑尾压痛点可随子宫增大而向外向上变化。阑尾在子宫后方,腰前壁的压痛和腹肌紧张均可不明显。有时腰部可有压痛。

(二)治疗方法

(1)妊娠早期(1～3 个月):症状轻者可非手术治疗,症状重者应手术。

(2)妊娠中期(4～7 个月):一旦确诊,应手术治疗,切口比麦氏切口稍高或腹直肌旁纵行切口,术中不要过多刺激子宫,术后给予镇静、止痛及黄体酮等保胎治疗。

(3)妊娠晚期(8个月以上):可行阑尾切除,然后待其自然分娩。约50%孕妇可能早产,胎儿的病死率也较高,手术时应尽量减少对子宫的刺激。

(4)预产期和临产期的急性阑尾炎,诊断和治疗均较复杂,应与产科医师共同研究处理。

四、异位急性阑尾炎

多数人出生时阑尾已下降到右髂窝内,如胚胎发育异常,阑尾可滞留于腹腔的任何部位。当异常位置的阑尾发生急性炎症时,诊断上有一定困难,临床上较多见的异位阑尾为盆腔位、肝下位和左侧位。

(一)低位(盆腔位)急性阑尾炎

由于盲肠下降过多或右半结肠游离而缺乏固定时,阑尾可位于髂嵴线以下,甚至完全进入盆腔内,临床估计盆位急性阑尾炎发生率为4.8%~7.4%,表现为转移性腹痛,只是腹痛部位及压痛区均较低,肌紧张也较轻。病程中可能出现直肠刺激症状如便次增多,肛门坠胀,或出现膀胱刺激症状如尿频和尿急等。低位阑尾炎的治疗与一般阑尾炎相同,应急诊手术切除阑尾。手术过程中应仔细探明盲肠和阑尾的位置,分离炎性粘连,使阑尾完全游离后予以切除。

(二)高位(肝下位)急性阑尾炎

先天性肠道旋转下降不全时,盲肠和阑尾可停留于肝下;后天性阑尾过长,尖端也可延伸于肝外下。肝下位阑尾炎时,腹痛、压痛和肌紧张均局限于右上腹,临床上常误诊为急性胆囊炎。必要时行腹部B超检查,如证实胆囊大小正常,轮廓清晰,胆囊腔内也无异物回声时,高位阑尾炎应该考虑,一旦确诊,应急诊切除阑尾。

(三)左侧急性阑尾炎

由于先天性腹腔内脏异位,盲肠可位于左下腹部;后天性游离盲肠,也可移动并粘连固定于左下腹,阑尾也随之固定在左髂窝内。左侧位急性阑尾炎极少见,其病理学类型和发病过程与右侧急性阑尾炎相同,有转移性左下腹痛,压痛和肌紧张也局限于左髂窝。考虑到左侧急性阑尾炎的可能时,应仔细进行胸、腹部的体检和X线检查,确诊后可经左下腹斜切口切除阑尾。

第四节　消化性溃疡

消化性溃疡主要是指胃、十二指肠的溃疡,是最常见的疾病之一。主要病变是黏膜的局限性组织缺损、炎症与坏死性病变,深达黏膜肌层。溃疡的形成有多种因素,但酸性胃液对黏膜的消化作用是溃疡形成的基本因素,故称为消化性溃疡。十二指肠溃疡占消化性溃疡的80%。最近30年来,国内外十二指肠溃疡的发病率和需要住院率逐步减少,但溃疡病的急性并发症,如穿孔、大出血、幽门梗阻,需入院急诊手术的病例并没有减少,因而外科治疗在溃疡病的治疗中仍有重要地位。

一、十二指肠溃疡

胃酸在十二指肠溃疡的发病机制中起重要的作用,早在1910年,Schwartz就提出"无酸就无溃疡"。此外,十二指肠黏膜防御机制减弱和幽门螺杆菌(Hp)也在十二指肠溃疡的发生发展中发挥重要作用。

典型的十二指肠溃疡发生在十二指肠第一部（95％），最常见在距幽门 3 cm 以内（90％），发生在前后壁机会均等，偶可见两者均有。十二指肠溃疡一般不发生恶变。未经治疗的十二指肠溃疡自然史为自发性愈合和复发交替，至少 60％的愈合的十二指肠溃疡在 1 年内复发，80％～90％的在 2 年内复发。

（一）临床表现

1.症状

（1）节律性、周期性上腹疼痛，10％以上患者可无症状。

（2）春、秋季节多发，夏季和冬季缓解。

（3）一般发生在餐后 90 分钟至 3 小时，常可夜间痛醒，进食和服抗酸药后缓解。

（4）疼痛性质的改变提示可能产生并发症，如溃疡疼痛变成持续性，不再为食物或抗酸药缓解，或放射至背部，提示溃疡可能穿透。

2.体征

（1）常规体检一般无异常发现。

（2）急性溃疡发作期，可出现上腹部轻压痛。

（二）辅助检查

（1）上消化道内镜检查可见溃疡面。内镜检查是十二指肠溃疡诊断的最重要方法，不仅可做出十二指肠溃疡的诊断，亦可检查其他病变，如胃溃疡、十二指肠炎、胃炎或食管炎。

（2）上消化道钡餐检查典型可见龛影，可作为十二指肠溃疡初步诊断依据。钡餐检查亦可用作其他病变的鉴别诊断，如钡餐检查有龛影，一般不再做内镜检查。

（3）胃酸测定和血清促胃液素测定主要用于胃泌素瘤的排除。胃酸对十二指肠的诊断作用不大，但术前术后测定胃酸，对评估患者行迷走神经切断术后迷走神经是否完整切断有帮助。成功的迷走神经切断后单胺氧化酶下降70％。

（三）鉴别诊断

1.慢性胆囊炎

右上腹痛多为餐后发作，常向右肩和背部放射，可伴发热。多伴有厌油腻食物，超声检查多可确诊。

2.慢性胰腺炎

反复发作性腹痛，多在饭后或酗酒后发作，呈持续性，患者常采取一些体位来减轻疼痛。伴有消瘦和营养不良，晚期出现腹泻、糖尿病等症状。B超可见胰腺肿大，内部回声不均匀，胆管、胰管扩张等，CT 检查可见胰腺不规则，内有钙化灶及结石表现。

3.功能性消化不良

症状无特异性。其 X 线检查是正常的。

4.胃泌素瘤

来源于胰腺 G 细胞的肿瘤，肿瘤往往直径<1 cm，生长缓慢，大量分泌促胃液素，刺激壁细胞增生，分泌大量胃酸，导致胃、十二指肠壶腹部和不典型部位发生多发性溃疡。

多发生于不典型部位,具有难治性特点,高胃酸分泌,空腹血清促胃液素＞200 pg/mL。

(四)治疗

治疗目的:疼痛缓解、促进溃疡愈合、防止复发、减少并发症。

1.非手术治疗

(1)避免致溃疡因素:烟草、刺激性调味品、精神过度紧张等,鼓励正常有规律的一日三餐。

(2)降低胃酸药物:包括抗酸药如氢氧化铝、组胺 H_2 受体阻滞剂如西咪替丁、质子泵抑制剂(PPI)如奥美拉唑,其中,质子泵抑制剂是目前最强有力的胃酸抑制剂。

(3)胃黏膜保护药物:硫糖铝、枸橼酸铋钾等。

(4)根治幽门螺杆菌方案:一般采用三联方案及两种抗生素合并胶态次枸橼酸铋,或抗分泌药,推荐方案:PPI(标准剂量)＋阿莫西林(1.0 g)＋克拉霉素(0.5 g),一天两次,共 7 天。

2.手术治疗

(1)适应证:①合并有穿孔、出血、梗阻的十二指肠溃疡患者。②无并发症的十二指肠溃疡出现以下情况者:穿透性溃疡、复合溃疡、球后溃疡患者;难治性溃疡,经严格的内科治疗,仍发作频繁,影响生活质量者;有穿孔或出血病史者,溃疡复发。

(2)手术禁忌证:①单纯性溃疡无严重并发症者。②年龄在 30 岁以下或60 岁以上又无绝对适应证。③患者有严重的内科疾病,致手术有严重的危险者。

(3)经典手术方式:①胃大部切除术。②胃迷走神经切断术。

(4)微创手术:腹腔镜下迷走神经切断术具有创伤小、疼痛轻微、住院时间短等优点,而腹腔镜胃大部切除术、胃空肠吻合术经实践证明安全可行。

(5)术后恢复:①术后继续给予抑酸治疗。②术后饮食由流质饮食向半流质、软食、普食过渡。

二、胃溃疡

胃溃疡患者平均胃酸分泌比正常人低,胃排空延缓、十二指肠液反流是导致胃黏膜屏障破坏形成溃疡的重要原因。幽门螺杆菌感染和非甾体抗炎药(NSAID)是影响胃黏膜防御机制的外源性因素。根据溃疡位置可分为 4 型。①Ⅰ型:最常见,占57%,位于小弯侧胃切迹附近,发生在胃窦和胃体黏膜交界处临床症状不典型,胃酸分泌正常或偏低。②Ⅱ型:复合溃疡,占22%,呈高胃酸分泌。内科治疗往往无效,易合并出血,常需手术治疗。③Ⅲ型:占20%,幽门管溃疡或距幽门 2 cm 以内的胃溃疡,临床症状与十二指肠溃疡相似,常呈高胃酸分泌。内科治疗容易复发。④Ⅳ型:高位溃疡,多位于胃近端,距食管胃连接处 4 cm 以内,较少见。患者多为 O 型血,常为穿透性溃疡,易并发出血和穿孔,梗阻少见。

(一)临床表现

胃溃疡发病年龄多为 40～59 岁,较十二指肠溃疡晚了 15～20 年。腹痛节律性不如十二指肠溃疡明显,进食加重,且发生在进餐后 0.5～1 小时,进食不能缓解。疼痛性质多为深在性痛,常有恶心、呕吐。体检通常是正常的,发作或穿透性溃疡上腹部剑突下或稍偏左侧可有压痛。

(二)辅助检查

(1)上消化道内镜检查:内镜检查可正确评估溃疡的范围和程度,胃溃疡有一定的恶性可能,因此所有胃溃疡必须做活检,胃窦和胃体黏膜活检用尿素酶试验或组织学检查评估幽门螺杆菌感染。

(2)钡餐检查:良性胃溃疡的 X 线特征包括突出胃轮廓外的龛影,放射形黏膜皱襞至溃疡边缘,周围黏膜完整,无充盈缺损。

(三)鉴别诊断

1.胃癌

癌性溃疡常较大(直径>2.5 cm),边缘隆起不规则,呈"火山口"样,溃疡底部不平整、质硬、污秽。必要时多次活检以排除恶性胃溃疡。

2.功能性疾病

不完全的食管裂孔、萎缩性胃炎、肠易激综合征等功能性疾病的非特异的症状常与胃溃疡的症状混淆。相应的放射学检查或胃镜检查是鉴别的必要手段。

(四)治疗

1.非手术治疗

主要应用组胺 H_2 受体拮抗药和质子泵抑制剂治疗,溃疡的愈合更重要的是依靠治疗的持续时间,而不是抑酸剂的程度。质子泵抑制剂是针对难治性溃疡最有效的制剂。治疗 6～8 周检查无充分愈合的证据,须重做活检,即使是恶性胃溃疡也可能暂时愈合,若第 3 次复发或怀疑为恶性肿瘤,是手术指征。

2.手术治疗

良性溃疡选择性手术的两个主要目的是切除溃疡灶及受损的黏膜组织和减少胃酸和蛋白酶的分泌,其次是减少胆汁反流和胃潴留。

(1)手术适应证:①经严格的内科治疗 4～6 周,溃疡未愈合或愈合后又复发者。②年龄在 45 岁以上的患者。③巨大溃疡(>3 cm),穿透性溃疡或高位溃疡者。④出现出血、穿孔、梗阻等并发症或可疑恶性肿瘤。

由于胃溃疡有一定的恶性可能,因此手术指征可适当放宽。

(2)经典手术方式。①胃大部切除术:BillrothⅠ式胃切除术是Ⅰ型和Ⅲ型胃溃疡最常用的术式,因这类胃溃疡大多数十二指肠正常,易于 BillrothⅠ式重建,而术后并发症较 BillrothⅡ式胃切除为少。②高位溃疡可行溃疡局部切除加远端的胃部分切除术,也可行局部切除加近段选择性迷走神经切断术。③复合溃疡,手术方式同十二指肠溃疡。

三、术后并发症

(一)术后梗阻

1.吻合口梗阻

一般胃切除患者在术后 3～6 天可开始耐受口服进食,若食后引起腹胀、呕吐,可继续给予禁食、胃肠减压、肠外营养等治疗措施,最早可在术后第 7 天进行钡餐检查,早期吻合口梗阻的主要原因为吻合口水肿,通过保守治疗可缓解,若梗阻继续延长,不能解除,则考虑为手术技术不当,需再次手术。

2.输入袢梗阻

输入袢梗阻一般是由于胃空肠吻合时输入袢过长,粘连、扭曲、内疝等形成梗阻。输入袢梗阻为闭袢性梗阻,胆汁和胰液潴积导致肠内压增高,急性完全性梗阻时患者突发上腹部剧烈疼痛,呕吐频繁,呕吐物不含胆汁,查体上腹部压痛,偶可扪及包块,上消化道造影或 CT 有助于明确诊断。诊断明确或高度可疑时应及时手术,手术根据梗阻原因选择术式,如扭转复位,肠段坏死切除等。

当输入袢黏膜内翻过多、输入袢过短或过长、输入袢粘连成角时可发生慢性不全性梗阻,患者间歇性大量呕吐胆汁,多于餐后不久出现,呕吐前出现腹痛,早期考虑为吻合口处黏膜水肿,应予禁食、胃肠减压、肠外营养等保守治疗,持续不缓解时可行上消化道造影或 CT 予以诊断。

3.输出袢梗阻

输出袢梗阻与输出袢肠段粘连、大网膜水肿或横结肠系膜压迫有关,主要表现为腹痛、腹胀、恶心、呕吐,呕吐物含胆汁和食物,呕吐后腹胀缓解。上消化道造影可提示输出袢梗阻。经保守治疗如禁食、胃肠减压、肠外营养等无效后可考虑手术进行吻合口重建。

(二)术后胃出血

(1)术后胃管引流出的暗红色或咖啡色液体通常在 24 小时终止,极少引起明显循环容量减少,若术后引流新鲜血液,24 小时后仍未停止,则为术后出血,术后 2～3 天内发生严重和持续的出血必须考虑再次手术,可在吻合口上方几厘米的胃壁另做一横切口,清除积血,予以止血。

(2)若术后 5～6 天发生出血,见于吻合口黏膜坏死、脱落,可在内镜下检查止血或再次手术。

(三)瘘

1.吻合口瘘

吻合口瘘多见于患者一般情况较差、缝合技术不当、组织血供不足的情况下,患者可发生发热、腹痛、腹膜炎的表现,若症状较轻,可先予充分引流、禁食、胃肠减压、肠外营养、抗感染、抑酸、抑制胰酶等保守治疗,感染情况及腹膜炎持续进展时需及时手术治疗。

2.十二指肠残端瘘

十二指肠残端瘘为 Billroth Ⅱ 式胃切除严重并发症,多发生于十二指肠球部周围广泛炎症、血供不足或患者营养状态不良的情况下。患者可于术后 2～5 天突发右上腹剧痛,有腹膜炎体征,体温、白细胞计数升高,可发生休克。病变局限、腹膜炎较轻的情况下可行穿刺引流,加强营养保守治疗。若腹膜炎明显,发生脓毒血症等严重并发症需及时手术治疗。

手术一般均需残端造瘘,并放置引流管及空肠饲养管,术后持续抗生素治疗,控制脓毒血症,应用生长抑素或其类似物减少漏出量。

(四)功能性胃排空障碍

发病原因不明,通常出现于术后最初两周,常在流质饮食改为半流质时发生,表现为上腹饱胀、呕吐，呕吐物为含胆汁的胃液，肠鸣音减弱。胃管引流量＞800 mL/d。无明显水电解质和酸碱平衡紊乱，造影可见胃无张力，稍扩大，造影剂滞留于胃内 24 小时以上，无机械性梗阻。可给予胃肠减压，静脉营养支持，多数患者可在 3～4 周后缓解。

(五)溃疡复发

复发原因多为迷走神经切除不完全或胃窦切除不够，大多数复发性溃疡可通过药物治疗获得理想的效果。反复复发的溃疡提示有胃泌素瘤或胃排空障碍。

(六)倾倒综合征

主要由于胃容积缩小和幽门括约肌功能丧失，食物过快由胃进入肠道所致的一系列症状，表现为胃肠道症状，如上腹胀满、恶心、腹部绞痛、腹泻等，和神经循环系统如心慌、出汗、眩晕、无力等。

此类患者应以高蛋白、高脂肪、低糖食物为宜，避免过甜、过咸、过浓饮食和乳制品，固体食物较流质食物为好，少食多餐，应用抗组胺药、抗胆碱药、抗痉挛药和镇静药。

预防倾倒综合征主要是术中避免残胃过小和吻合口过大。

(七)碱性反流性胃炎

碱性反流性胃炎多见于 Billroth Ⅱ 式吻合术后，由于丧失了幽门括约肌，导致胆汁反流入胃，少数患者表现为上腹或胸骨后持续性烧灼痛，伴恶心、呕吐，进食后加重，胃镜可见胆汁反流入胃，胃黏膜充血、水肿、易出血，轻度糜烂。

诊断应排除其他上腹部疾病，尤其胃排空障碍。治疗方法为手术将 Billroth Ⅱ 式吻合改为 Roux-en-Y 胃空肠吻合，同时行胃迷走神经切断术。

(八)吻合口空肠溃疡

吻合口空肠溃疡多发于胃空肠吻合口对侧的空肠壁上，为胃酸作用于空肠黏膜所致，多见于以下情况。

(1)胃切除范围不够。

(2)胃窦部黏膜残留。

(3)空肠输入袢过长。

(4)空肠输入输出袢侧侧吻合。

(5)胃迷走神经切断不完全。

(6)胃泌素瘤患者。表现为腹痛，常合并出血或慢性穿孔。

针对此并发症可采用制酸治疗，如穿孔形成腹腔脓肿或内瘘则需手术治疗。

(九)残胃癌

残胃癌指因良性疾病行胃部分切除术后 5 年以上残胃内发生的癌。多发生在 Billroth Ⅱ 式胃大部切除术后，与胃酸降低，胆汁反流有关。

四、胃十二指肠溃疡并发症的治疗

胃十二指肠溃疡的并发症包括穿孔、出血或幽门梗阻。这些并发症可发生于十二指肠溃疡或胃溃疡，幽门梗阻并发于十二指肠溃疡较多，而恶性肿瘤引起的幽门梗阻，则几乎全部发生于胃溃疡。

(一)溃疡急性穿孔

溃疡处于活动期时,其基底部组织发生坏死,在过度劳累、暴饮暴食、应用 NSAIDs 或免疫抑制剂等情况下,可能诱使溃疡突然穿破浆膜层,成为急性穿孔,引起腹膜炎。穿孔以急性穿孔最常见,十二指肠穿孔较胃溃疡穿孔多见,约占溃疡急性穿孔的 90%,穿孔部位以十二指肠球部前壁最常见,相比之下,胃溃疡穿孔可发生在前壁或后壁。

1.临床表现

(1)症状:①多年的溃疡病史,穿孔前溃疡病症状加重。②突发上腹部刀割样剧痛,迅速波及全腹,惧怕翻身及深呼吸,可放射至肩部。③可有恶心、呕吐等上消化道症状。④少数伴休克症状。

(2)体征:①急性病容,焦急、出汗、呼吸变浅,心搏加快,可发热。②腹膜刺激征,腹壁板样强直,肠鸣音减弱或消失,腹式呼吸减弱,肝浊音界可消失。③少数患者如幼儿或老年、免疫抑制、四肢瘫痪或昏迷的患者,可不出现典型征象。

2.辅助检查

(1)立位腹平片:可见膈下游离气体。诊断可疑,应从鼻胃管向胃内注入 400 mL 气体后重复拍片,如未发现膈下游离气体也不能排除诊断。

(2)上消化道造影:应用钡剂较水溶性对比剂可靠,也没有增加感染或难以排出。

(3)诊断性腹腔穿刺:腹腔穿刺见胆汁或食物残渣,诊断更加确定。

(4)实验室检查:包括血常规、血清电解质和淀粉酶,常有白细胞升高和核左移,血清淀粉酶一般是正常的,可少量升高。穿孔时间较长需检查肾功能、血清肌酐、动脉血气分析,监测酸碱平衡状况。

3.鉴别诊断

(1)急性阑尾炎或急性乙状结肠憩室炎:穿孔后溢出胃液向下流向结肠旁沟,在右侧似急性阑尾炎,在左侧似急性乙状结肠憩室炎。急性阑尾炎或急性乙状结肠憩室炎一般体征较局限,无腹壁板样强直,X 线检查无膈下游离气体。

(2)急性胆囊炎:穿孔后胃液积聚在胆囊和十二指肠附近,类似急性胆囊炎的胆囊穿孔。胆囊炎表现为右上腹绞痛或持续性疼痛伴阵发性加剧,向右肩放射,体检可触及肿大的胆囊,Murphy 征阳性,坏疽穿孔会出现弥漫性腹膜炎,但不会出现膈下游离气体,B 超提示胆囊炎或胆囊结石。

(3)急性胰腺炎:临床表现与溃疡急性穿孔十分相似,但腹痛有由轻转重的过程,肌紧张较轻。血、尿淀粉酶和腹腔穿刺液淀粉酶明显升高,X 线检查无膈下游离气体,CT、B 超提示胰腺肿胀。

4.治疗

(1)非手术治疗。适用于全身情况好,症状体征较轻的空腹穿孔,判断穿孔较小,腹膜炎已局限者,或经水溶性造影剂证实穿孔已封闭者。

包括禁食、水,胃肠减压,静脉补液,恢复血容量,留置导尿管以观察尿量,静脉应用抗生素,通常用广谱头孢菌素,静脉输注 PPI 等制酸药物。这些患者易发生膈下或肝下脓肿,可用经皮穿刺导管引流治疗。

（2）手术治疗：适应证如下。①凡不适合予非手术治疗的急性穿孔病例，如症状重、腹痛剧烈、饱腹穿孔等。②经非手术治疗 6～8 小时后病情仍继续加重者。术前准备有禁食、胃肠减压；纠正血流动力学紊乱；抗生素治疗。

（3）手术方式。①单纯修补术：操作简便易行，手术时间短，风险小，但是远期效果差，5 年复发率高。②胃大部切除术：在患者的具体情况、手术条件和手术者的经验允许情况下，可行胃大部切除术，既解决了穿孔问题，又解决了溃疡病的治疗问题。首先考虑保障患者的生命安全，一般认为患者的一般情况良好，有幽门梗阻或出血史，穿孔在 12 小时以内，腹腔污染较轻时，可行胃大部切除术。③单纯修补＋高选择性迷走神经切除术：主要用于十二指肠溃疡穿孔，可降低溃疡复发率和再次手术率，但不适合穿孔时间＞24 小时或腹腔明显污染者。

（4）术后恢复：①持续胃肠减压。②术后给予 H_2 受体阻滞剂或 PPI。

（二）溃疡急性出血

胃十二指肠溃疡患者溃疡基底的血管被侵蚀而导致破裂出血，引起患者大量呕血、黑便，导致红细胞、血红蛋白明显下降、脉率加快，血压下降，出现休克或休克前期症状，称为溃疡大出血。十二指肠溃疡患者出血较胃溃疡出血多见，估计消化性溃疡出血患者约占全部上消化道出血住院患者的 50%。

1.临床表现

（1）症状：①患者多有典型溃疡病史，近期可有服用 NSAIDs 药物或皮质类固醇药物。②主要症状是呕血和解柏油样黑便，具体取决于出血的量和速度。③短期内失血超过 800 mL，可出现休克症状。

（2）体征：①腹部体征不明显，可有腹胀，上腹部轻压痛，肠鸣音亢进等。②出现休克时可有四肢湿冷、面色苍白、脉搏细速、呼吸急促、血压下降。

2.辅助检查

（1）急诊胃镜检查：可迅速明确出血部位和病因，24 小时内胃镜阳性率可达 70%～80%。检查见活动性出血也可尝试在内镜下凝血治疗。

（2）选择性腹腔动脉或肠系膜上动脉造影。用于血流动力学稳定的活动性出血患者，如出血量少或已停止，可能结果阴性。如明确出血点可采取栓塞等介入治疗。

（3）实验室检查：红细胞、血红蛋白降低。

3.鉴别诊断

（1）食管胃底静脉曲张破裂出血：出血量更大，一次出血常达 500～1000 mL，常可引起休克，主要表现是呕血，单纯便血较少。

（2）出血性胃炎：患者多有酗酒、服用 NSAIDs 药物或肾上腺皮质激素药物史、休克、烧伤等应激后，胃镜下见表浅的多发胃黏膜糜烂，部分病例仅见弥漫性渗血。

（3）胃癌出血：癌组织中心缺血坏死，侵蚀血管出血，常引起黑便。

（4）胆道出血：常有胆道感染、肝外伤等病史，出血量不大，每次为 200～300 mL，典型患者出现胆道出血三联征：胆绞痛、梗阻性黄疸、消化道出血。

4.治疗

（1）非手术治疗：对于出血量相对少、生命体征可控制平稳或非持续性出血的患者可先试行非手术治疗。①卧床休息，吸氧，建立静脉通道，监测生命体征。②快速滴注平衡盐溶液，根据血压、脉搏、尿量和周围循环状况判断失血量，无心脏病病史者收缩压降至70～90 mmHg，提示失血显著，达全身 25%总血容量范围，出血量大时输注浓缩红细胞。休克患者用中心静脉导管监测血流动力学。

（2）手术治疗。

适应证：持续出血 48 小时；出血速度快，血流动力学不稳定或短时间内（6～8 小时）需要输血＞4 个单位；年龄＞60 岁，有冠状动脉硬化症者；内镜止血失败或再出血风险较大；近期复发出血或合并其他并发症；血管造影栓塞无法止血或栓塞后再次大出血。

术前准备：禁食、胃肠减压；积极液体复苏，力争在血流动力学稳定的情况下进行手术；充分备血；应用 H_2受体阻滞剂或质子泵抑制剂。

手术方式如下。①胃溃疡：连同溃疡切除远端胃，根据切除范围行 Billroth Ⅰ式吻合或 Billroth Ⅱ式吻合；溃疡切除，缝合胃切口，迷走神经切断合并幽门成形术；Ⅳ型溃疡可选用胃远端和小弯侧舌形连同溃疡一并切除，行 Roux-en-Y 吻合。②十二指肠溃疡出血：溃疡缝合止血并迷走神经干切断是最简单有效的手术；旷置溃疡的 Billroth Ⅱ式胃大部切除术。

术后康复：①术后继续禁食、胃肠减压；②根据情况继续补液、营养支持，必要时输血治疗；③静脉应用抑酸药物。

（三）瘢痕性幽门梗阻

慢性十二指肠溃疡或幽门管溃疡引起幽门部或十二指肠球部狭窄、变形，或合并周围水肿时引起狭窄者称瘢痕性幽门梗阻。

1.病史与体格检查

（1）病史：①大多数有多年的胃、十二指肠溃疡史；②进行性上腹饱胀（食后）、呕吐，呕吐多发生在餐后 30～60 分钟，以下午和夜间多见，呕吐物含大量宿食，不含胆汁，呕吐后症状缓解；③患者体重减轻，甚至极度消瘦。

（2）体格检查：①患者有不同程度的消瘦、失水；②上腹部可见胃型及蠕动波，可闻及上腹振水音；③胃肠减压出大量胃内潴留物，每天减压量大；④盐水负荷试验。通过鼻胃管将 700 mL 盐水在 3～5 分钟注入胃内，关闭胃管，30 分钟后回抽盐水，超过 350 mL 说明有梗阻。

2.辅助检查

（1）内镜检查：可见胃扩张含大量液体，幽门狭窄不规则，不能通过胃镜进入十二指肠。需做活检以排除恶性肿瘤。

（2）上消化道造影：可见扩大和无张力的胃，如少量造影剂进入十二指肠可见变形和瘢痕的球部，24 小时后造影剂仍有存留提示瘢痕性幽门梗阻。

（3）实验室检查：患者可有贫血、持续性呕吐引起的代谢性碱中毒伴脱水，血清电解质测定显示低钾、低氯和碳酸氢盐升高。

3.鉴别诊断

(1)痉挛水肿性幽门梗阻:呕吐为间歇性,经胃肠减压及抑酸治疗后可缓解,胃镜未见明显瘢痕形成。

(2)胃窦部肿瘤引起的梗阻:胃镜活检及钡餐可明确诊断。

(3)十二指肠肿瘤或胰头癌压迫引起上消化道梗阻:十二指肠球部以下梗阻,呕吐物含胆汁,根据X线片、胃镜可鉴别。

4.治疗

(1)非手术治疗:①建立鼻胃管吸引;②纠正血容量和水电解质及代谢紊乱,肠外营养纠正营养状态;③抑酸治疗。

(2)手术治疗:瘢痕性梗阻是外科手术的绝对适应证。

术前准备:①完善相关检查;②鼻胃管减压5～7天,温盐水洗胃1～2天;③纠正水、电解质和代谢紊乱,恢复正氮平衡;④预防性使用抗生素;⑤给予 H_2 受体阻滞剂或质子泵抑制剂。

手术方式:①远端胃切除术;②胃窦切除加迷走神经切断;③迷走神经切断并引流术。

术后恢复:①继续加强营养支持;②给予 H_2 受体阻滞剂或质子泵抑制剂。

第五节　胃扭转

胃扭转是指胃正常位置的固定机制障碍或胃邻近器官病变使胃移动,导致胃沿不同轴向发生部分或全部的异常旋转。1866 年由 Berti 等首次报道。胃扭转少见,诊断不易,常延误治疗。其急性型发展迅速,病死率高;而慢性型的症状多不典型,亦不易早期发现。

一、病因

胃扭转的发生与其解剖及病理性改变关系密切,胃主要由食管下端和幽门上下固定,其形态由胃肝、胃十二指肠、胃脾、胃膈韧带所维持。新生儿胃扭转是一种先天性畸形,可能与小肠旋转不良有关,使胃脾韧带或胃结肠韧带松弛而致胃固定不良。多数可随婴儿生长发育而自行矫正。

成人胃扭转多存在解剖学因素。较大的食管裂孔疝、膈疝、膈膨出以及十二指肠降段外侧腹膜过度松弛使食管裂孔处的食管下端和幽门部不易固定。此外,胃下垂和胃大、小弯侧的韧带松弛或过长等都是胃扭转发病的解剖学因素。

暴饮暴食、剧烈呕吐、急性结肠胀气、急性胃扩张和胃逆蠕动等是导致急性型胃扭转的诱因。胃周围的炎症和粘连可牵扯胃壁而使其固定于不正常位置而出现扭转,是慢性型胃扭转出现的诱因。

二、分型

(一)按发病的缓急及临床表现

分为急性和慢性两型。

(1)急性胃扭转常有急腹症表现。

(2)慢性胃扭转病程较长,症状不典型且反复发作。

(二)根据胃扭转的范围

分为胃全部扭转和部分扭转。

(1)胃全部扭转是指除与横膈相贴的胃底部分外整个胃向前向上的扭转。由于胃贲门部相对固定,胃全部扭转多不超过180°。

(2)部分胃扭转是指胃的一部分发生扭转,通常是胃幽门部,偶可扭转360°。

(三)按扭转的轴心胃扭转

分为器官轴扭转型、系膜轴扭转型和混合型。

1.器官轴扭转型

器官轴扭转型是最常见类型。胃体沿贲门幽门连线的轴心(纵轴)发生扭转。多数是沿顺时针向前扭转,即胃大弯向上向前扭转,使其旋转至胃小弯上方,但偶尔也有相反方向的向后扭转。贲门和胃底部的位置基本上无变化,多为慢性胃扭转。

2.系膜轴扭转型

胃随着胃大、小弯中点连线的轴心(横轴)发生旋转。多数是幽门沿顺时针方向向上向前向左旋转,有时幽门可至贲门水平。少数情况下,胃底部沿逆时针方向向下向右旋转。胃系膜轴扭转可造成严重血运障碍,常需紧急手术。

3.混合型

兼有上述两型不同程度的扭转。

三、临床表现

急性胃扭转起病较突然,发展迅速,多有急腹症临床表现。可分为上腹部(膈下型)或左胸部(膈上型)疼痛。膈下型胃扭转患者上腹部显著膨胀而下腹部保持平坦;膈上型胃扭转患者常出现左胸部症状而上腹部无异常。胸痛可放射至臂部、颈部并伴随呼吸困难,故常被误诊为心肌梗死。如扭转程度完全,梗阻部位在胃近端,则表现为 Brochardt 三联征:上腹局限性膨胀、干呕和胃管不能置入。如扭转程度较轻,则临床表现不典型。

慢性胃扭转多系不完全性质,若无梗阻,可无明显症状,偶在胃镜、胃肠钡餐检查或腹部手术而被发现。或表现为类似溃疡病或慢性胆囊炎等病变。如腹胀、恶心、呕吐,进食后加重,服用制酸剂,症状不能缓解,以间断发作为特征。部分患者因贲门扭转狭窄出现吞咽困难,或因扭转部位黏膜损伤出现呕血及黑便等。

四、辅助检查

(一)上消化道内镜检查

胃镜进镜受阻,胃腔正常形态消失,多有黏膜扭曲、充血水肿、胃液潴留、幽门水肿、胃角变形等表现。

(二)腹部 X 线检查

胃肠钡餐检查具有重要意义。

(1)器官轴扭转型的 X 线下可见 2 个胃泡,球部位于幽门右下方,胃大弯上翻,构成胃顶缘,胃小弯向下呈凹面向下的弧形,呈斜置的"大虾状"。

(2)系膜轴扭转型的 X 线表现为胃内见 2 个液平,胃窦翻至左上方,幽门及十二指肠球部向右下倾斜，整个胃呈"蜷曲状"，胃黏膜呈十字交叉。

（3）混合型扭转：兼上述两型不同程度表现。

五、诊断

急性胃扭转依据 Brochardt 三联征（即早期呕吐，随后干呕；上腹膨隆，下腹平坦；不能置入胃管）和X线钡剂造影可诊断。慢性胃扭转可依据临床表现、胃镜和X线钡剂造影诊断。

六、治疗

急性胃扭转必须施行手术治疗，否则胃壁血液循环受到障碍而发生坏死。急性胃扭转患者病情重，多伴有休克、电解质紊乱或酸碱平衡失调，应及时纠正上述病理生理改变的同时尽早手术；如能成功置入胃管，则可待急性症状缓解和进一步检查后再行手术治疗。

在剖开腹腔时首先看到的大都是横结肠系膜及后面绷紧的胃后壁。由于解剖关系的紊乱以及膨胀的胃壁，外科医师常不易认清病变情况。此时宜通过胃壁穿刺将胃内积气和积液抽尽，缝合穿刺处，再行探查。在胃体复位后，根据所发现的病理变化，如膈疝、食管裂孔疝、肿瘤、粘连带等，行切除或修补等处理。如未能找到有关的病因和病理机制者可行胃固定术，通常是将脾下极至胃幽门处的胃结肠韧带及胃脾韧带致密地缝到前腹壁腹膜上，以防扭转再次发生。近年有报道对不适宜手术的患者行经皮内镜导引下置入胃造瘘管，待胃与腹前壁粘连完全后再予拔除。慢性胃扭转多数可经透视或胃镜下复位可治愈，保守治疗无法复位者可行手术治疗。近来有报道应用腹腔镜技术行胃固定术治疗胃扭转取得了良好的效果。

第四章 肝胆外科

第一节 急性胆囊炎

急性胆囊炎（acute cholecystitis）是胆囊发生的急性炎症性疾病，在我国腹部外科急症中位居第二，仅次于急性阑尾炎。

一、病因

多种因素可导致急性胆囊炎，如胆囊结石、缺血、胃肠道功能紊乱、化学损伤、微生物感染、寄生虫、结缔组织病、过敏性反应等。急性胆囊炎中 90%～95% 为结石性胆囊炎，5%～10% 为非结石性胆囊炎。

二、病理生理

胆囊结石阻塞胆囊颈或胆囊管是大部分急性结石性胆囊炎（acute calculous cholecystitis）的病因，其病变过程与阻塞程度及时间密切相关。结石阻塞不完全且时间较短者，仅表现为胆绞痛，阻塞完全且时间较长者，则发展为急性胆囊炎，按病理特点可分为四期：水肿期为发病初始 2～4 天，由于黏膜下毛细血管及淋巴管扩张，液体外渗，胆囊壁出现水肿；坏死期为发病后 3～5 天，随着胆囊内压力逐步升高，胆囊黏膜下小血管内形成血栓，堵塞血流，黏膜可见散在的小出血点及坏死灶；化脓期为发病后 7～10 天，除局部胆囊壁坏死和化脓，病变常波及胆囊壁全层，形成壁间脓肿甚至胆囊周围脓肿，镜下见有大量中性粒细胞浸润和纤维增生。如果胆囊内压力持续升高，胆囊壁血管因压迫导致血供障碍，出现缺血坏疽，则发展为坏疽性胆囊炎，此时常并发胆囊穿孔；慢性期主要指中度胆囊炎反复发作以后的阶段，镜下特点是黏膜萎缩和胆囊壁纤维化。

严重创伤、重症疾病和大手术后发生的急性非结石性胆囊炎由胆囊的低血流量灌注引起，胆囊黏膜因缺血缺氧损害和高浓度胆汁酸盐的共同作用而发生坏死，继而发生胆囊化脓、坏疽甚至穿孔，病情发展迅速，并发症率和死亡率均高。

三、临床表现

（一）症状

急性结石性胆囊炎患者以女性多见，起病前常有高脂饮食的诱因，也有学者认为与劳累、精神因素有关。其首发症状多为右上腹阵发性绞痛，可向右肩背部放射，伴恶心、呕吐、低热。当胆囊炎病变发展时，疼痛转为持续性并有阵发性加重。出现化脓性胆囊炎时，可有寒战、高热。在胆囊周围形成脓肿或发展为坏疽性胆囊炎时，腹痛程度加剧，范围扩大，呼吸活动及体位改变均可诱发腹痛加重，并伴有全身感染症状。约 1/3 患者可出现轻度黄疸，多与胆囊黏膜受损导致胆色素进入血液循环有关，或因炎症波及肝外胆管阻碍胆汁排出所致。

（二）体征

体检可见腹式呼吸受限，右上腹有触痛，局部肌紧张，Murphy 征阳性，大部分患者可在右肋缘下扪及肿大且触痛的胆囊。当胆囊与大网膜形成炎症粘连，可在右上腹触及边界欠清、固定压痛的炎症包块。严重时胆囊发生坏疽穿孔，可能出现弥漫性腹膜炎体征。

（三）实验室检查

主要有白细胞计数和中性粒细胞比值升高，程度与病情严重程度有一定的相关性。当炎症波及肝组织可引起肝细胞功能受损，血清 GPT、GOT 和碱性磷酸酶（AKP）升高，当血总胆红素升高时，常提示肝功能损害较严重。

（四）超声检查

超声检查是目前诊断肝胆道疾病最常用的一线检查方法，对急性结石性胆囊炎诊断的准确率高达 85%～90%。超声检查可显示胆囊肥大，囊壁增厚，呈现"双边征"，胆囊内可见结石，胆囊腔内充盈密度不均的回声斑点，胆囊周边可见局限性液性暗区。

（五）CT

可见胆囊增大，直径常＞5 cm；胆囊壁弥漫性增厚，厚度＞3 mm；增强扫描动脉期明显强化；胆囊内有结石和胆汁沉积物；胆囊四周可见低密度水肿带或积液区（图 4-1）。CT 扫描可根据肝内外胆管有无扩张、结石影鉴别是否合并肝内外胆管结石。

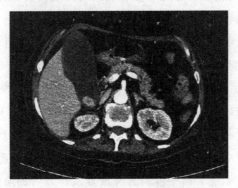

图 4-1　胆囊结石伴急性胆囊炎

（六）核素扫描检查

可应用于急性胆囊炎的鉴别诊断。经静脉注入 ^{99m}Tc-EHIDA，被肝细胞摄取并随胆汁从胆道排泄清除。因急性胆囊炎时多有胆囊管梗阻，故核素扫描时一般胆总管显示而胆囊不显影，若造影能够显示胆囊，可基本排除急性胆囊炎。

四、诊断

结合临床表现、实验室检查和影像学检查，即可诊断。注意与上消化道溃疡穿孔、急性胰腺炎、急性阑尾炎、右侧肺炎等疾病鉴别。当合并黄疸时，注意排除继发性胆总管结石。

五、治疗

（一）非手术治疗

为入院后的急诊处理措施，也为随时可能进行的急诊手术做准备。包括禁食，液体支持，解痉止痛，使用覆盖革兰阴性菌和厌氧菌的抗生素，纠正水电解质平衡紊乱，严密观察病情，同时处理糖尿病，心血管疾病等并发症。60%～80%的急性结石性胆囊炎患者可经非手术治疗获得缓解而转入择期手术治疗。而急性非结石性胆囊炎多病情危重，并发症率高，倾向于早期手术治疗。

(二)手术治疗

急性结石性胆囊炎最终需要切除病变的胆囊，但应根据患者情况决定择期手术、早期手术或紧急手术。手术方法首选腹腔镜胆囊切除术，其他还包括开腹手术、胆囊穿刺造瘘术。

1.择期手术

对初次发病且症状较轻的年轻患者，或发病已超过 72 小时但无紧急手术指征者，可选择先行非手术治疗。治疗期间密切观察病情变化，尤其是老年患者，还应注意其他器官的并存疾病，如病情加重，需及时手术。大部分患者通过非手术治疗病情可获得缓解，再行择期手术治疗。

2.早期手术

对发病在 72 小时内的急性结石性胆囊炎，经非手术治疗病情无缓解，并出现寒战、高热、腹膜刺激征明显、白细胞计数进行性升高者，应尽早实施手术治疗，以防止胆囊坏疽穿孔及感染扩散。对于 60 岁以上的老年患者，症状较重者也应早期进行手术。

3.紧急手术

对急性结石性胆囊炎并发穿孔应进行紧急手术。术前应尽量纠正低血压、酸中毒、严重低钾血症等急性生理紊乱，对老年患者还应注意处理高血压、糖尿病等并发症，以降低手术死亡率。

(三)手术方法

1.腹腔镜胆囊切除术

腹腔镜胆囊切除术(laparoscopic cholecystectomy，LC)为首选术式。术前留置胃管、尿管。采用气管插管全身麻醉。患者取头高脚低位，左倾 15°。切开脐部皮肤 1.5 cm，用气腹针穿刺腹腔建立气腹，CO_2 气腹压力 12～14 mmHg。经脐部切口放置 10 mm 套管及腹腔镜，先全面探查腹腔。手术采用三孔或四孔法，四孔法除脐部套管外，再分别于剑突下 5 cm 置入 10 mm 套管，右锁骨中线脐水平和腋前线肋缘下 5 cm 各置入 5 mm 套管，三孔法则右锁骨中线和腋前线套管任选其一(图 4-2，图 4-3)。

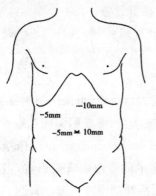

图 4-2　四孔法 LC 套管位置

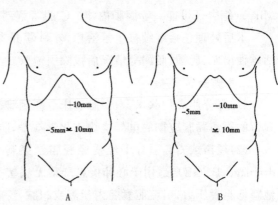

图 4-3　三孔法 LC 套管位置

探查胆囊,急性胆囊炎常见胆囊肥大,呈高张力状态。结石嵌顿于胆囊颈部,胆囊壁炎症水肿,甚至化脓、坏疽,与网膜和周围脏器形成粘连。先用吸引器结合电钩分离胆囊周围粘连,电钩使用时一定要位于手术视野中央。

胆囊减压,于胆囊底部做一小切口吸出胆汁减压,尽可能取出颈部嵌顿的结石。

处理胆囊动脉,用电钩切开胆囊浆膜,大部分急性胆囊炎的胆囊动脉已经栓塞并被纤维束包裹,不需刻意骨骼化显露,在钝性分离中碰到索条状结构,紧贴壶腹部以上夹闭切断即可。

处理胆囊管,沿外侧用吸引器钝性剥离寻找胆囊管,尽量远离胆总管,确认颈部与胆囊管连接部后,不必行骨骼化处理,确认"唯一管径"后,靠近胆囊用钛夹或结扎锁夹闭胆囊管后离断。对于增粗的胆囊管可用阶梯施夹法或圈套器处理。胆囊管里有结石嵌顿则需将胆囊管骨骼化,当结石位于胆囊管近、中段时,可在结石远端靠近胆总管侧胆囊管施夹后离断;当结石嵌顿于胆囊管汇入胆总管部时,需剪开胆囊管大半周,用无创伤钳向切口方向挤压,尝试将结石挤出,不能直接钳夹结石,以避免结石碎裂进入胆总管。确认结石完整挤出后,夹闭胆囊管远端。处理胆囊壶腹内侧,急性炎症早期组织水肿不严重,壶腹内侧一般容易剥离。但一些肿大的胆囊壶腹会延伸至胆总管或肝总管后壁形成致密粘连无法分离,此时不能强行剥离,可试行胆囊大部分或次全切除,切除的起始部位应选择壶腹-胆囊管交接稍上方,要保持内侧与后壁的完整,切除胆囊体和底部。残留的壶腹部黏膜仍保留分泌功能,需化学烧灼或电灼毁损,为防止术后胆漏,电灼时间宜短。

剥离胆囊,胆囊炎症可波及肝脏,损伤肝脏易出现难以控制的出血,应"宁破胆囊,勿损肝脏",可允许部分胆囊黏膜残留于胆囊床,予电凝烧灼即可。剥离胆囊后胆囊床渗血广泛,可用纱块压迫稍许,然后电凝止血。单极电凝无效可改用双极电凝。

取出胆囊,将胆囊及结石装入标本袋,由剑突下或脐部套管孔取出,亦可放置引流管后才取出胆囊。遇到巨大结石时,可使用扩张套管。

放置引流管,冲洗手术创面,检查术野无出血、胆漏,于 Winslow 孔放置引流管,由腋前线套管孔引出并固定。解除气腹并缝合脐部套管孔。

术中遇到下列情况应中转开腹:①胆囊组织质地偏硬,不排除癌变可能。②胆囊三角呈冰冻状,组织致密难以分离,或稍做分离即出现难以控制的出血。③胆囊壶腹内侧粘连紧密,分离后出现胆汁漏,怀疑肝总管、左右肝管损伤。④胆囊管-肝总管汇合部巨大结石嵌顿,有 Mirrizi 综合征可能。⑤胆肠内瘘。⑥胆管解剖变异,异常副肝管等。

术后处理包括继续抗生素治疗,外科营养支持,治疗并存疾病等。24～48 小时后观察无活动性出血、胆漏、肠漏等情况后拔除引流管。

2.其他手术方法

(1)部分胆囊切除术:术中胆囊床分离困难或可能出现大出血者,可采用胆囊部分切除法,残留的胆囊黏膜应彻底电凝烧灼或化学损毁,防止残留上皮恶变、形成胆漏或包裹性脓肿等。

(2)超声或 CT 引导下经皮经肝胆囊穿刺引流术(percutaneous transhepatic gallbladder drainage,PTGD):适用于心肺疾患严重无法接受胆囊切除术的急性胆囊炎患者,可迅速有效地降低胆囊压力,引流胆囊腔内积液或积脓,待急性期过后再择期手术。禁忌证包括急性非结石性胆囊炎、胆囊周围积液(穿孔可能)和弥漫性腹膜炎。穿刺后应严密观察患者,警惕导管脱落、胆汁性腹膜炎、败血症、胸腔积液、肺不张、急性呼吸窘迫等并发症。

六、几种特殊类型急性胆囊炎

(一)急性非结石性胆囊炎

指胆囊有明显的急性炎症但其内无结石,多见于男性及老年患者。病因及发病机制尚未完全清楚,推测发病早期由于胆囊缺血及胆汁淤积,胆囊黏膜因炎症、血供减少而受损,随后细菌经胆道、血液或淋巴途径进入胆囊内繁殖,发生感染。急性非结石性胆囊炎往往出现在严重创伤、烧伤、腹部大手术后、重症急性胰腺炎、脑血管意外等危重患者中,患者常有动脉粥样硬化基础。

由于并存其他严重疾病,急性非结石性胆囊炎容易发生漏诊。在危重患者,特别是老年男性,出现右上腹痛和(或)发热时,应警惕本病发生。及时行 B 超或 CT 检查有助于早期诊断。B 超影像特点:胆囊肥大,内无结石,胆汁淤积,胆囊壁增厚>3 mm,胆囊周围有积液。当存在肠道积气时,CT 更具诊断价值。

本病病理过程与急性结石性胆囊炎相似,但病情发展更快,易出现胆囊坏疽和穿孔。一经确诊,应尽快手术治疗,手术以简单有效为原则。在无绝对禁忌证时,首选腹腔镜胆囊切除术。若病情不允许,在排除胆囊坏疽、穿孔情况下,可考虑局麻行胆囊造瘘术,术后严密观察炎症消退情况,必要时仍需行胆囊切除术。术后给予抗休克,纠正水、电解质及酸碱平衡紊乱等支持治疗,选用广谱抗生素或联合用药,同时予以心肺功能支持,治疗重要脏器功能不全等。

(二)急性气肿性胆囊炎

临床上不多见,指急性胆囊炎时胆囊内及其周围组织内有产气细菌大量滋生产生气体积聚,与胆囊侧支循环少、易发生局部组织氧分压低下有关。发病早期,气体主要积聚在胆囊内,随后进入黏膜下层,致使黏膜层剥离,随病情加重气体可扩散至胆囊周围组织,并发败血症。本病易发于老年糖尿病患者,临床表现为重症急性胆囊炎,腹部 X 线检查及 CT 有助诊断,可发现胆囊内外有积气。注意与胆肠内瘘、十二指肠括约肌功能紊乱引起的胆囊积气、上消化道穿孔等疾病相鉴别。气肿性胆囊炎患者病情危重,可并发坏疽、穿孔、肝脓肿、败血症等,死亡率较高,为 15%~25%,应尽早手术治疗,手术治疗原则与急性胆囊炎相同。注意围术期选用对产气杆菌有效的抗生素,如头孢哌酮与甲硝唑联用。

(三)胆囊扭转

指胆囊体以胆囊颈或邻近组织器官为支点发生扭转。胆囊一般由腹膜和结缔组织固定于胆囊床,当胆囊完全游离或系膜较长时,可因胃肠道蠕动、体位突然改变或腹部创伤而发生顺时针或逆时针扭转。病理上主要以血管及胆囊管受压嵌闭为特征,病变严重性与扭转程度及时间密切相关。扭转 180°时,胆囊管即扭闭,胆汁淤积,胆囊肥大。超过 180°为完全扭转,胆囊静脉受压回流受阻,表现为胆囊肥大,胆囊壁水肿增厚,继而动脉受累,胆囊壁出现坏疽、穿孔。当扭转达 360°时,胆囊急性缺血,胆囊肥大,呈暗红甚至黑色,可有急性坏疽,但穿孔发生率较低。

本病临床罕见,误诊率高,扭转三联征有助提示本病:①瘦高的老年患者,特别是老年女性,或者合并脊柱畸形。②典型的右上腹痛,伴恶心、呕吐,病程进展迅速。③查体可扪及右上腹肿块,但无全身中毒症状和黄疸,可有体温脉搏分离现象。扭转胆囊在 B 超下有特殊影像:

胆囊锥形肿大,呈异位漂浮状,胆囊壁增厚。由于胆囊管、胆囊动静脉及胆囊系膜扭转和过度伸展,在胆囊颈的锥形低回声区混杂有多条凌乱的纤细光带,但后方无声影。CT 检查见胆囊肥大积液,与肝脏分离。磁共振胆道成像(MRCP)可清晰显示肝外胆管因胆囊管扭转牵拉呈"V"形。

高度怀疑或确诊胆囊扭转均应及时手术,首选腹腔镜胆囊切除术。因胆囊扭转造成胆囊三角解剖关系扭曲,可先复原正常胆囊位置,以利于保护胆总管。

第二节　急性梗阻性化脓性胆管炎

急性梗阻性化脓性胆管炎(acute obstructive suppurative cholangitis,AOSC)为急性胆管炎的严重阶段,病程进展迅速,是良性胆管疾病死亡的主要原因。

一、病因

许多疾病可导致 AOSC,如肝内外胆管结石、胆道肿瘤、胆道蛔虫、急性胰腺炎、胆管炎性狭窄、胆肠或肝肠吻合口狭窄、医源性因素等,临床以肝内外胆管结石为最常见。近年随着内腔镜和介入技术的普及,经皮肝穿胆管造影(PTC)、经皮肝穿胆管引流(PTCD)、经内镜逆行胰胆管造影(ERCP)、经 T 管胆道镜取石等操作所致的医源性 AOSC 发生率有所上升。

二、病理生理

AOSC 的发生和发展与多个因素相关,其中起主要作用的是胆道梗阻和感染,两者互为因果、互相促进。当胆道存在梗阻因素时胆汁淤积,细菌易于繁殖,引起的感染常为需氧菌和厌氧菌混合感染,需氧菌多为大肠杆菌、克雷伯菌、肠球菌等。胆汁呈脓性,胆管壁充血水肿,甚至糜烂。如果梗阻因素不解除,胆道压力将持续上升,当压力超过 2.94 kPa(30 cmH$_2$O)时,肝细胞停止分泌胆汁,脓性胆汁可经毛细胆管-肝窦返流进肝静脉。此外,脓性胆汁还可经胆管糜烂创面进入相邻的门静脉分支,或经淋巴管途径进入体循环。进入血循环的胆汁含有大量细菌和毒素,可引起败血症、全身炎症反应、感染性休克。病情进一步发展,将出现肝肾综合征、DIC、MODS 而死亡。

因梗阻位置不同,其病理特点也不一致。当梗阻位于胆总管时,整个胆道系统易形成胆道高压,梗阻性黄疸出现早。当梗阻位于肝内胆管时,局部胆管出现胆道高压并扩张,虽然局部胆血屏障遭受破坏,内毒素也会进入血内,但发生败血症、黄疸的概率较低。

三、临床表现

根据梗阻部位的不同,可分为肝外型 AOSC 和肝内型 AOSC。

(一)肝外型 AOSC

随致病原因不同,临床表现有所差别。胆总管结石所致的 AOSC,表现为腹痛、寒战高热、黄疸、休克、神经中枢受抑制(Reynold 五联征),常伴有恶心、呕吐等消化道症状。胆道肿瘤所致的 AOSC,表现为无痛、进行性加重的黄疸,伴寒战高热。医源性 AOSC 常常没有明显腹痛,而以寒战高热为主。体检可见患者烦躁不安,体温高达 39～40 ℃,脉快,巩膜皮肤黄染,剑突下或右上腹有压痛,可伴腹膜刺激征,多可触及肿大胆囊,肝区有叩击痛。

(二)肝内型 AOSC

梗阻位于一级肝内胆管所致的 AOSC 与肝外型相类似,位于二级胆管以上的 AOSC 常仅表现为寒战发热,可无腹痛及黄疸,或较轻,早期可出现休克,伴有精神症状。体检见患者神情淡漠或意识不清,体温呈弛张热,脉搏细速,黄疸程度较轻或无,肝脏呈不对称性肿大,患侧叩击痛明显。

四、辅助检查

(一)实验室检查

外周静脉血白细胞计数和中性粒细胞比值明显升高,血小板数量减少,血小板聚集率明显下降;有不同程度的肝功能受损;可伴水电解质紊乱及酸碱平衡失调;糖类抗原 CA19-9 可升高。

(二)影像学检查

B 超、CT、MRCP 检查对明确胆道梗阻的原因、部位及性质有帮助,可酌情选用。

五、诊断

AOSC 诊断标准:胆道梗阻的基础上出现休克,或有以下 2 项者:①精神症状。②脉搏 >120 次/min。③白细胞计数 >20×10^9/L。④体温 >39 ℃。⑤血培养阳性。结合影像学检查确定分型及梗阻原因,注意了解全身重要脏器功能状况。

六、治疗

AOSC 治疗的关键是及时胆道引流,降低胆管内压力。

(一)支持治疗

及时改善全身状况,为进一步诊治创造条件。主要措施:①监测生命体征,禁食水,吸氧,高热者予物理或药物降温。②纠正休克,包括快速输液,有效扩容,积极纠正水、电解质紊乱及酸碱平衡失调,必要时可应用血管活性药物。③联合使用针对需氧菌和厌氧菌的抗生素。④维护重要脏器功能。

(二)胆道引流减压

只有及时引流胆道、降低胆管内压力,才能终止脓性胆汁向血液的反流,阻断病情进一步恶化,减少严重并发症发生。根据不同分型,可选择内镜、介入或手术等方法,以简便有效为原则。

1.肝外型 AOSC

可选择内镜或手术治疗。

(1)经内镜鼻胆管引流术(ENBD):内镜治疗 AOSC 具有创伤小、迅速有效的优点,对病情危重者可于急诊病床边进行。在纤维十二指肠镜下找到十二指肠乳头,在导丝引导下行目标管腔插管,回抽见脓性胆汁,证实进入胆总管后,内置鼻胆管引流即可。如病情允许,可行常规 ERCP,根据造影情况行内镜下括约肌切开术(EST),或用网篮取出结石或蛔虫,去除梗阻病因,术后常规留置鼻胆管引流。ERCP 主要并发症有出血、十二指肠穿孔及急性胰腺炎等,合并食管胃底静脉曲张者不宜应用。

(2)手术治疗:注意把握手术时机,应在发病 72 小时内行急诊手术治疗,如已行 ENBD 但病情无改善者也应及时手术。已出现休克的患者应在抗休克同时进行急诊手术治疗。手术以紧急减压为目的,不需强求对病因做彻底治疗。手术方法为胆总管切开并结合 T 管引流。胆囊炎症较轻则切除胆囊,胆囊炎症严重,与四周组织粘连严重则行胆囊造瘘术。单纯行胆囊造瘘术不宜采用,因其不能达到有效引流目的。术后常见的并发症有胆道出血、胆瘘、伤口感染、肺部感染、应激性溃疡、低蛋白血症等。

2.肝内型 AOSC

可选用介入或手术治疗。

(1)PTCD:对非结石性梗阻导致的肝内型 AOSC 效果较好,适用于老年、病情危重难以耐受手术,或恶性梗阻无手术条件的患者。可急诊进行,能及时减压并缓解病情。主要并发症包括导管脱离或堵塞、胆瘘、出血、败血症等。凝血功能严重障碍者禁用。

(2)手术治疗:手术目的是对梗阻以上胆道进行迅速有效的减压引流。梗阻在一级胆管,可经胆总管切开疏通,并 T 管引流;梗阻在一级胆管以上,根据情况选用肝管切开减压和经肝 U 管引流、肝部分切除+断面引流或经肝穿刺置管引流术等(图 4-4)。

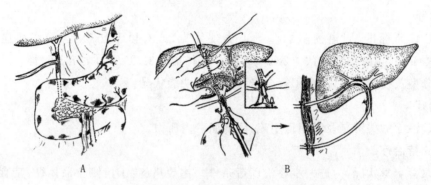

图 4-4　胆总管 T 管引流和经肝 U 管引流

A.胆总管 T 管引流;B.经肝 U 管引流图

(三)后续治疗

待患者病情稳定,一般情况恢复1~3 个月后,再针对病因进行彻底治疗。

第三节　胆囊结石

一、发病情况

胆囊结石是世界范围的常见病、多发病,其发病总体呈上升趋势,而且近些年的研究提示胆囊结石与胆囊癌的关系密切,因而,对胆囊结石的发病研究越来越重视,目的是找出与其发病相关的因素,以便更好地预防其发生,同时减少并发症,也可能对降低胆囊癌的发病率起到一定作用。我国胆石症的平均发病率为 8%左右,个别城市普查可高达 10%以上,而且胆石症中 80%以上为胆囊结石。

胆囊结石的发病与年龄、性别、肥胖、生育、种族和饮食等因素有关,也受用药史、手术史和其他疾病的影响。

(一)发病年龄

大多的流行病学研究表明,胆囊结石的发病率随着年龄的增长而增加。本病在儿童期少见,其发生可能与溶血或先天性胆管疾病有关。一项调查表明,年龄在 40～69 岁的 5 年发病率是低年龄组的 4 倍,高发与低发的分界线为 40 岁,各国的报道虽有一定差异,但发病的高峰年龄都在 40～50 岁这一年龄段。

(二)发病性别差异

近年来超声诊断研究结果男女发病之比约为 1：2,性别比例的差异主要体现在胆固醇结石发病方面,胆囊的胆色素结石发病率无明显性别差异。女性胆固醇结石高发可能与雌激素降低胆流、增加胆汁中胆固醇分泌、降低总胆汁酸量和活性,以及黄体酮影响胆囊动力、使胆汁淤滞有关。

(三)发病与肥胖的关系

临床和流行病学研究显示,肥胖是胆囊胆固醇结石发病的一个重要危险因素,肥胖人发病率为正常体重人群的 3 倍。肥胖人更易患胆囊结石的原因在于其体内的胆固醇合成量绝对增加,或者比较胆汁酸和磷脂相对增加,使胆固醇过饱和。

(四)发病与生育的关系

妊娠可促进胆囊结石的形成,并且妊娠次数与胆囊结石的发病率呈正相关,这种观点已经临床和流行病学研究所证明。妊娠易发生结石的原因有:①孕期的雌激素增加使胆汁成分发生变化,可增加胆汁中胆固醇的饱和度。②妊娠期的胆囊排空滞缓,B 超显示,孕妇空腹时,胆囊体积增大,收缩后残留体积增大,胆囊收缩速率减小。③孕期和产后的体重变化也影响胆汁成分,改变了胆汁酸的肠肝循环促进了胆固醇结晶的形成。

(五)发病的地区差异

不同国家和地区发病率存在一定差别,西欧、北美和澳大利亚人胆石症患病率高,而非洲的许多地方胆石症罕见;我国以北京、上海、西北和华北地区胆囊结石发病率较高。国家和地区间的胆石类型亦不同,在瑞典、德国等国家以胆固醇结石为主,而英国则是碳酸钙结石比其他国家发病率高。

(六)发病与饮食因素

饮食习惯是影响胆石形成的主要因素,进食精制食物、高胆固醇食物者胆囊结石的发病率明显增高。因为精制碳水化合物增加胆汁胆固醇饱和度。我国随着生活水平提高,即胆囊结石发病已占胆石症的主要地位,且以胆固醇结石为主。

(七)发病与遗传因素

胆囊结石发病在种族之间的差异亦提示遗传因素是胆石症的发病机制之一。即凡有印第安族基因的人群,其胆石发病率就高。以单卵双胎为对象的研究证明,胆石症患者的亲属中发生胆石病的危险性亦高,而胆石症家族内的发病率,其发病年龄亦提前,故支持胆石症可能具有遗传倾向。

(八)其他因素

胆囊结石的发病亦与肝硬化、糖尿病、高脂血症、胃肠外营养、手术创伤和应用某些药物有关。如肝硬化患者胆石症的发病率为无肝硬化的 3 倍,而糖尿病患者胆石症的发病率是无糖尿病患者的 2 倍。

二、病因及发病机制

胆囊结石成分主要以胆固醇为主,而胆囊结石的形成原因至今尚未完全清楚,目前考虑与脂类代谢、成核时间、胆囊运动功能、细菌基因片段等多种因素密切相关。

人类对于胆囊结石形成机制的研究已有近百年历史,并且在很长的一段时间内一直处于假说的水平。20 世纪 60 年代 Small 等人提出胆囊结石中胆固醇的主要成分是其单水结晶,胆囊结石的形成实际上是单水结晶形成、生长、凝固和固化的结果。他们并对胆汁中胆固醇的溶解过程进行了详细的研究,最终发现胆固醇与胆盐、磷脂酰胆碱三者以微胶粒的形式溶解于胆汁中,并且于 1968 年提出了著名的"Admriand-Small"三角理论。1979 年 Holan 等在实验中将人体胆汁进行超速离心,用偏光显微镜观察胆汁中出现单水结晶所需的时间即"成核时间",发现胆囊结石患者胆汁的成核时间要明显短于正常胆汁成核时间,在正常的胆囊胆汁其成核时间平均长达 15 天,因而胆汁中的胆固醇成分可通过胆管系统而不致被析出;相反,胆囊结石患者的胆汁,其成核时间可能缩短至 2.9 天。目前显示胆汁中的黏液糖蛋白、免疫球蛋白等均有促成核的作用。至于抑制成核时间的物质可能与蛋白质成分有关,多为小分子蛋白质,但具体性质尚未确定。因而初步发现胆囊结石的形成与胆汁中胆固醇过饱和的程度无关。其实验结果明显与 Small 等研究结果相矛盾,这样使胆石成因的研究工作一度处于停顿状态。

在以后的胆石成因探讨中,人们发现胆囊结石的形成不仅与胆固醇有关,而且与细菌感染存在一定的联系,细菌在胆石形成中的作用开始被重视。过去的结果显示细菌在棕色结石的病因发生中具有至关重要的作用,较典型的证据是细菌多在胆总管而非胆囊中发生。然而形成鲜明对照的是进行胆囊结石手术的患者 10%~25% 可得到胆汁阳性细菌培养结果,并发胆囊炎时则更高。但由于过去人们把研究目标集中到胆囊结石中的主要成分胆固醇上,细菌在其发生中的作用被忽略了。Vitetta 终于注意到了这一点,并在胆囊结石相关胆汁中发现了胆色素沉积,他通过进一步研究发现近半数的胆囊结石尽管胆固醇是其主要成分,但在其核心都存在着类似胆色素样的沉积,这其中一部分甚至是胆汁细菌培养阴性的患者。Stewart 用扫描电镜也发现细菌不仅存在于色素型胆囊结石中,而且也存在于混合型胆囊结石中。在这诸多探讨中,Goodhart 的研究应当说是最为接近的,在他实验中约半数无症状胆囊结石患者的胆石、胆汁及胆囊壁培养出有短棒菌苗生长,但最为可惜的是当时由于培养出的细菌浓度较低和缺乏应有的生物学性状,最终把实验结果归结于细菌污染而没有进行更深入的探讨。

无论前人的研究如何接近,由于受研究方法的限制一直没有从胆囊结石中可靠地繁殖到大量细菌,而且用传统方法所培养出来的细菌往往不能代表原始的菌群,因此只有在方法上改进才能使这一研究得以深入。现代分子生物学的飞速发展为胆囊结石成因的探讨提供了新途径,尤其是具有细菌"活化石"之称的 16S rRNA 的发现,为分析胆囊结石形成中的细菌序列同源性提供了有力手段。Swidsinsk 通过对 20 例胆汁培养阴性患者的胆囊结石标本行 PCR 扩增,结果在胆固醇含量 70%~80% 的 17 例患者中 16 例发现有细菌基因片段存在,而胆固醇含量在 90% 以上的 3 例患者则未发现细菌 DNA。此后细菌在胆囊结石形成中的作用才真正被人们所关注,有关该方面的报道日渐增多。由此认为细菌是胆石症患者结石中一个极其重要的分离物,初步揭示了细菌在胆囊结石的形成初期具有重要作用。然而由于 16S rRNA 的同源性分析仅适合属及属以上细菌菌群的亲缘关系,因此该方法并不能彻底确定细菌的具体种类,也就无法确定不同细菌在胆囊结石形成中的不同作用。因此确定胆囊结石形成中细菌的种类成为胆石成因研究中的关键问题。而目前只有在改良传统培养方法的基础上,确定常见的胆囊结石核心细菌菌种,才能设计不同的引物,进行更深入的探讨。

国内学者通过对胆固醇结石与载脂蛋白 B 基因多态性的关系研究,发现胆固醇组 X^+ 等位基因频率明显高于对照组,并且具有 X^+ 等位基因者其血脂总胆固醇、低密度脂蛋白胆固醇及 ApoB 水平显著高于非 X^+ 者,提示 X^+ 等位基因很可能是胆固醇结石的易感基因。

三、临床表现

约 60% 的胆囊结石患者无明显临床表现,于查体或行上腹部其他手术而被发现。当结石嵌顿引起胆囊管梗阻时,常表现为右上腹胀闷不适,类似胃炎症状,但服用治疗胃炎药物无效,患者多厌油腻食物;有的患者于夜间卧床变换体位时,结石堵塞于胆囊管处暂时梗阻而发生右上腹和上腹疼痛,因此部分胆囊结石患者常有夜间腹痛。

因胆囊结石多伴有轻重不等的慢性胆囊炎,疼痛可加剧而不缓解,可引起化脓性胆囊炎或胆囊坏疽、穿孔,而出现相应的症状与体征。胆囊结石可排入胆总管而形成继发性胆总管结石、胆管炎。

当胆囊结石嵌顿于胆囊颈或胆囊管压迫肝总管和胆总管时,可引起胆管炎症、狭窄、胆囊胆管瘘,也可引起继发性胆总管结石及急性重症胆管炎,这是一种少见的肝外梗阻性黄疸,国外报道其发生率为 0.7%～1.8%,国内报道为 0.5%～0.8%。

四、鉴别诊断

(一)慢性胃炎

慢性胃炎主要症状为上腹闷胀疼痛、嗳气、食欲减退及消化不良史。纤维胃镜检查对慢性胃炎的诊断极为重要,可发现胃黏膜水肿、充血、黏膜色泽变为黄白或灰黄色、黏膜萎缩。肥厚性胃炎可见黏膜皱襞肥大,或有结节并可见糜烂及表浅溃疡。

(二)消化性溃疡

有溃疡病史,上腹痛与饮食规律性有关,而胆囊结石及慢性胆囊炎往往于进食后疼痛加重,特别进高脂肪食物。溃疡病常于春秋季节急性发作,而胆石性慢性胆囊炎多于夜间发病。钡餐检查及纤维胃镜检查有明显鉴别价值。

(三)胃神经官能症

虽有长期反复发作病史,但与进食油腻无明显关系,往往与情绪波动关系密切。常有神经性呕吐,每于进食后突然发生呕吐,一般无恶心,呕吐量不多且不费力,吐后即可进食,不影响食欲及食量。本病常伴有全身性神经官能症状,用暗示疗法可使症状缓解,鉴别不难。

(四)胃下垂

本病可有肝、肾等其他脏器下垂。上腹不适以饭后加重,卧位时症状减轻,立位检查可见中下腹部胀满,而上腹部空虚,有时可见胃型并可有振水音,钡餐检查可明确诊断。

(五)肾下垂

常有食欲不佳、恶心呕吐等症状,并以右侧多见,但其右侧上腹及腰部疼痛于站立及行走时加重,可出现绞痛,并向下腹部放射。体格检查时分别于卧位、坐位及立位触诊,如发现右上腹肿物因体位改变而移位则对鉴别有意义,卧位及立位肾 X 线平片及静脉尿路造影有助于诊断。

(六)迁延性肝炎及慢性肝炎

本病有急性肝炎病史,尚有慢性消化不良及右上腹不适等症状,可有肝大及肝功不良,并在慢性肝炎可出现脾大,蜘蛛痣及肝掌,B 超检查胆囊功能良好。

(七)慢性胰腺炎

常为急性胰腺炎的后遗症,其上腹痛向左肩背部放射,X 线平片有时可见胰腺钙化影或胰腺结石,纤维十二指肠镜检查及逆行胆胰管造影对诊断慢性胰腺炎有一定价值。

(八)胆囊癌

本病可合并有胆囊结石。本病病史短,病情发展快,很快出现肝门淋巴结转移及直接侵及附近肝组织,故多出现持续性黄疸。右上腹痛为持续性,症状明显时多数患者于右上腹肋缘下可触及硬性肿块,B 超及 CT 检查可帮助诊断。

(九)肝癌

原发性肝癌如出现右上腹或上腹痛多已较晚,此时常可触及肿大并有结节的肝脏。B 超检查,放射性核素扫描及 CT 检查分别可发现肝脏有肿瘤图像及放射缺损或密度减低区,甲胎蛋白阳性。

五、治疗

胆囊结石的治疗方法很多,自 1882 年 Langenbuch 在德国实行了第一例胆囊切除术治疗胆囊结石以来,已沿用了 100 多年,目前仍不失为一种安全有效的治疗方法。但对患者和医师来讲,手术毕竟不是最理想的方案,因此 100 多年来,医务工作者不断探讨非手术治疗胆囊结石的方法,如溶石、碎石、排石等,但均有其局限性和不利因素。

(一)非手术治疗

1.溶石治疗

自 1891 年 Walker 首创乙醚溶石治疗以来,医务工作者不断探讨溶石药物如辛酸甘油三酯、甲基叔丁醚等。它们在体外溶石试验具有一定的疗效,但体内效果不佳,且具有一定的毒性,而这种灌注溶石的药物在临床适用术后由 T 管灌注治疗胆管残余结石,而对胆囊结石进行溶解则需要穿刺插管再灌注的方法,其复杂性不亚于手术,且溶石后易再复发。

1972 年美国的 Danzinger 等用鹅去氧胆酸溶解胆囊结石取得成功以来,鹅去氧胆酸、熊去氧胆酸作为口服溶石方法一直被人们沿用,其机制是通过降低胆固醇合成限速酶、还原酶的活性,降低内源性胆固醇的合成,扩大胆酸池,减少胆固醇吸收与分泌,因而使胆固醇结晶在不饱和胆汁中得以溶解,达到溶石目的。但溶石率较低且用药时间长,费用高。1983 年全美胆石协作组报道连续服药 2 年完全溶石率只达 5%～13%,停药后复发率达 50%，且多在 1～2 年内复发，此二药对肝脏具有一定的毒性，可导致 GTP 升高、腹泻、肝脏和血浆胆固醇的蓄积。

2.体外冲击波碎石术

20 世纪 70 年代中期慕尼黑大学医学院首先采用体外冲击波碎石方法治疗肾结石以来，得到广泛应用。在此基础上 1984 年医务工作者对胆石也采用体外冲击波碎石的方法治疗胆囊结石，但实验和临床结果表明其与肾结石碎后排石截然不同，胆结石不易排出体外，其原因有：胆汁量明显少于尿量而较黏稠；胆囊管较细，一般内径在 0.3 cm 左右，内有多数螺旋瓣，而且多数有一定的迂曲，阻碍了破碎结石的排出；体外震波碎石后，胆囊壁多半受到冲击导致水肿充血，影响胆囊的收缩，进而导致胆囊炎发作，所以部分病例，在碎石后常因同时发生急性胆囊炎而行急诊胆囊切除术，所以体外震波碎石术对胆囊结石的治疗目前已较少应用，对肝内结石、胆总管单发结石尚有一定疗效。

(二)手术治疗

鉴于上述非手术治疗未获满意的效果，所以 100 多年来胆囊切除术治疗胆囊结石一直被公认为有效措施。

1.胆囊切开取石术

简化手术方法的同时治疗外科疾病，一直是外科医师努力奋斗的目标。胆囊切开取石与胆囊切除相比确实创伤小、简便，但对于胆囊结石的治疗是一个不可取的方法。因为胆囊结石的形成是多因素作用的结果，一是胆汁成分的改变，二是胆囊运动功能的障碍，三是感染因素。另外胆囊本身分泌的黏蛋白等多种因素导致胆石的形成，胆囊切开取石术后胆囊周围的粘连无疑增加了胆囊运动功能的障碍，影响胆囊的排空，同时增加了感染因素，所以切开取石术后胆石复发率较高。因此，笔者认为胆囊切开取石只适用于严重的急性胆囊结石，胆囊壁的炎症和周围粘连，导致手术时大量渗血，胆囊三角解剖关系不清，易造成胆管损伤。这种患者可采用切开取石胆囊造瘘，待手术 3 个月到半年后再次行胆囊切除术。目前随着影像学的发展，有人采用硬质胆管镜在 B 超定位下经皮肝胆囊穿刺取石，虽然手术创伤进一步缩小，但仍存在着上述缺点，且操作难度大，故不易推广，适应证与胆囊切开取石相同。

2.开腹胆囊切除术

(1)适应证：胆囊结石从临床症状上大致分为三类。第一类为无症状胆囊结石；第二类具有消化不良表现，如食后腹胀、剑突下方及右季肋隐痛等症状的胆囊结石；第三类具有典型胆绞痛的胆囊结石。从临床角度上讲，除第一类无症状的胆囊结石外，第二、第三类患者均为手术适应证。所谓无症状胆囊结石是指无任何上腹不适的症状，而是由于正常查体或其他疾病检查时发现胆囊结石的存在，这一类胆囊结石的患者是否行切除术具有一定的争议。无症状胆囊结石可以不采用任何治疗，包括非手术疗法在内，但是随着胆囊结石病程的延长，多数患者所谓无症状胆石会向有症状发展，加之近年来胆囊结石致胆囊癌的发病率有增高趋势，故无症状胆囊结石是否需要手术治疗是一值得探讨的问题。胆囊结石并发症随着年龄增长而升高，故所谓"静止"的胆囊结石终生静止者很少，70% 以上会发生一种或数种并发症而不再静止，且随着年龄的增长，癌变的风险增加。

胆囊结石并发胆囊炎很少有自行痊愈的可能,因此,现在比较一致的意见是有条件地施行胆囊切除术,即选择性预防性的胆囊切除术。综合国内外的研究,以下胆石患者应行预防性胆囊切除术:年龄大于 50 岁的女性患者;病程有 5 年以上者;B 超提示胆囊壁局限性增厚;结石直径在 2 cm 以上者;胆囊颈部嵌顿结石;胆囊萎缩或囊壁明显增厚;瓷器样胆囊;以往曾行胆囊造瘘术。

(2)手术方法:有顺行胆囊切除术、逆行胆囊切除术、顺逆结合胆囊切除术之分。对 Calot 三角粘连过多、解剖不明者,多采用顺逆结合法进行胆囊切除,既能防止胆囊管未处理而导致胆囊内的小结石挤压至胆总管,又能减少解剖不清造成的胆管或血管损伤。下面以顺逆结合法为例介绍胆囊切除术。

麻醉和体位:常用持续硬膜外腔阻滞麻醉,对高龄、危重以及精神过于紧张者近年来选择全身麻醉为妥。患者一般取仰卧位,不需背后加垫或使用腰桥。

切口:可采用右上腹直或斜切口。多选用右侧肋缘下斜切口,此种切口对术野暴露较满意、术后疼痛轻,而且很少发生切口裂开、切口疝或肠粘连梗阻等并发症。切口起自上腹部中线,距肋缘下 3～4 cm 与肋弓平行向右下方,长度可根据患者的肥胖程度、肝脏高度等具体选择。

显露胆囊和肝十二指肠韧带。

游离胆囊管:将胆囊向右侧牵引,在 Calot 三角表面切开肝十二指肠韧带腹膜,沿胆囊管方向解剖分离,明确胆囊管、肝总管和胆总管三者的关系。穿过 4 号丝线靠近胆囊壁结扎胆囊管,并用作牵引,胆囊管暂不离断。

游离胆囊动脉:在胆囊管的后上方 Calot 三角内解剖分离找到胆囊动脉,亦应在靠近胆囊壁处结扎。若局部炎性粘连严重时不要勉强解剖胆囊动脉,以防不慎离断回缩后出血难止或损伤肝右动脉。

游离胆囊:自胆囊底部开始,距肝脏约 1 cm 切开胆囊浆膜层,向体部用钝性结合锐性法从肝床上分离胆囊壁,直至胆囊全部由胆囊窝游离。此时再明确胆囊动脉的位置、走行,贴近胆囊壁离断胆囊动脉,近心端双重结扎;另外,仅剩的胆囊管在距胆总管约 0.5 cm 处双重结扎或缝扎。

对于胆囊结石并发严重慢性炎症及肥胖的病例,胆囊壁明显水肿、萎缩或坏死,Calot 三角处脂肪厚、解剖关系难辨,胆囊从肝床上分离困难,可做逆行切除或胆囊大部切除术。逆行切除游离胆囊至颈部时不必勉强分离暴露胆囊动脉,在靠近胆囊壁处钳夹、切断、结扎胆囊系膜即可,只留下胆囊管与胆囊和胆总管相连时较容易寻找其走行便于在适当部位切断结扎。有时胆囊炎症反复发作后 Calot 三角发生明显的纤维化,或胆囊壁萎缩纤维化与肝脏紧密粘连,不适宜勉强行常规的胆囊切除术,可行胆囊大部切除术,保留小部分后壁,用电刀或用石炭酸烧灼使黏膜坏死。胆囊管距胆总管适当长度予以结扎,留存的胆囊壁可缝合亦可敞开。

胆囊床的处理:慢性胆囊炎的胆囊浆膜层往往较脆,切除后缝合胆囊床困难,是否缝合存在争议。主张缝合的理由是防止出血和预防术后粗糙的胆囊床创面引起粘连性肠梗阻,但是依学者的经验,胆囊去除后对胆囊窝创面认真地用结扎或电凝止血、用大网膜填塞创面,数百例患者不缝合胆囊床无一例发生此类并发症。

放置引流管:在 Winslow 孔处常规放置双套管引流,自右侧肋缘下腋中线处引出体外。对于病变较复杂的胆囊切除术,应常规放置引流,这样可减少渗出液吸收,减轻局部和全身并发症。另外胆囊切除术后大量渗胆和胆外瘘仍有发生的报道,引流在其诊治方面可起重要作用。

部分胆囊结石患者同时并发胆管结石,当有下列指征时,应在胆囊切除术后行胆总管探查术:既往有梗阻性黄疸病史;有典型的胆绞痛病史,特别是有寒战和高热病史;B超、MRCP、PTC 检查发现胆总管扩张或胆总管结石;手术中扪及胆总管内有结石、蛔虫或肿瘤;手术中发现胆总管扩张大于 1.5 cm,胆管壁炎性增厚;术中行胆管穿刺抽出脓性胆汁、血性胆汁,或胆汁内有泥沙样胆色素颗粒;胰腺呈慢性炎症而无法排除胆管内有病变者。

3.腹腔镜胆囊切除术

自 1987 年法国 Mouret 实行了第一例腹腔镜胆囊切除术,短短的 10 余年间腹腔镜胆囊切除术迅速风靡全世界,同时也促进了微创外科的发展。腹腔镜胆囊切除术有创伤小、恢复快、方法容易掌握等优点,其手术适应证基本同开腹胆囊切除术。但是必须清楚地认识到腹腔镜不能完全代替开腹胆囊切除术,有些报道腹腔镜胆囊切除术并发胆管损伤率明显高于开腹手术,所以腹腔镜胆囊切除术是具有一定适应证的,特别是对于初学者应选择胆囊结石病程短、B 超提示胆囊壁无明显增厚的胆囊结石患者。腹腔镜探查时若发现胆囊周围粘连较重,胆囊三角解剖不清,应及时中转开腹手术。即使对于熟练者也应有一定的选择,对于老年、病程长、胆囊壁明显增厚、不排除早期癌变者,最好不要采用腹腔 镜手术,以免延误治疗。

第四节　　胆总管结石

一、概况

胆总管结石多位于胆总管的中下段。但随着结石增多、增大和胆总管扩张、结石堆积或上下移动,常累及肝总管。胆总管结石的含义实际上应包括肝总管在内的整个肝外胆管结石。胆总管结石的来源分为原发性和继发性。原发性胆总管结石为原发性胆管结石的组成部分,它可在胆总管中形成,或原发于肝内胆管的结石下降落入胆总管。继发性胆总管结石是指原发于胆囊内的结石通过胆囊管下降到胆总管。

继发性胆总管结石的发生率,各家报道有较大的差异。国内报道胆囊及胆总管同时存在结石者占胆石症例的 5%～29%,平均为 18%。我国 1983—1985 年和 1992 年的两次调查,胆囊及胆总管均有结石者分别占胆石症的 11% 和 9.2%,分别占胆囊结石病例的 20.9% 和 11.5%。国外报告胆囊结石患者的胆总管含石率为 10%～15%,并随胆囊结石的病程延长,继发性胆总管结石相对增多。

原发性胆总管结石,西方国家很少见,东方各国多发。我国 20 世纪 50 年代原发性胆管结石占胆石症的 50% 左右。1983—1985 年全国 11307 例胆石症手术病例调查结果,胆囊结石相对构成比平均为 52.8%。胆囊与胆管均有结石为 10.9%。肝外胆管结石占 20.1%,肝内胆管结石 16.2%,实际的原发性胆管结石应为 36.3%。1992 年我国第二次调查结果相对构成比有明显变化:胆囊结石平均为 79.9%,胆囊、胆管结石 9.2%,肝外胆管结石 6.1%,肝内胆管结石 4.7%,原发性胆管结石平均为 10.8%。这与我国20 世纪80 年代以后生活水平提高、饮食结构改变和卫生条件改善密切相关。不过这两次调查资料主要来自各省、市级的大医院,对于农村和基层医院的资料尚觉不足。我国幅员辽阔、人口众多,地理环境、饮食结构和卫生条件的差异很大,其发病构成比亦有较大差别。总的状况为我国南方地区和农村的原发性胆管结石发病率要比西北地区和城市的发病率高。如广西地区 1991—1999 年胆石症调查的构成比:肝外胆管结石和肝内胆管结石仍分别占 23.6% 和 35.8%,农民占 36.7% 和 53.1%。因此目前我国原发性胆管结石仍然是肝胆外科的重要课题。

原发性胆总管结石,可在胆总管内形成或原发于肝内胆管的结石下降至胆总管。全国 4197 例肝内胆管结石病例同时存在肝外胆管结石者占 78.3%。提示在诊治胆总管结石过程中要高度重视查明肝内胆管的状况。

二、病因

(一)继发性胆总管结石

形状、大小、性状基本上与同存的胆囊结石相同或相似。数量多少不一,可为单发或多发,若胆囊内多发结石的直径较小、并有胆囊管明显扩张者,结石可以大量进入胆总管、肝总管或左右肝管。

(二)原发性胆总管结石

原发性胆总管结石是发生在胆总管的原发性胆管结石。外观多呈棕黑色、质软、易碎、形状各异、大小及数目不一。有的状如细沙或不成形的泥样,故有"泥沙样结石"之称。这种结石的组成是以胆红素钙为主的色素性结石。经分析其主要成分为胆红素、胆绿素和少量胆固醇以及钙、钠、钾、磷、镁等矿物质和多种微量元素。在矿物质中以钙离子的含量最高并易与胆红素结合成胆红素钙。此外尚有多种蛋白质及黏蛋白构成网状支架。有的在显微镜下可见寄生虫的壳皮、虫卵和细菌聚集等。

原发性胆管结石的病因和形成机制尚未完全明了。目前研究结果认为这种结石的生成与胆管感染、胆汁淤滞、胆管寄生虫病有密切关系。

胆总管结石患者,绝大多数都有急性或慢性胆管感染病史。胆汁细菌培养的阳性率达 80%~90%,细菌谱以肠道细菌为主。其中 85% 为大肠杆菌,绝大多数源于上行感染。带有大量肠道细菌的肠道寄生虫进入胆管是引起胆管感染的重要原因。这是我国农民易发胆管结石的主要因素。此外,Oddi 括约肌功能不全,肠内容物向胆管反流,乳头旁憩室等都是易发胆管感染的因素。胆管炎症水肿,特别是胆总管末端炎症水肿,容易发生胆汁淤滞。感染细菌和炎症脱落的上皮可以成为形成结石的核心。

肠道寄生虫进入胆管,一方面引起感染炎症,另一方面虫卵和死亡的虫体或残片可以成为形成结石的核心。青岛市立医院先后报告胆石解剖结果,以蛔虫为核心者占 69.86%~84.00%。

　　胆汁淤滞是结石生成、增大、增多的必需条件。如果胆流正常通畅,没有足够时间的淤滞积聚,即使胆管内存在感染、寄生虫等成石因素,胆管内的胆红素或胆红素钙等颗粒,可随胆流排除,不至增大形成结石病。反复胆管感染,胆总管下段或乳头慢性炎症,管壁纤维组织增生管腔狭窄,胆管和 Oddi 括约肌功能障碍等因素都可影响胆流通畅,导致胆总管胆汁淤滞,利于结石形成。但临床常可遇见胆总管结石患者经胆管造影或手术探查,虽有胆总管扩张而无胆总管下段明显狭窄,有的患者 Oddi 括约肌呈松弛状态,通畅无阻甚至可以宽松通过直径 1 cm 以上的胆管探子。此种情况,可能与 Oddi 括约肌功能紊乱,经常处于痉挛状态有关。胆管结石形成之后又容易成为胆管梗阻的因素。因此,梗阻—结石—梗阻,互为因果,致使结石增大、增多甚至形成铸形结石或成串堆积。

三、临床表现

　　胆总管结石的临床表现比较复杂,其临床症状和体征主要表现为胆管梗阻和炎症并存的特征。由于结石的生成、增大和增多为一缓慢过程,其病史往往长达数年、数十年之久。在长期的病理过程中,多为急、慢性的梗阻、炎症反复发生。病情和表现得轻、重、缓、急,均取决于胆管梗阻是否完全和细菌感染的严重程度。

　　胆总管结石患者的典型临床表现多为反复发生胆绞痛、梗阻性黄疸和胆管感染的症状。常为餐后无原因突然发生剧烈的胆绞痛,疼痛以右上腹为主,可向右侧腰背部放散,多伴恶心呕吐,常需口服或注射解痉止痛类药物才能缓解。绞痛发作之后往往伴随出现四肢冰冷、寒战、高热等感染症状,体温可达 39～41 ℃。持续数小时后全身大汗,体温逐渐降低。一般在绞痛发作后 12～24 小时出现黄疸、尿色深黄或浓茶样。如不及时给予有力的抗感染等措施,则可每天发作寒战、高热,甚至高热不退、黄疸加深、疼痛不止。有的很快发展成急性梗阻化脓性重症胆管炎、胆源性休克、肝脓肿、器官衰竭等严重并发症,预后凶险。

　　结石引起胆总管梗阻,除非结石嵌顿,则多属不完全性。梗阻发生后,胆管内压力增高,胆总管多有不同程度扩张,随着炎症消退或结石移动,胆流通畅,疼痛减轻,黄疸很快消退,症状缓解,病情好转。

　　继发性胆总管结石的临床表现特点。一般为较小的胆囊结石通过胆囊管进入胆总管下端,突然发生梗阻和 Oddi 括约肌痉挛,故多为突然发生胆绞痛和轻中度黄疸,较少并发明显胆管炎。用解痉挛、止痛等对症处理,多可在 2～3 天缓解。如果结石嵌顿于胆总管下端或壶腹部而未并发胆管感染者,疼痛可以逐渐减轻,但黄疸加深。若长时间梗阻,多数患者将会继发胆管感染。

　　原发性胆总管结石由于胆管感染因素长期存在,一旦急性发作,多表现为典型的疼痛、寒战高热和黄疸三联征(Charcot triad)等急性胆管炎的症状。急性发作缓解后,可呈程度不同的慢性胆管炎的表现。常为反复出现右上腹不适、隐痛、不规则低热、消化紊乱,时轻时重,并可在受冷、疲劳时症状明显,颇似"感冒"。有的患者可以从无胆管炎的病史。在体检或首次发作胆管炎进行检查时发现胆总管多发结石并胆管扩张,或已明确诊断后数年无症状。这种情况可能因为 Oddi 括约肌功能良好,结石虽多但间有空隙、胆管随之扩张,没有发生明显梗阻和感染。说明胆总管虽有结石存在,若不发生梗阻或感染,可以不出现临床症状。

腹部检查在胆总管梗阻、感染期,多可触及右上腹压痛、肌紧张或反跳痛等局限性腹膜刺激征。有时可扪到肿大的胆囊或肝脏边缘或肝区叩击痛。胆管炎恢复后的缓解期或慢性期,可有右上腹深部压痛或无明显的腹部体征。

实验室检查在急性梗阻性胆管炎时主要为白细胞增多和中性粒细胞增加等急性炎症的血象,血胆红素增高和转氨酶增高等梗阻性黄疸和肝功受损的表现。若较长时间的胆管梗阻、黄疸或短期内反复发作胆管炎肝功明显受损,可出现低蛋白血症和贫血征象。

四、治疗

胆总管结石患者多因出现疼痛、发热或黄疸等急性胆管炎发作时就诊。急性炎症期手术,难以明确结石位置、数量和胆管系统的病理改变,不宜进行复杂的手术处理,需要再手术的机会较多。但若梗阻和炎症严重,保守治疗常难以奏效。因此急诊情况下恰当掌握手术与非手术治疗的关系,非常重要。

一般情况下,应尽量避免急诊手术。采用非手术措施,控制急性炎症期,待症状缓解后,择期手术为宜。经强有力的抗感染、抗休克、静脉输液保持水、电解质和酸碱平衡、营养支持和对症治疗,PTCD 或经内镜乳头切开取石,放置鼻胆管引流减压,多能奏效。经非手术保守治疗 12～24 小时,不见好转或继续加重,如持续典型的 Charcot 三联征或出现休克,意识障碍等严重急性梗阻性化脓性重症胆管炎表现者,应及时行胆管探查减压。

胆总管结石外科治疗原则和目的主要是取净结石、解除梗阻,胆流通畅,防止感染。

(一)经内镜 Oddi 括约肌切开术或经内镜乳头切开术

经内镜 Oddi 括约肌切开术(endoscopic sphincterotomy,EST)或经内镜乳头切开术(endoscopic papillectomy,EPT)适于数量较少和直径较小的胆总管下段结石。特别是继发性结石,多因结石小、数量少,容易嵌顿于胆总管下段、壶腹或乳头部。直径 1 cm 以内的结石可经 EPT 或 EST 取出。此法创伤小,见效快,更适于年老、体弱或已做过胆管手术的患者。

经纤维内镜用胆管子母镜取石,需先行 EST,然后放入子母镜,用取石网篮取石。若结石较大,应先行碎石才能取出。此法可以取出较高位的胆管结石,但操作比较复杂。

(二)开腹胆总管探查取石

目前仍然是治疗胆总管结石的主要手段。采用右上腹经腹直肌切口或右肋缘下斜切口都能充分显露胆总管。开腹后应常规触扪探查肝、胆、胰、胃和十二指肠等相关脏器。对于择期手术,有条件者在切开胆总管之前最好先行术中胆管造影或术中 B 超检查,进一步明确结石和胆管系统的病理状况。尤其原发性胆总管结石,多数伴有肝内胆管结石或胆管狭窄等改变,需要在术中同时解决。

切开胆总管取出结石后,最好常规用纤维胆管镜放入肝内外胆管检查和取石。直视下观察肝胆管系统有无遗留结石、狭窄等病变并尽可能取净结石。然后用 F10～F12 号导尿管,若能顺利通过乳头进入十二指肠并从导尿管注入 10 mL 左右的生理盐水试验无误,表明乳头无明显狭窄。如果 F10 导尿管不能进入十二指肠,可用直径 2～3 mm 的 Bakes 胆管扩张器试探。正常 Oddi 乳头可通过直径 3～4 mm 以上的扩张器,使用金属胆管扩张器应从直径 2~3 mm 的小号开始,能顺利通过后逐渐选用增大一号的扩张器。随胆总管的弯度轻柔缓慢放入,不可猛力强行插入,以免穿破胆总管下端形成假道,发生严重后果。胆总管明显扩张者可将手指伸入胆总管探查。有时质软、泥样的结石可以黏附在扩张胆管一侧的管壁或壶腹部,不阻碍胆管探子和导尿管通过,此时手感更为准确。还应再次强调,无论采用导尿管、Bakes 扩张器,或手指伸入探查,都不能准确了解有无胆管残留结石或狭窄,特别是肝内胆管的状况。而术中胆管镜观察和取石,可以弥补这一不足,有效减少或避免残留结石。北京大学第三医院手术治疗 1589 例原发性肝胆管结石病例,单纯外科手术未使用胆管镜检查取石的 683 例中,残留结石达 42.8%(292/683)。术中术后联合使用胆管镜检查碎石取石的 906 例中,残留结石仅 2.1%(19/906)。因此择期胆管探查手术,常规进行胆管镜检查取石具有重要意义。

胆总管切开探查后,是否放置胆管引流意见不一致。目前认为不放置胆管引流,仅适于单纯性胆总管内结石(主要是继发结石),胆管系统基本正常。确切证明无残留结石、无胆管狭窄(特别是无胆总管下段或乳头狭窄)、无明显胆管炎等少数情况。可以缩短住院时间,避免胆管引流的相关并发症。严格掌握适应证的情况下可以即期缝合胆总管。在缝合技术上最好使用无创伤的带针细线,准确精细严密缝合胆总管切口,预防胆汁溢出。但应放置肝下腹腔引流,以便了解和引出可能发生的胆汁溢出。

胆总管探查取石放置 T 型管引流,是多年来传统的方法。可以有效防止胆汁外渗,避免术后胆汁性腹膜炎和局部淤胆感染,安全可靠,并可在术后通过 T 型管了解和处理胆管残留结石等复杂问题。特别是我国原发性胆管结石发病率高,并存肝内胆管结石和肝内外胆管扩张狭窄等复杂病变者较多,很难保证胆总管探查术中都能完善处理。因此大多数情况下仍应放置 T 型管引流为妥。T 型管材料应选择乳胶管,容易引起组织反应,一般在 2~3 周可因周围粘连形成窦道。用硅胶管或聚乙烯材料的 T 形管,组织反应轻,不易形成窦道,拔管后发生胆汁性腹膜炎的机会较多,不宜采用。T 型管的粗细,应与胆总管内腔相适应。经修剪后放入胆总管的短臂直径不宜超过胆管内径,以免缝合胆管时有张力。因为张力过大、过紧,有可能导致胆管壁血供不足或裂开、胆汁溢出和日后发生胆管狭窄。若有一定程度胆总管扩张者,最好选用 22~24F 的 T 型管,以便术后用纤维胆管镜经窦道取石。缝合胆总管切口,以 00 或 000 号的可吸收线为好。因为丝线等不吸收线的线结有可能进入胆总管内成为结石再发的核心。胆总管缝合完成后,可经T 管长臂,轻轻缓慢注入适量生理盐水试验是否缝合严密,若有漏水应加针严密缝合,以免术后发生胆汁渗漏。关腹前将 T 型管长臂和肝下腹腔引流管另戳孔引出体外,以免影响腹壁切口一期愈合。

(三)腹腔镜胆总管探查取石

主要适于单纯性胆总管结石,并经术前或术中胆管造影证明确无胆管系统狭窄和肝内胆管多发结石者。因此这一方法多数为继发性胆总管结石行腹腔镜胆囊切除术时探查胆总管。切开胆总管后多数需要经腹壁戳孔放入纤维胆管镜用取石网篮套取结石,难度较大,需要有熟练的腹腔镜手术基础。取出结石后可根据具体情况决定直接缝合胆总管切口或放置 T 型管引流。

(四)胆总管下段狭窄、梗阻的处理

无论原发性或继发性胆总管结石并胆总管明显扩张者,常有并存胆总管下端狭窄梗阻的可能。术中探查证实胆总管下端明显狭窄、梗阻者,应同时行胆肠内引流术,建立通畅的胆肠通道。

1.胆总管十二指肠吻合术

手术比较简单、方便、易行,早期效果较好,过去常被采用。但因这一术式不可避免发生胆管反流或反流性胆管炎,反复炎症容易导致吻合口狭窄,复发结石,远期效果欠佳。特别是吻合口上端胆管存在狭窄或肝内胆管残留结石未取净者,往往反复发生严重胆管炎或胆源性肝脓肿。学者总结 72 例胆总管十二指肠吻合术后平均随访 5 年半的效果,优良仅占 70.8%,死于重症胆管炎或肝脓肿者占 6.3%。分析研究远期效果不良的原因:吻合口上端胆管存在不同程度的狭窄或残留结石占 52.7%,吻合口狭窄占 21%,单纯反流性胆管炎占 26.3%。因此,胆总管十二指肠吻合术今已少用。目前多主张仅用于年老、体弱、难以耐受较复杂的手术并已明确吻合口以上胆管无残留结石、无狭窄梗阻者。吻合口径应在 3 cm 以上,防止日后回缩狭窄。

2.胆总管十二指肠间置空肠吻合术

将一段长 20～30 cm 带血管的游离空肠两端分别与胆总管和十二指肠吻合,形成胆总管与十二指肠间用空肠架桥式的吻合通道。虽然在与十二指肠吻合处做成人工乳头或延长空肠段达 50～60 cm,仍难以有效防止胆管反流并易引起胆汁在间置空肠段内滞留、增加感染因素。手术过程也比较复杂,远期效果和手术操作并不优于胆总管空肠吻合术。目前较少采用。

3.胆总管空肠 Roux-en-Y 吻合术

利用空肠与胆总管吻合,容易实现 5 cm 以上的宽大吻合口,有利于防止吻合口狭窄。空肠的游离度大、操作方便、灵活,尤其并存肝总管、肝门以上肝胆管狭窄或肝内胆管结石者,可以连续切开狭窄的肝门及左右肝管乃至Ⅲ级肝胆管,解除狭窄,取出肝内结石,建立宽畅的大口吻合。适应范围广、引流效果好。辅以各种形式的防反流措施,防止胆管反流和反流性胆管炎,是目前最常用的胆肠内引流术式。

4.Oddi 括约肌切开成形术

早年较多用于胆总管末端和乳头狭窄患者,切开十二指肠行 Oddi 括约肌切开、成形。实际上如同低位胆总管十二指肠吻合,而且操作较十二指肠吻合复杂、较易发生再狭窄,远期效果并不优于胆总管十二指肠吻合术。特别是近年来 EST 成功用于临床和逐渐普及,不开腹、创伤小、受欢迎。适于 Oddi 括约肌切开的病例,几乎均可采用 EST 代替,并能获得同样效果,因此开腹 Oddi 括约肌切开成形术已极少采用。

第五节　肝胆管结石

肝胆管结石(intrahepatic lithiasis)亦即肝内胆管结石,是指肝管分叉部以上原发性胆管结石,绝大多数是以胆红素钙为主要成分的色素性结石。虽然肝内胆管结石属原发性

胆管结石的一部分,有其特殊性,但若与肝外胆管结石并存,则常与肝外胆管结石的临床表现相似。由于肝内胆管深藏于肝组织内,其分支及解剖结构复杂,结石的位置、数量、大小不定,诊断和治疗远比单纯肝外胆管结石困难,至今仍然是肝胆系统难以处理、疗效不够满意的疾病。

一、病因和发病情况

原发性肝内胆管结石的病因和成石机制,尚未完全明了。目前比较肯定的主要因素为胆系感染、胆管梗阻、胆汁淤滞、胆管寄生虫病、代谢因素、胆管先天性异常等。

几乎所有肝胆管结石患者都有不同程度的胆管感染,胆汁细菌培养阳性率达 $95\%\sim100\%$。细菌谱以大肠杆菌、克雷白菌属和脆弱类杆菌等肠道细菌为主。这些细菌感染时所产生的细菌源性 β-葡萄糖醛酸苷酶(β-glucuronidase,β-G)和由肝组织释放的组织源性 β-G,可将双结合胆红素分解为单结合胆红素,再转变成非结合胆红素。它与胆汁中的钙离子结合,形成不溶解的胆红素钙。当胆管中的胆红素钙浓度增加处于过饱和状态,则可沉淀并形成胆红素钙结石。在胆红素钙结石形成的过程中,尚与胆汁中存在的大分子物质——黏蛋白、酸性黏多糖和免疫球蛋白等形成支架结构并与钙、钠、铜、镁、铁等金属阳离子聚合有关。

胆管寄生虫病与肝胆管结石形成的关系,已得到确认。已有许多资料证实在一些胆管结石的标本内见到蛔虫残体。显微镜下观察,在结石的核心中找到蛔虫的角质层残片或蛔虫卵等。1983—1985 年的全国调查资料中,$26\%\sim36\%$ 的原发性胆管结石患者有胆管蛔虫病史。推测蛔虫或肝吸虫的残骸片段、虫卵等为核心,由不定形的胆色素颗粒或胆红素钙沉淀堆积,加上炎症渗出物、坏死组织碎片、脱落细胞、黏蛋白和胆汁中其他固定成分沉淀形成结石。

胆管梗阻、胆流不畅、胆汁淤滞是发生肝内胆管结石的重要因素和条件。胆汁淤滞、积聚或流速减慢,一方面为成石物质的聚集、沉淀提供了条件,另一方面也是发生和加重感染的重要因素。正常情况下,胆管内胆汁的流动呈层流状态。胆汁中的固体质点沿各自流线互相平行移动,胆汁中的固体成分不易发生聚合。当肝胆管发生狭窄或汇合异常等因素,上端胆管扩张,胆汁停滞;胆管狭窄或扩张后胆汁流动可出现环流现象,有利于成石物质集结,聚合形成结石。胆汁淤滞的原因,多为胆管狭窄、结石阻塞、胆管或血管的先天异常,如肝内胆管的解剖变异,血管异位压迫胆管导致胆流不畅。结石和炎症往往并发或加重狭窄,互为因果,逐渐加重病理和病程进展。

我国各地肝内胆管结石的调查结果,农民所占的比例较多,达 $50\%\sim70\%$。提示肝内胆管结石的发生可能与饮食结构、机体代谢、营养水准和卫生条件等因素有关。

我国和东亚、东南亚一些国家和地区,均属肝内胆管结石的高发区。据 1983—1985 年全国调查结果和近年收集的资料,我国肝内胆管结石占胆系结石病的 $16.1\%\sim18.2\%$,但存在明显的地区差别:华北和西北地区仅 4.1% 和 4.8%,华中和华南地区高达 25.4% 和 30.5%。虽然目前我国尚缺乏人群绝对发病率的资料,但就近年国内文献表明,肝内胆管结石仍然是肝胆系统多见的、难治性的主要疾病之一。

二、病理生理改变

肝胆管结石的基本病理改变是由于结石引起胆管系统的梗阻、感染,导致胆管狭窄、扩张,肝脏纤维组织增生、肝硬化、萎缩,甚至癌变等病理改变。

肝内胆管结石 2/3 以上的患者伴有肝门或肝外胆管结石。据全国调查资料 78.3% 合并肝外胆管结石,昆明某医院 559 例肝内胆管结石的资料中有 3/4(75.7%)同时存在肝外胆管结石。因此有 2/3～3/4 的病例可以发生肝门或肝外胆管不同程度的急性或慢性梗阻,导致梗阻以上的胆管扩张,肝脏淤胆,肝大、肝功损害,并逐渐加重肝内汇管区纤维组织增生。胆管梗阻后,胆管压力上升,当胆管内压力高达 2.94 kPa(300 mmH$_2$O)时肝细胞停止向毛细胆管内分泌胆汁。若较长时间不能解除梗阻,最后难免出现胆汁性肝硬化、门静脉高压、消化道出血、肝功障碍等。若结石阻塞发生在肝内某一叶、段胆管,则梗阻引发的改变主要局限于相应的叶、段胆管和肝组织。最后将导致相应的叶、段肝组织由肥大、纤维化至萎缩,丧失功能。相邻的叶、段肝脏可发生增生代偿性增大。如左肝萎缩则右肝代偿性增大。由于右肝占全肝的 2/3,右肝严重萎缩则左肝及尾叶常发生极为明显的代偿增大。这种不对称性的增生、萎缩,常发生以下腔静脉为中轴的肝脏转位,增加外科手术的困难。

感染是肝胆管结石难以避免的伴随病变和临床主要表现之一。炎症改变累及肝实质。胆管结石与胆系感染多同时并存,急性、慢性的胆管炎症往往交替出现、反复发生。若结石严重阻塞胆管并发感染,即成梗阻性化脓性胆管炎,并可累及毛细胆管,甚至并发肝脓肿。较长时间的严重梗阻、炎症,感染的胆汁、胆沙、微小结石,可经小胆管通过坏死肝细胞进入肝中央静脉,造成胆沙血症、败血症、肺脓肿和全身性脓毒症、多器官衰竭等严重后果。反复急慢性胆管炎的结果,多为局部或节段性胆管壁纤维组织增生,管壁增厚。逐渐发生纤维瘢痕组织收缩,管腔缩小,胆管狭窄。这种改变多发生在结石部位的附近或肝的叶、段胆管汇合处,如肝门胆管、左右肝管或肝段胆管口等部位。我国 4197 例肝内胆管结石手术病例的资料,合并胆管狭窄平均占 24.28%,高者达 41.96%。昆明某医院 1448 例中合并胆管狭窄者占 43.8%,日本 59 例肝内胆管结石合并胆管狭窄占 62.7%。可见肝胆管结石合并胆管狭窄的发生率很高。狭窄部位的上端胆管多有不同程度的扩张,胆汁停滞,进一步促进结石的形成、增大、增多。往往在狭窄、梗阻胆管的上端大量结石堆积,加重胆管感染的程度和频率。肝胆管结石的病情发展过程中结石、感染、狭窄互为因果,逐渐地不断地加重胆管和肝脏的病理改变,肝功损毁,最终导致肝叶或肝段纤维化或萎缩。

长期慢性胆管炎或急性炎症反复发生,有些病例的整个肝胆管系统,直至末梢胆管壁及其周围组织炎性细胞浸润,胆管内膜增生,管壁增厚纤维化,管腔极度缩小甚至闭塞,形成炎性硬化性胆管炎的病理改变。

肝内胆管结石合并胆管癌,是近年来才被广泛重视的一种严重并发症。其发生率各家报告的差别较大,从 0.36%～10% 不等。这可能与诊断和治疗方法不同、病程长短等因素有关。

三、临床表现

肝胆管结石虽然以 30～50 岁的青壮年多发,但亦可发生在任何年龄。女性略多于男性,男女比例约为 0.72：1。

(一)合并肝外胆管结石表现

肝内胆管结石的病例中有 2/3～3/4 与肝门或肝外胆管结石并存。因此大部分病例的临床表现与肝外胆管结石相似。常表现为急性胆管炎、胆绞痛和梗阻性黄疸。其典型表现按严重程度,可出现 Charcot 三联征(疼痛、畏寒发热、黄疸)或 Reynolds 五联征(前者加感染性休克和意识改变)、肝大等。有些患者在非急性炎症期可无明显症状,或仅有不同程度的右上腹隐痛,偶有不规则的发热或轻、中度黄疸,消化不良等症状。

(二)不合并肝外胆管结石表现

不伴肝门或肝外胆管结石,或虽有肝外胆管结石,而胆管梗阻、炎症仅发生在部分叶、段胆管时,临床表现多不典型。常不被重视,容易误诊。单纯肝内胆管结石、无急性炎症发作时,患者可以毫无症状或仅有轻微的肝区不适、隐痛,往往在 B 超、CT 等检查时才被发现。

一侧肝内胆管结石发生部分叶、段胆管梗阻并急性感染,引起相应叶、段胆管区域的急性化脓性胆管炎(acute obstructive suppurating hepatocholangitis,AOSHC)。其临床表现,除黄疸轻微或无黄疸外,其余与急性胆管炎相似。严重者亦可发生疼痛、畏寒、发热、血压下降、感染性休克或意识障碍等重症急性胆管炎的表现。右肝叶、段胆管感染、炎症,则以右上腹或肝区疼痛并向右肩、背放散性疼痛和右肝大为主。左肝叶、段胆管梗阻、炎症的疼痛则以中上腹或剑突下疼痛为主,多向左肩、背放散,左肝大。由于一侧肝叶、段胆管炎,多无黄疸或轻微黄疸,甚至疼痛不明显,或疼痛部位不确切,常被忽略,延误诊断,应予警惕。一侧肝内胆管结石并急性感染,未能及时诊断有效治疗,可发展成相应肝脏叶、段胆管积脓或肝脓肿。长时间消耗性弛张热,逐渐体弱、消瘦。

反复急性炎症必将发生肝实质损害,肝包膜、肝周围炎和粘连。急性炎症控制后,亦常遗留长时间不同程度的肝区疼痛或向肩背放散痛等慢性胆管炎症的表现。

(三)腹部体征

非急性肝胆管梗阻、感染的肝内胆管结石患者,多无明显的腹部体征。部分患者可有肝区叩击痛或肝大。左右肝内存在广泛多发结石,长期急慢性炎症反复交替发作者,可有肝、脾肿大,肝功能障碍,肝硬化,腹水或上消化道出血等门静脉高压征象。

肝内胆管急性梗阻并感染患者,多可扪及右上腹及右肋缘下明显压痛、肌紧张或肝大。同时存在胆总管结石和梗阻,有时可扪及肿大的胆囊或 Murphy 征阳性。

四、诊断

由于肝内胆管解剖结构复杂,结石多发,分布不定,治疗困难,因此对于肝内胆管结石的诊断要求极高。应在手术治疗之前全面了解肝内胆管解剖变异,结石在肝内胆管具体位置、数量、大小、分布以及胆管和肝脏的病理改变。如肝胆管狭窄与扩张的部位、范围、程度、肝叶、段增大、缩小、硬化、萎缩或移位等状况,以便合理选择手术方法,制订手术方案。

肝内胆管结石常可落入胆总管,形成继发于肝内胆管的胆总管结石或同时伴有原发性胆总管结石。故所有胆、总管结石患者都有肝内胆管结石可能,均应按肝内胆管结石的诊断要求进行各种影像学检查。

(一)病史

要详细询问病史,重视临床表现。

(二)实验室检查

慢性期可有贫血、低蛋白血症。急性感染期多有白细胞增高,血清转氨酶、胆红素增高。严重急性感染菌血症者,血液培养常有致病菌生长。

(三)影像学检查

最后确定诊断并明确结石和肝胆系统的病理状况,主要依靠现代影像学检查。

1.B 型超声波检查

简便、易行、无创。对肝内胆管结石的阳性率为 70% 左右。影像特点是沿肝胆管分布的斑点状或条索状、圆形或不规则的强回声、多数伴有声影,其远端胆管多有不同程度的扩张。但不足之处是难以准确了解结石在胆管内的具体位置、数量和胆管系统的变异和病理状况,并易与肝内钙化灶混淆,难以满足外科治疗的要求。

2.CT 扫描

肝内胆管结石 CT 检查的敏感性和准确率平均 80%,略高于超声波检查。一般结石密度高于肝组织,对于一些含钙少,散在、不成型的泥沙样胆色素结石可呈低密度。在扩张胆管内的结石容易发现,但不伴胆管扩张的小结石不易与钙化灶区别。对于伴有肝内胆管明显扩张、肝脏局部增大、缩小、萎缩或并发脓肿甚至癌变者,CT 检查有很高的诊断价值。但不能准确了解肝胆管的变异和结石在肝胆管内的准确位置和分布。

3.经皮肝穿刺胆系造影(percutaneous transhepatic cholangiography,PTC)和经内镜逆行胆胰管造影(endoscopic retrograde cholangiopancreatography,ERCP)

PTC 成功后肝胆管的影像清晰,对肝胆管的狭窄、扩张、结石的诊断准确率达 95% 以上。伴有肝胆管扩张者穿刺成功率 90% 以上,但无胆管扩张者成功率较低,约 70%。此检查有创,平均有 4% 较严重并发症及 0.13% 的死亡率。不适于有凝血机制障碍、肝硬化和腹水的病例。ERCP 的成功率在 86%~98%,并发症约 6%,但一般比 PTC 的并发症轻,死亡率约 8/10 万。相比之下,ERCP 比 PTC 安全。但若肝门或肝外胆管狭窄者,肝内胆管显影不良或不显影。因此 ERCP 还不能完全代替 PTC。

阅读分析胆系造影片时应特别注意肝胆管的正常典型分支及变异,仔细辨明各叶段胆管内结石的具体位置、数量、大小、分布以及肝胆管狭窄、扩张的部位、范围、程度和移位等。若某一叶段胆管不显影或突然中断,很可能因结石阻塞或严重狭窄,应在术中进一步探明。因此显影良好的胆系造影是诊断肝内胆管结石病不可缺少的检查内容。

4.磁共振胆系成像

磁共振胆系成像(MR cholangiography,MRC)可以清楚显示肝胆管系统的影像,无创。用于胆管肿瘤等梗阻性黄疸的影像诊断很有价值。但对于胆固醇和钙质含量少的结石,仅表现为低或无 MR 信号的圆形或不规则形阴影和梗阻以远的胆管扩张。对肝胆管结石的诊断不如 PTC 和 ERCP 清晰。

5.影像检查鉴别结石和钙化灶

目前 B 超和 CT 已广泛用于肝胆系统的影像诊断,或一般体检的检查内容。由于肝内胆管结石和钙化灶在 B 超和 CT 的影像表现相似,常引起患者不安,需要鉴别。一般情况下肝内钙化无胆管梗阻、扩张及感染症状,鉴别不难。但遇无明显症状和无明显胆管扩张的肝内胆管结石或多发成串排列的钙化灶,在 B 超、CT 影像中难以准确区别。昆明某医院曾总结 B 超或 CT 检查报告为肝内胆管结石或钙化灶的225例进行了 ERCP 或肝区 X 线平片检查,结果证实有 73.8%(166/225)属肝内胆管结石,26.2%(59/225)为肝内钙化病灶。ERCP 显示钙化灶在肝胆管外、结石在肝胆管内。钙化灶多可在 X 线平片上显示肝内胆管结石 X 线平片为阴性,因此最终需要显影良好的胆系造影和/或 X 线平片才能区别。

6.术中诊断

由于肝内胆管的解剖结构、结石状况复杂病情因素或设备条件限制,有时未能在术前完成准确定位诊断的检查。有的术前虽已进行 ERCP 或 PTC 等影像检查,但结果并不满意,或术中发现新的病理状况或定位诊断与术前诊断不相符合等情况时,则需在术中进行胆系影像学检查,进一步明确诊断。胆管探查取石后,不能确定结石是否取净或疑有其他病理因素者,最好在术中重复影像检查,以求完善术中措施。

术中常用的影像检查方法有术中胆管造影、术中胆管镜检查和术中 B 超检查,可根据具体情况和设备条件选择。一般常用术中胆管造影,影像清晰,准确率高。术中胆管镜检查发现结石,可随即取出,兼有诊断与治疗两者的功能。

五、手术治疗

由于肝内胆管的解剖结构和结石的部位和分布复杂多样,并发胆管狭窄的发生率高,取石困难。残留和再发结石率高,迄今治疗效果尚不够满意。目前仍然是肝胆系统难治性疾病之一。

(一)术前准备

肝内胆管结石,特别是复杂性肝内胆管结石病情复杂,手术难度大,时间长,对全身各系统功能的影响和干扰较大。除按一般常规手术的术前准备外,还应特别注意下列问题。

(1)改善全身营养状况:肝内胆管结石常反复发作胆管炎或多次手术,长期慢性消耗,多有贫血、低蛋白等营养状况不佳。术前应给予高蛋白、高碳水化合物饮食,补充维生素。有低蛋白血症或贫血者应从静脉补充人体清蛋白、血浆或全血,改善健康状况,提高对手术创伤的耐受性和免疫功能。

(2)充分估计和改善肝、肾功能、凝血机制:术前要求肝、肾功能基本正常,无腹水。凝血酶原时间和凝血酶时间在正常范围。

(3)重视改善肺功能:肝胆系统手术,对呼吸功能影响较大,易发生肺部并发症。术前应摄胸片,必要时检查肺功能。有慢性支气管炎或肺功能较差,应在术前治疗基本恢复后进行手术。

（4）抗感染治疗：肝内胆管结石，多有肠道细菌的感染因素存在，术前应使用对革兰阴性细菌和厌氧菌有效的抗菌药物，控制感染。

（二）麻醉

可根据病情、术前诊断、估计手术的复杂程度选择麻醉。若为单纯切开肝门或肝外胆管取石，连续硬膜外麻醉多可完成手术。但肝内胆管结石多为手术复杂、时间较长，术中需要严密监控呼吸、循环状况，选择气管内插管全身麻醉比较安全。

（三）体位和切口

一般取仰卧位或右侧抬高 20°～30°的斜卧位。若遇体形宽大或肥胖患者，适当垫高腰部或升高肾桥便以操作。切口最好选择右肋缘下斜切口，必要时向左肋缘延伸呈屋顶式。如果术前能够准确认定右肝内无胆管狭窄等病变存在，手术不涉及右肝者，也可采用右上腹经腹直肌切口，必要时向剑突方向延伸，亦可完成左肝切除或左肝内胆管切开等操作。

（四）手术方式的选择

肝内胆管结石手术治疗的原则和目的是：取净结石、解除狭窄、去除病灶、胆流通畅和防止感染。为了达到上述目的，需要根据结石的部位、大小、数量、分布范围和肝胆管系统、肝脏的病理改变以及患者的全身状况综合分析，选择合理、疗效佳的手术方式。

治疗肝内胆管结石的术式较多，目前较常用的主要术式有：胆管切开取石、引流，胆管整形，胆肠吻合，肝叶、肝段切除等基本术式和这几种术式基础上的改进术式，或几种术式的联合手术。

1.单纯肝外胆管切开取石引流术

仅适用于不伴肝内外胆管狭窄，Oddi 括约肌功能和乳头正常，局限于肝门和左右肝管并容易取出的结石。取石后放置 T 形管引流。

2.肝外胆管切开、术中、术后配合使用纤维胆管镜取石引流术

适用于肝内Ⅱ、Ⅲ级以上胆管结石并有一定程度的胆管扩张，允许胆管镜到达结石部位附近，而无明显肝胆管狭窄或肝组织萎缩者。取石后放置 T 形管引流。若术后经 T 形管造影发现残留结石，仍可用纤维胆管镜通过 T 形管的窦道取石。昆明某医院按此适应证的 461 例，平均随访 5 年半的优良效果达 85.7%。

3.肝叶、肝段切除术

1957 年我国首次报道用肝叶切除术治疗肝内胆管结石，今已得到确认和普遍采用。肝切除可以去除病灶，效果最好，优良达 90%～95%。其最佳适应证为局限性的肝叶肝段胆管多发结石，合并该叶段胆管明显狭窄或已有局部肝组织纤维化、萎缩者。对于肝内胆管广泛多发结石或合并多处肝胆管狭窄者，则需与其他手术方法联合使用，才能充分发挥其优越性。

4.狭窄胆管切开取石、整形

单纯胆管切开取石、整形手术，不改变胆流通道，保留 Oddi 括约肌的生理功能为其优点。但此法仅适于肝门或肝外胆管壁较薄、瘢痕少、范围小的单纯环状狭窄。取石整形后应放置支撑管半年以上。对于狭窄部胆管壁厚或其周围结缔组织增生、瘢痕多、狭窄

范围大者,日后瘢痕收缩、容易再狭窄。因此大多数情况下,胆管狭窄部整形应与胆肠吻合等联合应用,才能获得远期良好的效果。

5.胆管肠道吻合术

胆肠吻合的目的是解除胆管狭窄、重建通畅的胆流通道,并有利于残留或再发结石排入肠道,目前已广泛应用于治疗肝胆管结石并狭窄者。胆肠吻合的手术方式包括胆总管十二指肠吻合、胆管空肠 Roux-en-Y 吻合、胆管十二指肠空肠间置三种基本形式,或在此基础上设置空肠皮下盲瓣等改进的术式。

(1)胆总管十二指肠吻合术:不可避免地发生明显的十二指肠内容物向胆管反流。此术式用于肝内胆管结石的优良效果仅为 42%～70%。不适于难以取净的肝内胆管结石或合并肝门以上的肝内胆管狭窄、肝萎缩者。对于无肝门、肝内胆管狭窄或囊状扩张、不伴肝纤维化、肝萎缩、肝脓肿,并已确认结石取净无残留结石,仅单纯合并胆总管下段狭窄者,可以酌情选用。总之肝内胆管结石在多数情况下不宜采用这一术式,应当慎重。

(2)胆管空肠 Roux-en-Y 吻合术:空肠袢游离性好、手术的灵活度大,几乎适用于各部位的胆管狭窄。无论肝外、肝门和肝内胆管狭窄段切开,取出结石后均可将切开的胆管与空肠吻合。可以达到解除狭窄、胆流通畅的目的。辅于各种形式的防反流措施,可以减轻胆管反流,减少反流性胆管炎。优良效果为85%～90%。

(3)胆管十二指肠空肠间置术:适应证和效果与胆管空肠 Roux-en-Y 吻合相近,但其胆管反流和胆汁淤积比 Roux-en-Y 吻合明显,较少采用。

6.游离空肠通道式胆管造口成形术

切取带蒂的空肠段 12～15 cm,远侧端与切开的肝胆管吻合,近端缝闭成盲瓣留置于腹壁皮下。既可解除肝胆管狭窄又保留 Oddi 括约肌的正常功能。日后再发结石,可通过皮下盲瓣取石。适于胆总管下段、乳头无狭窄和 Oddi 括约肌正常者。

7.肝内胆管结石并感染的急诊手术

肝内胆管结石并发梗阻性的重症急性胆管炎,出现高热、休克或全身性严重中毒症状,非手术治疗不能缓解者,常需急诊手术。急诊情况下,不宜进行复杂手术。一般以解除梗阻、疏通胆管引流胆汁为目的。应根据梗阻部位选择手术方式。肝外胆管、肝门胆管或左右胆管梗阻,一般切开肝外或肝门胆管可以取出结石,放置 T 型管引流有效。肝内叶、段胆管梗阻,切开肝外或肝门胆管取石困难者,可在结石距肝面的浅表处经肝实质切开梗阻的肝胆管,取出结石后放置引流管。待病情好转、恢复后 3 个月以上再行比较彻底的根治性手术为妥。

第六节　　肝硬化门静脉高压症

一、病因及分类

按门静脉血流受阻部位不同,门静脉高压症可分为肝前型、肝内型和肝后型 3 类。肝内型在我国最常见,占 95%以上。在肝内型,按病理形态的不同又可分为窦前阻塞、肝窦和窦后阻塞三种。窦前型以及窦后型梗阻可以发生在肝内或肝外。这种分类方法的实用价值在于将非肝硬化性门脉高压症（窦前型）与肝细胞损害造成的门脉高压症（窦型和窦后型）区别开来。

（一）肝前型

肝前型主要病因是门静脉主干的血栓形成（或同时有脾静脉血栓形成存在），在儿童中约占 50%，这种肝前阻塞同样使门静脉系的血流受阻，门静脉压增高。

（1）腹腔内的感染，如阑尾炎、胆囊炎等或门静脉、脾静脉附近的创伤都可引起门静脉主干的血栓形成。门静脉血栓形成后，在肝门区形成大量侧支循环血管丛，加之门静脉主干内的血栓机化、再通，状如海绵，因而称为门静脉海绵样变。

（2）先天性畸形，如门静脉主干的闭锁、狭窄或海绵窦样病变，也是肝前型门静脉高压症的常见原因。

（3）单纯脾静脉血栓形成常继发于胰腺炎症或肿瘤，结果是胃脾区的静脉压力增高，而此时肠系膜上静脉和门静脉压力正常，左侧胃网膜静脉成为主要侧支血管，胃底静脉曲张较食管下段静脉曲张更为显著，单纯脾切除即可消除门静脉高压，这是一种特殊类型的门静脉高压症，称为左侧门静脉高压症。

这种肝外门静脉阻塞的患者，肝功能多正常或轻度损害，预后较肝内型好。在成年人中，最常见的原因是恶性肿瘤引起的门静脉内血栓形成，其他引起门静脉内血栓形成的原因有：红细胞增多症、胰腺炎、门脉周围淋巴结病。这种患者通常门静脉压升高，而肝静脉楔压正常，肝实质无损害。另外由于凝血机制未受损害，这种患者如发生食管静脉曲张破裂出血，往往可以通过非手术治疗得到控制。

（二）肝后型

肝后型是由于肝静脉和（或）其开口以及肝后段下腔静脉阻塞性病变引起的，其典型代表就是巴德-吉利亚综合征，这是由肝静脉、下腔静脉直至下腔静脉汇入右心房处任何水平的梗阻引起的一组综合征。其病因不明，但往往与肾上腺和肾肿瘤、创伤、妊娠、口服避孕药、肝细胞癌、静脉阻塞性疾病、急性酒精性肝炎以及肝静脉内膜网状组织形成有关。临床上首先表现为腹水，伴有轻度肝功能异常。由于肝尾叶静脉多独立于肝内其他静脉汇入下腔静脉，病变往往不累及此静脉，所以肝扫描仅见肝尾叶放射性密集。血管造影可以发现肝静脉或下腔静脉内血栓。肝活检表现为特征性的中央静脉扩张伴小叶中心性坏死。

（三）肝内型

肝内型包括窦前、肝窦和窦后阻塞 3 种。

1.肝内窦前型梗阻

（1）最主要的病因是血吸虫病（世界范围内门脉高压症最常见的病因）。血吸虫病患者血吸虫卵沉积在肝内门静脉，引起门静脉壁肉芽肿性炎症反应，进而发生纤维化及瘢痕化，最终导致终末门静脉梗阻。而患有骨髓增生性疾病时，原始细胞物质在门静脉区的沉积也可以造成窦前型门脉高压症。也表现为直接门静脉压升高，肝静脉楔压正常，肝实质无损害。食管静脉曲张破裂出血，也往往可以通过非手术治疗得到控制。

（2）造成窦前型门脉高压症的另一个常见原因是先天性肝纤维化，这是由于广泛浓密的纤维索条包绕、压迫门静脉，导致其梗阻造成的。

（3）慢性的氯乙烯和砷化物中毒也可以引起肝内门静脉纤维化、肉芽肿形成，压迫门静脉，导致窦前型梗阻。

（4）原发性胆汁性肝硬化在形成再生结节以前，也是由肝内门静脉纤维化造成的窦前型梗阻。

2.肝内窦型梗阻

肝内窦型梗阻往往是由乙型、丙型病毒性肝炎和急性酒精中毒引起的肝硬化发展而来，一般不仅仅是窦型梗阻，多表现为窦前型、窦型、窦后型的复合型梗阻，只是为区别于单独的窦前型梗阻和窦后型梗阻而称之为窦型梗阻。主要病变是肝小叶内纤维组织增生和肝细胞再生。由于增生纤维索和再生肝细胞结节（假小叶）的挤压，使肝小叶内肝窦变或闭塞，以致门静脉血不易流入肝小叶的中央静脉或小叶下静脉，血流淤滞，门静脉压就增高。又由于很多肝小叶内的肝窦变窄或闭塞，导致部分压力高的肝动脉血流经肝小叶间汇管区的动静脉交通支而直接反注入压力低的门静脉小分支，使门静脉压增高。由于患者往往表现为不同程度的肝损害以及凝血机制障碍，食管静脉曲张破裂出血，故一般较难通过非手术治疗控制。

3.肝内窦后型梗阻

肝内窦后型梗阻往往不是一个独立的现象，其处理也往往很困难。其病因包括酒精性和坏死后性肝硬化以及血红蛋白沉着症。病理表现主要是酒精性肝炎引起中心玻璃样硬化以及再生结节压迫肝实质导致肝小叶内肝小静脉消失。

另外，肝内淋巴管网同样可被增生纤维索和再生肝细胞结节压迫而扭曲、狭窄，导致肝内淋巴回流受阻。肝内淋巴管网的压力显著增高，这对门静脉压的增高也有影响。

二、病理

门静脉高压症形成后，可以发生下列病理变化。

（一）脾大、脾功能亢进

门静脉系压力增高，加之其本身无静脉瓣，血流淤滞，可出现充血性脾大。长期的脾窦充血引起脾内纤维组织增生和脾组织再生继而发生不同程度的脾功能亢进。长期的充血还可引起脾周围炎，发生脾与膈肌间的广泛粘连和侧支血管形成。

（二）交通支扩张

由于正常的肝内门静脉通路受阻，门静脉又无瓣膜，为了疏通淤滞的门静脉血到体循环去，门静脉系和腔静脉系间存在的上述4个交通支（胃底、食管下段交通支，直肠下端、肛管交通支，前腹壁交通支，腹膜后交通支）大量开放，并扩张、扭曲形成静脉曲张。临床上特别重要的是胃冠状静脉、胃短静脉与奇静脉分支间的交通支，也就是食管胃底静脉丛的曲张。它离门静脉和腔静脉主干最近，压力差最大，因而受门静脉高压的影响也最早、最显著。由于静脉曲张导致黏膜变薄所以易被粗糙食物所损伤；又由于胃液反流入食管，腐蚀已变薄的黏膜；特别在恶心、呕吐、咳嗽等使腹腔内压突然升高，门静脉压也随之突然升高时，就有可能引起曲张静脉的突然破裂，导致急性大出血。其他交通支也可以发生扩张,如直肠上、下静脉丛的扩张可以引起继发性痔;脐旁静脉与腹上、下深静脉交通支的扩张,可以引起腹壁脐周静脉曲张,所谓海蛇头症;腹膜后静脉丛也明显扩张、充血。

(三)腹水

门静脉压力升高,使门静脉系统毛细血管床的滤过压增加,组织液吸收减少并漏入腹腔而形成腹水。特别在肝窦和窦后阻塞时,肝内淋巴液产生增多,而输出不畅,因而促使大量肝内淋巴自肝包膜表面漏入腹腔,是形成腹水的另一原因。但造成腹水的主要原因还是肝损害,血浆清蛋白的合成减少,引起血浆胶体渗透压降低,而促使血浆外渗。肝损害时,肾上腺皮质的醛固酮和垂体后叶的抗利尿激素在肝内分解减少,血内水平升高,促进肾小管对钠和水的再吸收,因而引起钠和水的潴留。以上多种因素的综合,就会形成腹水。

(四)门静脉高压性胃病

约 20%的门静脉高压症患者并发门静脉高压性胃病,并且占门静脉高压症上消化道出血的 5%。在门静脉高压时,胃壁淤血、水肿,胃黏膜下层的动-静脉交通支广泛开放,胃黏膜微循环发生障碍,导致胃黏膜防御屏障的破坏,形成门静脉高压性胃病。

(五)肝性脑病

门静脉高压症是由于自身门体血流短路或手术分流,造成大量门静脉血流绕过肝细胞或因肝实质细胞功能严重受损,导致有毒物质(如氨、硫醇和 γ-氨基丁酸)不能代谢与解毒而直接进入人体循环,从而对脑产生毒性作用并出现精神神经综合征,称为肝性脑病,或称门体性脑病。门静脉高压症患者自然发展成为肝性脑病的不到 10%,常因胃肠道出血、感染,过量摄入蛋白质、镇静药、利尿药而诱发。

三、临床表现

门静脉高压症多见于中年男子,病情发展缓慢。症状因病因不同而有所差异,但主要是脾大和脾功能亢进、呕血或黑便、腹水。

(一)脾大和脾功能亢进

所有患者都有不同程度的脾大,大者脾可达盆腔。巨型脾大在血吸虫病性肝硬化中尤为多见。早期,脾质软、活动;晚期,由于纤维组织增生而脾的质地变硬,如脾周围发生粘连可使其活动度减少。脾大常伴有脾功能亢进,白细胞计数降至 $3 \times 10^9/L$ 以下,血小板计数减少至 $(70 \sim 80) \times 10^9/L$,逐渐出现贫血。

(二)食管静脉曲张、破裂出血

呕血和(或)黑便,半数患者有呕血或黑便史,出血量大且急。由于肝损害使凝血酶原合成发生障碍,又由于脾功能亢进使血小板减少,以致出血不易自止。患者耐受出血能力远较正常人差,约 25%患者在第 1 次大出血时可直接因失血引起严重休克或因肝组织严重缺氧引起肝急性衰竭而死亡。由于大出血引起肝组织严重缺氧,容易导致肝性脑病。部分患者出血虽然自止,但常又复发,约半数患者在第 1 次出血后 1~2 年内,可再次大出血。

（三）腹水

约 1/3 患者有腹水，腹水是肝损害的表现。大出血后，往往因缺氧而加重肝组织损害，常引起或加剧腹水的形成。有些"顽固性腹水"很难消退。此外，部分患者还有黄疸、肝大等症状。

体检时如能触及脾，就可能提示有门静脉高压。如有黄疸、腹水和前腹壁静脉曲张等体征，表示门静脉高压严重。如果能触到质地较硬、边缘较钝而不规整的肝脏，肝硬化的诊断即能成立，但有时肝硬化缩小而难以触到。还可有慢性肝病的其他征象如蜘蛛痣、肝掌、男性乳房发育、睾丸萎缩等。

四、诊断及鉴别诊断

根据病史（肝炎或血吸虫）和 3 个主要临床表现：脾大和脾功能亢进，呕血或黑便以及腹水，一般诊断并不困难。但由于个体反应的差异和病程的不同，实验室检查和其他辅助检查有助于确定诊断。下列辅助检查有助于诊断。

（一）血液学检查

脾功能亢进时，血细胞计数减少，以白细胞和血小板计数减少最为明显。出血、营养不良、溶血或骨髓抑制都可以引起贫血。

（二）肝功能检查

常反映在血浆清蛋白降低而球蛋白增高，清蛋白、球蛋白比例倒置。由于许多凝血因子在肝合成，加上慢性肝病患者有原发性纤维蛋白溶解，所以凝血酶原时间可以延长。谷草酸转氨酶和丙氨酸转氨酶超过正常值的 3 倍，表示有明显肝细胞坏死。碱性磷酸酶和 γ-谷氨酸转肽酶显著增高，表示有淤胆。在没有输血因素影响的情况下，血清总胆红素超过 51 μmol/L（3 mg/dL），血浆清蛋白低于 30 g/L，说明肝功能严重失代偿。

肝功能检查并进行分级，可评价肝硬化的程度和肝储备功能，还应做乙型肝炎病原免疫学和甲胎蛋白检查。肝炎后肝硬化患者，HBV 或 HCV 常为阳性。

（三）B 超和多普勒超声

B 超和多普勒超声可以帮助了解肝硬化的程度、脾是否增大、有无腹水以及门静脉内有无血栓等。门静脉高压时，门静脉内径通常不小于 1.3 cm，半数以上患者肠系膜上静脉和脾静脉内径不小于 1 cm。通过彩色多普勒超声测定门静脉血流量是向肝血流还是逆肝血流，对确定手术方案有重要参考价值。Child 肝功能分级 ABC；血清胆红素（μmol/L）低于 34.2、34.2～51.3、超过 51.3；血浆清蛋白（g/L）高于 35、30～35、低于 30；腹水无、易控制、难控制；肝性脑病无、轻昏迷、重昏迷；营养状态优、良、差。

（四）食管钡剂 X 线造影检查

在食管为钡剂充盈时，曲张的静脉使食管的轮廓呈虫蚀状改变；排空时，曲张的静脉表现为蚯蚓样或串珠状负影，阳性发现率为 70%～80%。

（五）腹腔动脉造影的静脉相或直接肝静脉造影

腹腔动脉造影的静脉相或直接肝静脉造影可以使门静脉系统和肝静脉显影，确定静脉受阻部位及侧支回流情况，对于预备和选择分流手术术式等有参考价值。

(六)胃镜检查

胃镜检查能直接观察到曲张静脉情况以及是否有胃黏膜病变或溃疡等,并可拍照或录影。

(七)CT、MRI和门静脉造影

如病情需要,患者经济情况许可,可选择CT、MRI和门静脉造影检查。

1.螺旋CT

螺旋CT可用于测定肝的体积,肝硬化时肝体积明显缩小,如小于750 cm^3,分流术后肝性脑病发生率比肝体积>750 cm^3 者高4.5倍。

2.MRI

MRI不仅可以重建门静脉、准确测定门静脉血流方向及血流量,还可将门静脉高压患者的脑生化成分做出曲线并进行分析,为制订手术方案提供依据。

3.门静脉造影及压力测定

经皮肝穿刺门静脉造影,可以确切地了解门静脉及其分支情况,特别是胃冠状静脉的形态学变化,并可直接测定门静脉压。经颈内静脉或股静脉穿刺,将导管置入肝静脉测定肝静脉楔入压(WHVP),同时测定下腔静脉压(IVP),计算肝静脉压力梯度(HVPG)。由于肝窦和门静脉均无瓣膜,因此肝静脉WHVP可以较准确地反映门静脉压,而HVPG则反映门静脉灌注压。

当急性大出血时,应与胃十二指肠溃疡大出血等鉴别。

五、治疗

治疗门静脉高压症,主要是针对门静脉高压症的并发症进行治疗。

(一)非外科治疗

肝硬化患者中仅有40%出现食管底静脉曲张,而有食管胃底静脉曲张的患者中有50%~60%并发大出血。这说明有食管胃底静脉曲张的患者不一定发生大出血。临床上还看到,本来不出血的患者,在经过预防性手术后反而引起大出血。尤其鉴于肝炎后肝硬化患者的肝损害多较严重,任何一种手术对患者来说都有伤害,甚至引起肝衰竭。因此,对有食管胃底静脉曲张但并没有出血的患者,不宜做预防性手术,重点是内科的护肝治疗。外科治疗的主要目的在于紧急制止食管胃底静脉曲张破裂所致的大出血,而决定食管胃底曲张静脉破裂出血的治疗方案,要依据门静脉高压症的病因、肝功能储备、门静脉系统主要血管的可利用情况和医师的操作技能及经验。评价肝功能储备,可预测手术的后果和非手术患者的长期预后。目前常用Child肝功能分级来评价肝功能储备。Child A级、B级和C级患者的手术病死率分别为0~5%、10%~15%和超过25%。

1.非手术治疗的禁忌证和适应证

(1)对于有黄疸、大量腹水、肝严重受损的患者发生大出血,如果进行外科手术,病死率可为60%~70%。对这类患者应尽量采用非手术疗法。

(2)上消化道大出血一时不能明确诊断者,要一边进行积极抢救,一边进行必要的检查,以明确诊断。

(3)作为手术前的准备工作。食管胃底静脉曲张破裂出血,尤其是对肝功能储备Child C级的患者,尽可能采用非手术治疗。

2.初步处理

(1)输血、输液、防止休克：严密观测血压、脉搏变化。如果收缩压低于 10.7 kPa（80 mmHg），估计失血量达 800 mL 以上，应立即快速输血。适当地输血是必要的，但切忌过量输血，更不能出多少输多少，绝不能认为输血越多越好，因为过多地输血，使血压迅速恢复到出血前水平，常可使因低血压已暂时停止出血的曲张静脉再次出血。必要时可输入新鲜冷冻血浆、血小板，但应避免使用盐溶液，这是因为肝硬化患者多表现为高醛固酮血症，水盐代谢紊乱，盐溶液的输入可以促进腹水的产生。患者如在加强重症监护室（ICU）监护及处理，必要时放置 Swan-Ganz 管，以监测患者的循环状态，指导输液。

(2)血管升压素：可使内脏小动脉收缩，血流量减少，从而减少了门静脉血的回流量，短暂降低门静脉压，使曲张静脉破裂处形成血栓，达到止血作用。常用剂量：每分钟0.2～0.4 U持续静脉滴注，出血停止后减至每分钟 0.1 U，维持 24 小时。使门静脉压力下降约 35%，一半以上的患者可控制出血。对高血压和有冠状血管供血不足的患者不适用。如必要，可联合应用硝酸甘油以减轻血管升压素的不良反应。特利加压素的不良反应较轻，近年来较多采用。生长抑素能选择性地减少内脏血流量，尤其是门静脉系的血流量，从而降低门静脉压力，有效地控制食管胃底曲张静脉破裂大出血，而对心排血量及血压则无明显影响。首次剂量为 $250\mu g$ 静脉冲击注射，以后每小时 $250\mu g$ 持续滴注，可连续用药 3～5 天。生长抑素的止血率（80%～90%）远高于血管升压素（40%～50%），不良反应较少，是目前治疗食管胃底静脉破裂出血的首选药物。

(3)三腔管压迫止血：原理是利用充气的气囊分别压迫胃底和食管下段的曲张静脉，以达止血目的。通常用于对血管升压素或内镜治疗食管胃底曲张静脉出血无效的患者。该管有三腔，一通圆形气囊，充气 150～200 mL 后压迫胃底；一通椭圆形气囊。充气 100～150 mL 后压迫食管下段；一通胃腔，经此腔可行吸引、冲洗和注入止血药。Minnesota管还有第 4 个腔，用以吸引充气气囊以上口咽部的分泌物。

三腔管压迫止血法：先将 2 个气囊各充气约 150 mL，气囊充盈后，应是膨胀均匀，弹性良好。将气囊置于水下，证实无漏气后，即抽空气囊，涂上液状石蜡，从患者鼻孔缓慢地把管送入胃内；边插边让患者做吞咽动作，直至管已插入 50～60 cm，抽到胃内容物为止。先向胃气囊充气 150～200 mL 后，将管向外提拉，感到管子不能再被拉出并有轻度弹力时予以固定，或利用滑车装置，在管端悬以重量约 0.5 kg 的物品，做牵引压迫。接着观察止血效果，如仍有出血，再向食管气囊注气 100～150 mL[压力 1.3～5.3 kPa（10～40 mmHg）]。放置三腔管后，应抽除胃内容物，并用生理盐水反复灌洗，观察胃内有无鲜血吸出。如能清除胃内积血及血凝块，则可利于早期的内镜检查和采取进一步的止血治疗。如无鲜血，同时脉搏、血压渐趋稳定，说明出血已基本控制。有人认为洗胃时加用冰水或血管收缩药，但近来普遍认为这并不能起到止血作用。

三腔管压迫可使 80% 的食管胃底曲张静脉出血得到控制，但约一半的患者排空气囊后又立即再次出血。再者，即使技术熟练的医师使用气囊压迫装置，其并发症的发生率也有 10%～20%，并发症包括吸入性肺炎、食管破裂及窒息。故应用三腔管压迫止血的患者，应放在监护室里监护，要注意下列事项：患者应侧卧或头部侧转，便于吐出唾液，吸尽患者咽喉部分泌物,以防发生吸入性肺炎;要严密观察,谨防气囊上滑堵塞咽喉引起窒息;三腔管一般放置 24 小时,如出血停止,可先排空食管气囊,后排空胃气囊,再观察12～24 小时,如确已止血,才将管慢慢拉出。放置三腔管的时间不宜持续超过 5 天,否则,可使食管或胃底黏膜因受压迫太久而发生溃烂、坏死、食管破裂。因此,每隔 12 小时应将气囊放空 10～20 分钟;如有出血即再充气压迫。

3.内镜治疗

经纤维内镜将硬化剂(国内多选用鱼肝油酸钠)直接注射到曲张静脉腔内,使曲张静脉闭塞,其黏膜下组织硬化,以治疗食管静脉曲张出血和预防再出血。纤维内镜检查时可以见到不同程度的食管静脉曲张。曲张静脉表面黏膜极薄、有多个糜烂点处极易发生破裂大出血。硬化剂的注射可在急性出血期或在出血停止后 2～3 天内进行。注射后如出血未止,24 小时内可再次注射。注射疗法只有短暂的止血效果,近期效果虽较满意,但再出血率较高,可高达 45%,且多发生在治疗后 2 个月内。对于急性出血的疗效与药物治疗相似,长期疗效优于血管升压素和生长抑素。主要并发症是食管溃疡、狭窄或穿孔。食管穿孔是最严重的并发症,虽然发生率仅 1%,但病死率却高达 50%。比硬化剂注射疗法操作相对简单和安全的是经内镜食管曲张静脉套扎术。方法是经内镜将要结扎的曲张静脉吸入到结扎器中,用橡皮圈套扎在曲张静脉基底部。最近发现,此法治疗后近期再出血率也较高。硬化剂注射疗法和套扎术对胃底曲张静脉破裂出血无效。

4.经颈静脉肝内门体分流术

经颈静脉肝内门体分流术(TIPS)是采用介入放射方法,经颈静脉途径在肝内肝静脉与门静脉主要分支间建立通道,置入支架以实现门体分流,展开后的支架口径通常为 7～10 mm。TIPS 实际上与门静脉-下腔静脉侧侧吻合术相似,只是操作较后者更容易、更安全,能显著地降低门静脉压,控制出血,特别对顽固性腹水的消失有较好的效果。TIPS 适用于食管胃底曲张静脉破裂出血经药物和内镜治疗无效,肝功能失代偿(Child C 级)不宜行急诊门体分流手术的患者。TIPS 最早用于控制食管胃底曲张静脉破裂出血和防止复发出血。特别适用于出血等待肝移植的患者。

TIPS 的绝对禁忌证包括右心衰竭、中心静脉压升高、严重的肝衰竭、没有控制的肝性脑病、全身细菌或真菌感染以及多囊肝。TIPS 的相对禁忌证包括肝肿瘤和门静脉血栓。

对于经内镜硬化或结扎治疗效果不满意,肝功能储备较差(Child B 或 C 患者)或不能耐受手术治疗的患者,可采用 TIPS 治疗。TIPS 治疗的目的是:控制出血和作为将来肝移植的过度治疗。

TIPS 用于控制出血的目的主要是改善患者的生存质量,对于延长生存期并没有帮助。其存在的问题主要是再出血率较高,原因主要是支架管堵塞或严重的狭窄。TIPS 1 年内支架狭窄和闭塞发生率高达 50%。为什么在有些患者支架管可长期保持通畅,而在有些患者很快堵塞? 因此,研究方向主要是如何改进支架管以及放置技术,保证其长期通畅。

对于适合进行肝移植的患者,作为过渡性治疗方法,TIPS 可以使患者有机会等待供体,同时由于降低了门脉压力可减少肝移植术中出血。但为这部分患者进行 TIPS,技术要求更高,应当保证支架管位于肝实质内,避免其游走进入肝上下腔静脉、门静脉甚至肠系膜上静脉内,否则将对日后的肝移植带来很大的困难。

（二）手术疗法

对于没有黄疸和明显腹水的患者（Child A、B 级）发生大出血，应争取及时手术；或经非手术治疗24～48 小时无效者即行手术。因为，食管胃底曲张静脉一旦破裂引起出血，就会反复出血，而每次出血必将给肝带来损害。积极采取手术止血，不但可以防止再出血，而且是预防肝性脑病的有效措施。可在食管胃底曲张静脉破裂出血时急诊施行，也可为预防再出血择期手术。手术治疗可分为分流术和断流术，目前仍是国内治疗门静脉高压症最为常用和经典的2 种手术方法。通过各种不同的分流手术，以降低门静脉压力；通过阻断门奇静脉间的反常血流，从而达到止血目的。

1.门体分流术

门体分流术可分为非选择性分流、选择性分流和限制性分流 3 类。

（1）非选择性门体分流术：是将入肝的门静脉血完全转流入体循环，代表术式是门静脉与下腔静脉端侧分流术，将门静脉肝端结扎，防止发生离肝门静脉血流；门静脉与下腔静脉侧侧分流术是离肝门静脉血流一并转流入下腔静脉，降低肝窦压力，有利于控制腹水形成。

非选择性门体分流术治疗食管胃底曲张静脉破裂出血效果好，但肝性脑病发生率为30%～50%，易形成肝衰竭。由于破坏了第一肝门的结构，给日后肝移植造成了困难。

非选择性门体分流术还包括肠系膜上静脉与下腔静脉"桥式"（H 形）分流术和中心性脾-肾静脉分流术（切除脾，将脾静脉近端与左肾静脉端侧吻合）等，但术后血栓形成发生率高。上述任何一种分流术，虽然一方面降低了门静脉的压力，但另一方面也会影响门静脉血向肝的灌注，术后肝性脑病的发生率仍达 10% 左右。现已明确，肝性脑病与血液中氨、硫醇和 γ-氨基丁酸等毒性物质升高有关。例如，分流术后由于肠道内的氨（蛋白质的代谢产物）被吸收后部分或全部不再通过肝进行解毒、转化为尿素，而直接进入血液循环，影响大脑的能量代谢，从而引起肝性脑病，且病死率高。

（2）选择性分流术：选择性门体分流术旨在保存门静脉的入肝血流，同时降低食管胃底曲张静脉的压力，以预防或治疗出血。

以远端脾-肾静脉分流术为代表，即将脾静脉远端与左肾静脉进行端侧吻合，同时离断门-奇静脉侧支，包括胃冠状静脉和胃网膜静脉。但国内外大量临床应用结果表明这种术式的治疗之良好效果难以被重复，故已极少应用。并且有大量腹水及脾静脉口径较小的患者，一般不选择这一术式。

（3）限制性门体分流术：目的是充分降低门静脉压力，制止食管胃底曲张静脉出血，同时保证部分入肝血流。代表术式是限制性门-腔静脉分流（侧侧吻合口控制在 10 mm）和门-腔静脉"桥式"（H 形）分流（桥式人造血管口径为 8～10 mm）。前者随着时间的延长，吻合口径可扩大，如同非选择性门体分流术；后者，近期可能形成血栓，需要取出血栓或溶栓治疗。

附加限制环、肝动脉强化灌注的限制性门腔静脉侧侧分流术是限制性门体分流术的改进与发展，有保持向肝血流、防止吻合口扩大、降低门静脉压、保肝作用和降低肝性脑病发生率等效果。

2.断流术

手术阻断门奇静脉间的反常血流,同时切除脾,以达到止血的目的。手术的方式也很多,阻断部位和范围也各不相同,如:食管下端横断术、胃底横断术、食管下端胃底切除术以及贲门周围血管离断术等。在这些断流术中,食管下端横断术、胃底横断术,阻断门奇静脉间的反常血流不够完全,也不够确切;而食管下端胃底切除术的手术范围大,并发症多,病死率较高。其中以贲门周围血管离断术开展得较为普遍,近期效果不错。这一式式还适合于门静脉循环中没有可供与体静脉吻合的通畅静脉,肝功能差(Child C 级),既往分流手术和其他非手术疗法失败而又不适合分流手术的患者。在施行此手术时,了解贲门周围血管的局部解剖十分重要。贲门周围血管可分为 4 组。

(1)冠状静脉:包括胃支、食管支及高位食管支。胃支较细,沿着胃小弯行走,伴行着胃右动脉。食管支较粗,伴行着胃左动脉,在腹膜后注入脾静脉;其另一端在贲门下方和胃支汇合而进入胃底和食管下段。高位食管支源自冠状静脉食管支的凸起部,距贲门右侧 3~4 cm 处,沿食管下段右后侧行走,于贲门上方 3~4 cm 或更高处进入食管肌层。特别需要提出的,有时还出现“异位高位食管支”,它与高位食管支同时存在,起源于冠状静脉主干,也可直接起源于门静脉左干,距贲门右侧更远,在贲门以上 5 cm 或更高处才进入食管肌层。

(2)胃短静脉:一般胃有 3 或 4 支,伴行着胃短动脉,分布于胃底的前后壁,注入脾静脉。

(3)胃后静脉:起始于胃底后壁,伴着同名动脉下行,注入脾静脉。

(4)左膈下静脉:可单支或分支进入胃底或食管下段左侧肌层。

门静脉高压症时,上述静脉都显著扩张,高位食管支的直径常为 0.6~1 cm,彻底切断上述静脉,包括高位食管支或同时存在的异位高位食管支,同时结扎、切断与静脉伴行的同名动脉,才能彻底阻断门奇静脉间的反常血流,达到即刻而确切的止血,这种断流术称为“贲门周围血管离断术”。

贲门周围血管离断术后再出血发生率较高,主要原因有二:首先是由于出血性胃黏膜糜烂引起,这种患者,大多有门静脉高压性胃病。手术后患者处于应激状态,导致胃黏膜的缺血、缺氧、胃黏膜屏障破坏,门静脉高压性胃病加重,发生大出血。对于这一类的出血,原则上采用非手术疗法止血;其次是第 1 次手术不彻底,遗漏了高位食管支或异位高位食管支,又引起了食管胃底静脉的曲张破裂。对于这种情况要争取早期手术,重新离断遗漏了的高位食管支或异位高位食管支。最重要的是断流后门静脉高压仍存在,但交通支出路已断,没有出路,这就必然发生离断后的再粘连、交通血管再生。另外需要指出的是,在选择手术方式时还要考虑到每个患者的具体情况以及手术医师的经验和习惯。

3.分流加断流的联合术

由于分流术和断流术各有特点,治疗效果因人而异,难以判断孰优孰劣。不同学者各有偏好,也存在着争议。近年来,分流加断流的联合术式,如贲门周围血管离断加肠腔静脉侧侧分流术,脾次全切除腹膜后移位加断流术等,正引起人们的浓厚兴趣。初步的实验研究和临床观察显示,联合术式既能保持一定的门静脉压力及门静脉向肝的血供,又能疏通门静脉系统的高血流状态,是一种较理想的治疗门静脉高压症的手术方法。

既往对于术式的改进一直囿于在确切止血的基础上尽可能地保留门静脉的向肝血流方

面,未能取得突破性的进展。近年来,有学者基于"门脉高压症的本在于肝硬化"的认识,并提出应注意增加肝动脉血流,提高肝供氧量以达到保护肝的目的,为门脉高压症术后肝功能保护提供了一种新的思路。而单纯的分流术或断流术很难满足上述要求,故有关单一术式的研究报道已相对减少,而分流加断流的联合术式正引起人们的浓厚兴趣。常见的术式有贲门周围血管离断加肠腔静脉侧侧分流术、脾次全切除腹膜后移位加断流术、门腔静脉侧分流加肝动脉强化灌注术等。

附加限制环、肝动脉强化灌注的门腔静脉侧侧分流术就是一个很好的开端。通过附加限制环的门腔静脉侧分流,取得理想的门脉减压效果并可防止吻合口扩大;而通过结扎胃左、右动静脉、胃十二指肠动脉和脾动脉(脾切除),使腹腔动脉的全部血流都集中供给肝动脉。这就增加了肝血、氧供给而起到了保肝作用。因此,它在一定程度上克服了传统门腔分流术的不足。它在集分流术和断流术优点的同时,使其对于肝血流动力学的改变趋于合理。通过强化肝动脉血流灌注改善肝血供,益于术后恢复,又不影响肠系膜静脉区向肝血流,相对增加了来自胰腺和胃肠道的营养物质对肝的供给;对肝功能起到一定的维护作用,能明显改善术后肝纤维化的程度。另外,本术式在分流术基础上,结扎胃左、右动静脉、胃十二指肠动脉,没有增加手术难度。

4.肝移植

上述的各种治疗方法均是针对门静脉高压症食管胃底曲张静脉破裂出血的措施,对导致门静脉高压症的根本原因肝硬化则无能为力,甚至可能导致进一步的肝损害。肝移植手术无疑是治疗门静脉高压症最为彻底的治疗方法,既替换了病肝,又使门静脉系统血流动力学恢复到正常。在过去的 20 年,肝移植已经极大地改变了门静脉高压症患者的治疗选择。同其他器官移植所面临问题一样,目前影响肝移植发展的主要障碍是供肝严重不足,尽管劈离式肝移植技术可以部分缓解肝供需间的矛盾,但仍难以彻底解决供肝紧张的局面。目前,全球等待肝移植的患者每年增加达 15 倍之多,而实施肝移植者只增加 3 倍,供肝严重缺乏。活体肝移植虽然也有较大发展,仅我国自 1995 年 1 月至 2008 年 8 月,活体肝移植已达 925 例,但也只是杯水车薪。亲属部分肝移植由于存在危及供者健康和生命的危险,病例选择不得不慎之又慎。利用转基因动物进行异种肝移植的研究虽有希望彻底解决供肝来源的问题,但由于涉及技术和伦理学方面的问题,短时间内难以应用于临床。

影响肝移植术对肝硬化门静脉高压症治疗效果的另一因素是移植肝病毒性肝炎复发。尽管近年来抗病毒药物研究的进展已使病毒性肝炎的复发率明显降低,但其仍是每一个从事肝移植工作的外科医师必须认真对待的问题。

肝移植手术高昂的治疗费用也是影响其广泛应用的因素之一。即使在一些发达国家,肝移植手术的费用亦非普通患者个人所能轻易负担。在我国目前的经济发展水平下,这一因素甚至已成为影响肝移植手术临床应用的首要因素。肝移植手术无疑是治疗门脉高压症最为彻底的治疗方法,是今后发展的方向。但在目前情况下,是否将我们有限的医疗卫生资源用于肝硬化的预防上,值得认真思考。

综上所述,我们不难发现,门静脉高压症的外科治疗取得了很大进展,但仍存在诸多不足之处。保护肝功能、微创外科的应用以及肝移植的研究将是门静脉高压症外科在今后相当一个时期内研究的难点和重点。必须指出的是,事实上我国人口众多,肝炎患者多乃至肝硬化、门静脉高压症、食管静脉曲张破裂出血的患者也相应地多。相比之下肝源极少,因此今后在相当长的时期内,非肝移植的上述治疗诸法仍然是主要治疗的手段。

5.严重脾大,合并明显的脾功能亢进的外科治疗

最多见于晚期血吸虫病,也见于腔静脉栓塞引起的左侧门静脉高压症。对于这类患者单纯行脾切除术效果良好。

6.肝硬化引起的顽固性腹水的外科治疗

有效的治疗方法是肝移植。其他疗法包括 TIPS 和腹腔-静脉转流术。放置腹腔-静脉转流管,有窗孔的一端插入腹腔,通过一个单向瓣膜,使腹腔内的液体向静脉循环单一方向流动,管的另一端插入上腔静脉。尽管放置腹腔静脉转流管并不复杂,然而有报道手术后的病死率高达 20%。放置腹腔-静脉转流管后腹水再度出现说明分流闭塞。如果出现弥散性血管内凝血、曲张静脉破裂出血或肝衰竭,就应停止转流。

(三)食管胃底静脉曲张破裂大出血非手术治疗失败的治疗原则

食管胃底静脉曲张破裂大出血非手术治疗包括狭义的内科药物、物理等方法治疗;广义还包括了内镜下套扎、注射,经股动脉、颈静脉置管介入等治疗。

食管胃底静脉曲张破裂大出血非手术治疗失败,能否手术? 手术条件、手术时期和手术方式如何掌握和选择?

食管胃底静脉曲张破裂大出血非手术治疗失败,也就是又发生了无法控制的大出血时就必须实施紧急止血手术或于静止期择期手术。

急诊手术的死亡率要高出择期手术数倍,我们 20 世纪 80 年代经统计发现急诊手术病死率是择期手术的 10 倍。因此,还是尽可能地选择择期手术治疗。

主要手术方式有分流手术、断流术和肝移植。

1.分流手术

分流手术是采用门静脉系统主干及其主要分支与下腔静脉及其主要分支血管吻合,使较高压力的门静脉血液分流入下腔静脉中去,由于能有效地降低门静脉压力,是防治大出血的较为理想的方法。

分流的方式很多,如较为经典的门腔静脉吻合术、脾肾静脉吻合术、肠系膜上静脉下腔静脉吻合术。目前应该说既有止血效果好又有一定保肝作用的"附加限制环及肝动脉强化灌注的门腔静脉侧侧吻合术"的效果最为满意。

2.断流术

一般包括腔内食管胃底静脉结扎术、贲门周围血管离断术、冠状静脉结扎术。因一般只要能够掌握胃大部切除术的外科医师即能实施贲门周围血管离断术,故此,目前此种手术的开展最为普及。

3.肝移植

这是治疗终末期肝病的(不包括晚期肿瘤)好办法,在西方已被普遍采用。但在我国,因乙丙型肝炎后肝硬化、门静脉高压症、食管胃底静脉曲张破裂出血的患者较多,而供肝者少,故不能广泛开展,仍以分流术及断流术为主。

内镜下套扎、注射，经股动脉、颈静脉置管介入等治疗属非手术治疗范畴，这里不予赘述。

第七节　肝细胞腺瘤

肝细胞腺瘤是一种女性多发的肝脏良性肿瘤，通常由类似正常的肝细胞所组成。

一、病因与病理

主要与口服避孕药的广泛应用有关。在口服避孕药没有问世以前该病的发生率相当低，Edmondson统计，1918—1954年洛杉矶总医院的5 000例尸检，仅发现2例。20世纪60年代至70年代，该病的发病率显著增高。1973年Baum报道了口服避孕药与肝细胞腺瘤的关系，发现避孕药及同类药物均与肝细胞腺瘤有明显的关系，在美国肝细胞腺瘤几乎都发生于服避孕药物5年以上的妇女，发生率约为3.4%，据认为雌激素能使肝细胞增生，孕激素使肝血管肥大。该病晚期易恶变。但在临床上往往还可见到一些并无服避孕药物历史的成年男性、婴儿、儿童等患者。

肝细胞腺瘤多发生于无肝硬化的肝右叶内，左叶少见。多为单发的孤立结节，可有或无包膜，境界清楚、质软，表面有丰富的血管，切面呈棕黄色，内有暗红色或棕色出血或梗死区，无纤维基质。少数有蒂，有时可见不规则坏死后所遗留的瘢痕标志。往往可见较粗的动静脉内膜增生性改变。光镜所见肝细胞腺瘤由分化良好的肝细胞所组成，细胞较正常肝细胞为大，因为有较多的糖原或脂肪，胞质常呈空虚或空泡状。细胞排列成片状或条索状，无腺泡结构。很少有分裂象，核浆比正常。无明显的狄氏腔，无胆管。电镜检查瘤细胞内细胞器缺乏。有时瘤体由分化不同的肝细胞组成，若有明显的异型性应警惕同时并发肝细胞癌的可能。

二、临床表现

肝细胞腺瘤生长缓慢，早期多无临床症状，往往于体检或剖腹手术时发现。该病多发生于15～45岁服避孕药的育龄妇女，其中以20～39岁最为多见。男性及儿童也可发病。随着肿瘤逐渐增大，可出现腹胀、隐痛或恶心等压迫症状。肝细胞腺瘤有明显的出血倾向。当瘤内出血时可有急性腹痛，甚至出现黄疸。遇外伤瘤体破裂，可造成腹腔内大出血，出现低血容量性休克及贫血，甚至引起循环衰竭而死亡。

(一)肝功能、AFP、ALP

通常都在正常范围。

(二)影像学检查

(1)B超示肿瘤边界清楚、光滑。常可见明显包膜，小的肝腺瘤多呈分布均匀的低回声，大的肝腺瘤亦是分布欠均匀的低回声或间以散在边缘清晰的增强回声，部分还可呈较强的回声斑，但后方不伴声影，肿瘤后方多无增强效应，较大的肝腺瘤内常伴有出血或坏死液化，超声图像上显示有不规则的液性暗区。

(2)CT表现：①平扫：肝内低密度或等密度占位性病变，出血、钙化可为不规则高密度，边缘光滑，周围可见"透明环"影，常为特征性表现。病理基础一般是由瘤周被挤压的肝细胞内脂肪空泡增加而致。②增强：早期可见均匀性增强，之后，密度下降与正常肝组织呈等密度。晚期呈低密度。其瘤周之透明环无增强表现。③肿瘤恶变可呈大的分叶状肿块或大的坏死区，偶尔可见钙化。

（3）放射性核素^{67}Ga扫描表现为冷结节，^{99m}Tc PMT表现为早期摄入、排泄延迟以及放射性稀疏。

（4）细针穿刺细胞学检查能明确诊断，但有出血的可能，应慎重对待。

三、诊断

首先要引起注意的是男性也可以患肝腺瘤，其次就是与肝癌的鉴别诊断。根据患者病史、实验室检查以及影像学综合检查，多数患者可做出诊断。

四、治疗

手术切除为最好的治疗方法，因肝细胞腺瘤有出血及恶变的危险，且常与肝癌不易相区别。故有学者主张一旦发现，均应行手术治疗。又因有学者发现在停用口服避孕药后有些肝细胞腺瘤患者肿瘤可发生退化，故多数学者认为对于>5 cm的肝细胞腺瘤应积极手术治疗；<5 cm的肿瘤，若无症状或症状较轻者，在停用口服避孕药的情况下，定期行CT或B超检查，若继续增大，则行手术治疗。对于因肝细胞腺瘤破裂所致腹腔内出血者，应根据患者情况酌情处理。对于手术切除有困难的患者应做活检确诊，并长期随访。

第八节　肝囊肿

一、病因与病理

肝囊肿临床上较为常见，分先天性与后天性两大类，后天性多为创伤、炎症或肿瘤性因素所致，以寄生虫性如肝包虫感染所致最多见。先天性肝囊肿又称真性囊肿，最为多见，其发生原因不明，可由先天性因素所致，可能与肝内迷走胆管与淋巴管在胚胎期的发育障碍，或局部淋巴管因炎性上皮增生阻塞，导致管腔内分泌物滞留所致。可单发，亦可多发，女性多于男性，从统计学资料来看，多发性肝囊肿多有家族遗传因素。

肝囊肿多根据形态学或病因学进行分类，Debakey根据病因将肝囊肿分为先天性和后天性两大类，其中先天性肝囊肿又可分为原发性肝实质肝囊肿和原发性胆管性肝囊肿，前者又可分为孤立性和多发性肝囊肿；后者则可分为局限性肝内主要胆管扩张和Caroli病。后天性肝囊肿可分为外伤性、炎症性和肿瘤性，炎症性肝囊肿可由胆管炎性或结石滞留引起，也可与肝包囊病有关。肿瘤性肝囊肿则可分为皮样囊肿、囊腺瘤或恶性肿瘤引起的继发性囊肿。

孤立性肝囊肿多发生于肝右叶，囊肿直径一般从数毫米至30 cm不等，囊内容物多为清晰、水样黄色液体，呈中性或碱性反应，含液量一般在500 mL以上，囊液含有清蛋白、黏蛋白、胆固醇、白细胞、酪氨酸等，少数与胆管相通者可含有胆汁，若囊内出血可呈咖啡样。囊壁表面平滑反光，呈乳白色或灰蓝色，部分菲薄透明，可见血管走行。囊肿包膜通常较完整，囊壁组织学可分3层：①纤维结缔组织内层：往往衬以柱状或立方上皮细胞。②致密结缔组织中层：以致密结缔组织成分为主，细胞少。③外层为中等致密的结缔组织，内有大量的血管、胆管通过，并有肝细胞，偶可见肌肉组织成分。

多发性肝囊肿分两种情况,一种为散在的肝实质内很小的囊肿,另一种为多囊肝,累及整个肝脏,肝脏被无数大小不等的囊肿占据。显微镜下囊肿上皮可变性扁平或缺如;外层为胶原组织,囊壁之间可见为数较多的小胆管和肝细胞。多数情况下合并多囊肾、多囊脾,有的还可能同时合并其他脏器的先天性畸形。

二、临床表现

由于肝囊肿生长缓慢,多数囊肿较小且囊内压低,临床上可无任何症状。但随着病变的持续发展,囊肿逐渐增大,可出现邻近脏器压迫症状,如上腹饱胀不适,甚至隐痛、恶心、呕吐等,少数患者因囊肿破裂或囊内出血而出现急性腹痛。晚期可引起肝功能损害而出现腹水、黄疸、肝大及食管静脉曲张等表现,囊肿伴有继发感染时可出现畏寒、发热等症状。体检可发现上腹部包块,肝大,可随呼吸上下移动、表面光滑的囊性肿物以及脾肿大、腹水及黄疸等相应体征。

肝囊肿巨大时 X 线平片可有膈肌抬高,胃肠受压移位等征象。

B 超检查见肝内一个或多个圆形、椭圆形无回声暗区,大小不等,囊壁菲薄,边缘光滑整齐,后方有增强效应。囊肿内如合并出血、感染,则液性暗区内可见细小点状回声漂浮,部分多房性囊肿可见分隔状光带。

CT 表现为外形光滑、境界清楚、密度均匀一致。平扫 CT 值在 $0 \sim 20 Hu$,增强扫描注射造影剂后囊肿的 CT 值不变,周围正常肝组织强化后使对比更清楚。

MRI 图像 T_1 加权呈极低信号,强度均匀,边界清楚;质子加权多数呈等信号,少数可呈略低信号;T_2 加权均呈高信号,边界清楚;增强后 T_1 加权囊肿不强化。

三、诊断

肝囊肿诊断多不困难,结合患者体征及 B 超、CT 等影像学检查资料多可做出明确诊断,但如要对囊肿的病因做出明确判断,需密切结合病史,应注意与下列疾病相鉴别:①肝包虫囊肿:有疫区居住史,嗜伊红细胞增多,Casoni 试验阳性,超声检查可在囊内显示少数漂浮移动点或多房性、较小囊状集合体图像。②肝脓肿:有炎症史,肝区有明显压痛、叩击痛,B 超检查在未液化的声像图上,多呈密集的点状、线状回声,脓肿液化时无回声区与肝囊肿相似,但肝脓肿呈不规则的透声区,无回声区内见杂乱强回声,长期慢性的肝脓肿,内层常有肉芽增生,回声极不规则,壁厚,有时可见伴声影的钙化强回声。③巨大肝癌中心液化:有肝硬化史以及进行性恶病质,B 超、CT 均可见肿瘤轮廓,病灶内为不规则液性占位。

四、治疗

对体检偶尔发现的小而无症状的肝囊肿可定期观察,无须特殊治疗,但需警惕其发生恶变。对于囊肿近期生长迅速,疑有恶变倾向者,宜及早手术治疗。

(一)孤立性肝囊肿的治疗

1.B 超引导下囊肿穿刺抽液术

B 超引导下囊肿穿刺抽液术适用于浅表的肝囊肿,或患者体质差,不能耐受手术,囊肿巨大有压迫症状者。抽液可缓解症状,但穿刺抽液后往往复发,需反复抽液,有继发出血和细菌感染的可能。近年有报道经穿刺抽液后向囊内注入无水乙醇或其他硬化剂的治疗方法,但远期效果尚不肯定,有待进一步观察。

2.囊肿开窗术或次全切除术

囊肿开窗术或次全切除术适用于巨大的肝表面孤立性囊肿,在囊壁最菲薄、浅表的地方切除 1/3 左右的囊壁,充分引流囊液。

3.囊肿或肝叶切除术

囊肿在肝脏的周边部位或大部分突出肝外或带蒂悬垂者,可行囊肿切除。若术中发现肝囊肿较大或多个囊肿集中某叶或囊肿合并感染及出血,可行肝叶切除。此外,对疑有恶变的囊性病变,如肿瘤囊液为血性或黏液性或囊壁厚薄不一,有乳头状赘生物时,可即时送病理活检,一旦明确,则行完整肝叶切除。

4.囊肿内引流

术中探查如发现有胆汁成分则提示囊肿与肝内胆管相通,可行囊肿空肠 Roux-en-Y 吻合术。

(二)多发性肝囊肿的治疗

多发性肝囊肿一般不宜手术治疗,若因某个大囊肿或几处较大囊肿引起症状时,可考虑行一处或多处开窗术,晚期合并肝功能损害,有多囊肾、多囊膜等,可行肝移植或肝、肾多脏器联合移植。

第九节　肝脓肿

一、细菌性肝脓肿

(一)流行病学

细菌性肝脓肿通常指由化脓性细菌引起的感染,故亦称化脓性肝脓肿。本病病原菌可来自胆管疾病(占 16%～40%),门静脉血行感染(占 8%～24%),经肝动脉血行感染报道不一,最多者为 45%,直接感染者少见,隐匿感染占 10%～15%。致病菌以革兰阴性菌最多见,其中 2/3 为大肠埃希菌-粪链球菌和变形杆菌次之;革兰阳性球菌以金黄色葡萄球菌最常见。临床常见多种细菌的混合感染。细菌性肝脓肿 70%～83% 发生于肝右叶,这与门静脉分支走行有关。左叶者占 10%～16%;左右叶均感染者占 6%～14%。脓肿多为单发且大,多发者较少且小。少数细菌性肝脓肿患者的肺、肾、脑及脾等亦可有小脓肿。尽管目前对本病的认识、诊断和治疗方法都有所改进,但病死率仍为 30%～65%,其中多发性肝脓肿的病死率为 50%～88%,而孤立性肝脓肿的病死率为 12.5%～31%。本病多见于男性,男女比例约为2∶1。但目前的许多报道指出,本病的性别差异已不明显,这可能与女性胆管疾患发生率较高,而胆源性肝脓肿在化脓性肝脓肿发生中占主导地位有关。本病可发生于任何年龄,但中年以上者约占 70%。

(二)病因

肝由于接受肝动脉和门静脉双重血液供应,并通过胆管与肠道相通,发生感染的机会很多。但是在正常情况下由于肝的血液循环丰富和单核吞噬细胞系统的强大吞噬作用,可以杀伤入侵的细菌并且阻止其生长,不易形成肝脓肿。但是如各种原因导致机体抵抗力下降时,或当某些原因造成胆管梗阻时,入侵的细菌便可以在肝内重新生长引起感染,进一步发展形成脓肿。化脓性肝脓肿是一种继发性病变,病原菌可由下列途径进入肝。

1.胆管系统

这是目前最主要的侵入途径,也是细菌性肝脓肿最常见的原因。当各种原因导致急性梗阻性化脓性胆管炎,细菌可沿胆管逆行上行至肝,形成脓肿。胆管疾病引起的肝脓肿占肝脓肿发病率的21.6%～51.5%,其中肝胆管结石并发肝脓肿更多见。胆管疾病引起的肝脓肿常为多发性,以肝左叶多见。

2.门静脉系统

腹腔内的感染性疾病,如坏疽性阑尾炎、内痔感染、胰腺脓肿、溃疡性结肠炎及化脓性盆腔炎等均可引起门脉属支的化脓性门静脉炎,脱落的脓毒性栓子进入肝形成肝脓肿。近年来由于抗生素的应用,这种途径的感染已大为减少。

3.肝动脉

体内任何部位的化脓性疾患,如急性上呼吸道感染、亚急性细菌性心内膜炎、骨髓炎和痈等,病原菌由体循环经肝动脉侵入肝。当机体抵抗力低下时,细菌可在肝内繁殖形成多发性肝脓肿,多见于小儿败血症。

4.淋巴系统

与肝相邻部位的感染如化脓性胆囊炎、膈下脓肿、肾周围脓肿、胃及十二指肠穿孔等,病原菌可经淋巴系统进入肝,亦可直接侵及肝。

5.肝外伤后继发感染

开放性肝外伤时,细菌从创口进入肝或随异物直接从外界带入肝引发脓肿。闭合性肝外伤时,特别是中心型肝损伤患者,可在肝内形成血肿,易导致内源性细菌感染。尤其是合并肝内小胆管损伤,则感染的机会更高。

6.医源性感染

近年来,由于临床上开展了许多肝脏手术及侵入性诊疗技术,如肝穿刺活检术、经皮肝穿刺胆管造影术(PTC)、内镜逆行胰胆管造影术(ERCP)等,操作过程中有可能将病原菌带入肝形成肝的化脓性感染。肝脏手术时由于局部止血不彻底或术后引流不畅,形成肝内积血积液时均可引起肝脓肿。

7.其他

有一些原因不明的肝脓肿,如隐源性肝脓肿,可能肝内存在隐匿性病变。当机体抵抗力减弱时,隐匿病灶"复燃",病菌开始在肝内繁殖,导致肝的炎症和脓肿。Ranson指出,25%隐源性肝脓肿患者伴有糖尿病。

(三)临床表现

细菌性肝脓肿并无典型的临床表现,急性期常被原发性疾病的症状所掩盖,一般起病较急,全身脓毒性反应显著。

1.寒战和高热

寒战和高热多为最早也是最常见的症状。患者在发病初期骤感寒战,继而高热,热型呈弛张型,体温在38～40 ℃,最高可达 41 ℃,伴有大量出汗,脉率增快,一日数次,反复发作。

2.肝区疼痛

由于肝增大和肝被膜急性膨胀,肝区出现持续性钝痛;出现的时间可在其他症状之前或之后,亦可与其他症状同时出现,疼痛剧烈者常提示单发性脓肿;疼痛早期为持续性钝痛,后期可呈剧烈锐痛,随呼吸加重者提示脓肿位于肝膈顶部;疼痛可向右肩部放射,左肝脓肿也可向左肩部放射。

3.乏力、食欲缺乏、恶心和呕吐

由于伴有全身毒性反应及持续消耗,患者可出现乏力、食欲缺乏、恶心、呕吐等消化道症状。少数患者还出现腹泻、腹胀以及顽固性呃逆等症状。

4.体征

肝区压痛和肝增大最常见。右下胸部和肝区叩击痛;若脓肿移行于肝表面,则其相应部位的皮肤呈红肿,且可触及波动性肿块。右上腹肌紧张,右季肋部饱满,肋间水肿并有触痛。左肝脓肿时上述症状出现于剑突下。并发于胆管梗阻的肝脓肿患者常出现黄疸。其他原因的肝脓肿,一旦出现黄疸,表示病情严重,预后不良。少数患者可出现右侧反应性胸膜炎和胸腔积液,可查及肺底呼吸音减弱、啰音和叩诊浊音等。晚期患者可出现腹水,这可能是由于门静脉炎以及周围脓肿的压迫影响门静脉循环及肝受损,长期消耗导致营养性低蛋白血症引起。

(四)诊断

1.病史及体征

在急性肠道或胆管感染的患者中,突然发生寒战、高热、肝区疼痛、压痛和叩击痛等,应高度怀疑本病的可能,做进一步详细检查。

2.实验室检查

白细胞计数明显升高,总数达$(1\sim2)\times10^{10}$/L或以上,中性粒细胞在90%以上,并可出现核左移或中毒颗粒,谷丙转氨酶、碱性磷酸酶升高,其他肝功能检查也可出现异常。

3.B超检查

B超检查是诊断肝脓肿最方便、简单又无痛苦的方法,可显示肝内液性暗区,区内有"絮状回声"并可显示脓肿部位、大小及距体表深度,并用以确定脓腔部位作为穿刺点和进针方向,或为手术引流提供进路。此外,还可供术后动态观察及追踪随访。能分辨肝内直径2 cm以上的脓肿病灶,可作为首选检查方法,其诊断阳性率可达96%以上。

4.X线片和CT检查

X线片检查可见肝阴影增大、右侧膈肌升高和活动受限,肋膈角模糊或胸腔少量积液,右下肺不张或有浸润,以及膈下有液气面等。肝脓肿在CT图像上均表现为密度减低区,吸收系数介于肝囊肿和肝肿瘤之间。CT可直接显示肝脓肿的大小、范围、数目和位置,但费用昂贵。

5.其他

如放射性核素肝扫描(包括ECT)、选择性腹腔动脉造影等对肝脓肿的诊断有一定价值。但这些检查复杂、费时,因此在急性期患者最好选用操作简便、安全、无创伤性的B超检查。

(五)鉴别诊断

1.阿米巴性肝脓肿

阿米巴性肝脓肿的临床症状和体征与细菌性肝脓肿有许多相似之处,但两者的治疗原则有本质上的差别,前者以抗阿米巴和穿刺抽脓为主,后者以控制感染和手术治疗为主,故在治疗前应明确诊断。阿米巴肝脓肿常有阿米巴肠炎和脓血便的病史,发生肝脓肿后病程较长,全身情况尚可,但贫血较明显。肝显著增大,肋间水肿,局部隆起和压痛较明显。若粪便中找到阿米巴原虫或滋养体,则更有助于诊断。此外,诊断性肝脓肿穿刺液为"巧克力"样,可找到阿米巴滋养体。

2.胆囊炎、胆石症

此类病有典型的右上部绞痛和反复发作的病史,疼痛放射至右肩或肩胛部,右上腹肌紧张,胆囊区压痛明显或触及增大的胆囊,X线检查无膈肌抬高,运动正常。B超检查有助于鉴别诊断。

3.肝囊肿合并感染

这些患者多数在未合并感染前已明确诊断。对既往未明确诊断的患者合并感染时,需详细询问病史和仔细检查,亦能加以鉴别。

4.膈下脓肿

膈下脓肿往往有腹膜炎或上腹部手术后感染史,脓毒血症和局部体征较化脓性肝脓肿为轻,主要表现为胸痛,深呼吸时疼痛加重。X线检查见膈肌抬高、僵硬、运动受限明显,或膈下出现气液平。B超可发现膈下有液性暗区。但当肝脓肿穿破合并膈下感染者,鉴别诊断就比较困难。

5.原发性肝癌

巨块型肝癌中心区液化坏死而继发感染时易与肝脓肿相混淆。但肝癌患者的病史、发病过程及体征等均与肝脓肿不同,如能结合病史、B超和 AFP 检测,一般不难鉴别。

6.胰腺脓肿

有急性胰腺炎病史,脓肿症状之外尚有胰腺功能不良的表现;肝无增大,无触痛;B超以及CT 等影像学检查可辅助诊断并定位。

(六)并发症

细菌性肝脓肿如得不到及时、有效的治疗,脓肿破溃后向各个脏器穿破可引起严重并发症。右肝脓肿可向膈下间隙穿破形成膈下脓肿;亦可再穿破膈肌而形成脓肿;甚至能穿破肺组织至支气管,脓液从气管排出,形成支气管胸膜瘘;如脓肿同时穿破胆管则形成支气管胆瘘。左肝脓肿可穿破入心包,发生心包积脓,严重者可发生心脏压塞。脓肿可向下穿破入腹腔引起腹膜炎。有少数病例,脓肿穿破入胃、大肠,甚至门脉、下腔静脉等;若同时穿破门静脉或胆管,大量血液由胆管排出十二指肠,可表现为上消化道大出血。细菌性肝脓肿一旦出现并发症,病死率成倍增加。

(七)治疗

细菌性肝脓肿是一种继发疾病,如能及早重视治疗原发病灶可起到预防的作用。即便在肝脏感染的早期,如能及时给予大剂量抗生素治疗,加强全身支持疗法,也可防止病情进展。

1.药物治疗

对急性期,已形成而未局限的肝脓肿或多发性小脓肿,宜采用此法治疗。即在治疗原发病灶的同时,使用大剂量有效抗生素和全身支持治疗,以控制炎症,促使脓肿吸收自愈。全身支持疗法很重要,由于本病的患者中毒症状严重,全身状况较差,故在应用大剂量抗生素的同时应积极补液,纠正水、电解质紊乱,给予维生素 B、维生素 C、维生素 K,反复多次输入少量新鲜血液和血浆以纠正低蛋白血症,改善肝功能和输注免疫球蛋白。目前多主张有计划地联合应用抗生素,如先选用对需氧菌和厌氧菌均有效的药物,待细菌培养和药敏结果明确再选用敏感抗生素。多数患者可望治愈,部分脓肿可局限化,为进一步治疗提供良好的前提。多发性小脓肿经全身抗生素治疗不能控制时,可考虑在肝动脉或门静脉内置管滴注抗生素。

2.B超引导下经皮穿刺抽脓或置管引流术

适用于单个较大的脓肿,在 B 超引导下以粗针穿刺脓腔,抽吸脓液后反复注入生理盐水冲洗,直至抽出液体清亮,拔出穿刺针。亦可在反复冲洗吸净脓液后,置入引流管,以备术后冲洗引流之用,至脓腔直径小于 1.5 cm 时拔除。这种方法简便,创伤小,疗效亦满意。特别适用于年老体虚及危重患者。操作时应注意:①选择脓肿距体表最近点穿刺,同时避开胆囊、胸腔或大血管。②穿刺的方向对准脓腔的最大径;③多发性脓肿应分别定位穿刺。但是这种方法并不能完全替代手术,因为脓液黏稠,会造成引流不畅,引流管过粗易导致组织或脓腔壁出血,对多分隔脓腔引流不彻底,不能同时处理原发病灶,厚壁脓肿经抽脓或引流后,脓壁不易塌陷。

3.手术疗法

(1)脓肿切开引流术:适用于脓肿较大或经非手术疗法治疗后全身中毒症状仍然较重或出现并发症者,如脓肿穿入腹腔引起腹膜炎或穿入胆管等。常用的手术途径有以下几种。①经腹腔切开引流术:取右肋缘下斜切口,进入腹腔后,明确脓肿部位,用湿盐水垫保护手术野四周以免脓液污染腹腔。先试穿刺抽得脓液后,沿针头方向用直血管钳插入脓腔,排出脓液,再用手指伸进脓腔,轻轻分离腔内间隔组织,用生理盐水反复冲洗脓腔。吸净后,脓腔内放置双套管负压吸引。脓腔内及引流管周围用大网膜覆盖,引流管自腹壁戳口引出。脓液送细菌培养。这种入路的优点是病灶定位准确,引流充分,可同时探查并处理原发病灶,是目前临床最常用的手术方式。②腹膜外脓肿切开引流术:位于肝右前叶和左外叶的肝脓肿,与前腹膜已发生紧密粘连,可采用前侧腹膜外入路引流脓液。方法是做右肋缘下斜切口或右腹直肌切口,在腹膜外间隙,用手指推开肌层直达脓肿部位。此处腹膜有明显的水肿,穿刺抽出脓液后处理方法同上。③后侧脓肿切开引流术:适用于肝右叶膈顶部或后侧脓肿。患者左侧卧位,左侧腰部垫一沙袋。沿右侧第12肋稍偏外侧做一切口,切除一段肋骨,在第 1 腰椎棘突水平的肋骨床区做一横切口,显露膈肌,有时需将膈肌切开到达肾后脂肪囊区。用手指沿肾后脂肪囊向上分离,显露肾上极与肝下面的腹膜后间隙直达脓肿。将穿刺针沿手指方向刺入脓腔,抽得脓液后,用长弯血管钳顺穿刺方向插入脓腔,排出脓液。用手指扩大引流口,冲洗脓液后,置入双套管或多孔乳胶管引流,切口部分缝合。

(2)肝叶切除术适用于:①病期长的慢性厚壁脓肿,切开引流后脓肿壁不塌陷,长期留有无效腔,伤口经久不愈合者;②肝脓肿切开引流后,留有窦道长期不愈者。③合并某肝段胆管结石,因肝内反复感染、组织破坏、萎缩,失去正常生理功能者。④肝左外叶内多发脓肿致使肝组织严重破坏者。肝叶切除治疗肝脓肿应注意术中避免炎性感染扩散到术野或腹腔,特别对肝断面的处理要细致妥善,术野的引流要通畅,一旦局部感染,将导致肝断面的胆瘘、出血等并发症。肝脓肿急诊切除肝叶,有使炎症扩散的危险,应严格掌握手术指征。

(八)预后

本病的预后与年龄、身体素质、原发病、脓肿数目、治疗及时以及有无并发症等密切相关。有人报道多发性肝脓肿的病死率明显高于单发性肝脓肿。年龄超过 50 岁者的病死率为 79%,而 50 岁以下则为 53%。手术病死率为 10%～33%。全身情况较差,肝明显损害及合并严重并发症者预后较差。

二、阿米巴性肝脓肿

(一)流行病学

阿米巴性肝脓肿是肠阿米巴病最多见的主要并发症。本病常见于热带与亚热带地区。好发于20～50 岁的中青年男性,男女比例约为 10∶1。脓肿以肝右后叶最多见,占 90%以上,左叶不到 10%,左右叶并发者亦不罕见。脓肿单腔者为多。国内临床资料统计,肠阿米巴病并发肝脓肿者占 1.8%～20%,最高者可达 67%。综合国内外报道 4819 例中,男性为 90.1%,女性为9.9%。农村高于城市。

(二)病因

阿米巴性肝脓肿是由溶组织阿米巴原虫所引起,有的在阿米巴痢疾期间形成,有的发生于痢疾之后数周或数月。据统计,60%发生在阿米巴痢疾后 4～12 周,但也有在长达 20～30 年或之后发病者。溶组织阿米巴是人体唯一的致病型阿米巴,在其生活史中主要有滋养体型和虫卵型。前者为溶组织阿米巴的致病型,寄生于肠壁组织和肠腔内,通常可在急性阿米巴痢疾的粪便中查到,在体外自然环境中极易破坏死亡,不易引起传染;虫卵仅在肠腔内形成,可随粪便排出,对外界抵抗力较强,在潮湿低温环境中可存活12 天,在水中可存活 9～30 天,在低温条件下其寿命可为 6～7 周。虽然没有侵袭力,但为重要的传染源。当人吞食阿米巴虫卵污染的食物或饮水后,在小肠下段,由于碱性肠液的作用,阿米巴原虫脱卵而出并大量繁殖成为滋养体,滋养体侵犯结肠黏膜形成溃疡,常见于盲肠、升结肠等处,少数侵犯乙状结肠和直肠。寄生于结肠黏膜的阿米巴原虫,分泌溶组织酶,消化溶解肠壁上的小静脉,阿米巴滋养体侵入静脉,随门静脉血流进入肝;也可穿过肠壁直接或经淋巴管到达肝内。进入肝的阿米巴原虫大多数被肝内单核-吞噬细胞消灭;仅当侵入的原虫数目多、毒力强而机体抵抗力降低时,其存活的原虫即可繁殖,引起肝组织充血炎症,继而原虫阻塞门静脉末梢,造成肝组织局部缺血坏死;又因原虫产生溶组织酶,破坏静脉壁,溶解肝组织而形成脓肿。

(三)临床表现

本病的发展过程一般比较缓慢,急性阿米巴肝炎期较短暂,如不能及时治疗,继之为较长时期的慢性期。其发病可在肠阿米巴病数周至数年之后,甚至可长达 30 年后才出现阿米巴性肝脓肿。

1.急性肝炎期

在肠阿米巴病过程中,出现肝区疼痛、肝增大、压痛明显,伴有体温升高(持续在38～39 ℃),心悸、大量出汗等症状亦可出现。此期如能及时、有效治疗,炎症可得到控制,避免脓肿形成。

2.肝脓肿期

临床表现取决于脓肿的大小、位置、病程长短及有无并发症等。但大多数患者起病比较缓慢,病程较长,此期间主要表现为发热、肝区疼痛及肝增大等。

(1)发热:大多起病缓慢,持续发热(38~39 ℃),常以弛张热或间歇热为主;慢性肝脓肿患者体温可正常或仅为低热;如继发细菌感染或其他并发症时,体温可高达 40 ℃以上;常伴有畏寒、寒战或多汗。体温大多晨起低,在午后上升,夜间热退时有大汗淋漓;患者多有食欲缺乏、腹胀、恶心、呕吐,甚至腹泻、痢疾等症状;体重减轻、虚弱乏力、消瘦、精神不振、贫血等亦常见。

(2)肝区疼痛:常为持续性疼痛,偶有刺痛或剧烈疼痛;疼痛可随深呼吸、咳嗽及体位变化而加剧。疼痛部位因脓肿部位而异,当脓肿位于右膈顶部时,疼痛可放射至右肩胛或右腰背部;也可因压迫或炎症刺激右膈肌及右下肺而导致右下肺肺炎、胸膜炎,产生气急、咳嗽、肺底湿啰音等。如脓肿位于肝的下部,可出现上腹部疼痛症状。

(3)局部水肿和压痛:较大的脓肿可出现右下胸、上腹部膨隆,肋间饱满,局部皮肤水肿发亮,肋间隙因皮肤水肿而消失或增宽,局部压痛或叩痛明显。右上腹部可有压痛、肌紧张,有时可扪及增大的肝脏或肿块。

(4)肝增大:肝往往呈弥漫性增大,病变所在部位有明显的局限性压痛及叩击痛。右肋缘下常可扪及增大的肝,下缘钝圆有充实感,质中坚,触痛明显,且多伴有腹肌紧张。部分患者的肝有局限性波动感,少数患者可出现胸腔积液。

(5)慢性病例:慢性期疾病可迁延数月甚至 1~2 年。患者呈消瘦、贫血和营养性不良性水肿甚至胸腔积液和腹水;如不继发细菌性感染,发热反应可不明显。上腹部可扪及增大坚硬的包块。少数患者由于巨大的肝脓肿压迫胆管或肝细胞损害而出现黄疸。

(四)并发症

1.继发细菌感染

继发细菌感染多见于慢性病例,致病菌以金黄色葡萄球菌和大肠埃希菌多见。患者表现为症状明显加重,体温上升至 40 ℃以上,呈弛张热,白细胞计数升高,以中性粒细胞为主,抽出的脓液为黄色或黄绿色,有臭味,光镜下可见大量脓细胞。但用抗生素治疗难以奏效。

2.脓肿穿破

巨大脓肿或表面脓肿易穿破邻近组织或器官。向上穿破膈下间隙形成膈下脓肿;穿破膈肌形成脓胸或肺脓肿;也有穿破支气管形成肝-支气管瘘,常突然咳出大量棕色痰,伴胸痛、气促,胸部 X 线检查可无异常,脓液自气管咳出后,增大的肝可缩小;肝右叶脓肿可穿破至心包,呈化脓性心包炎表现,严重时引起心脏压塞;穿破胃时,患者可呕吐出血液及褐色物;肝右下叶脓肿可与结肠粘连并穿入结肠,表现为突然排出大量棕褐色黏稠脓液,腹痛轻,无里急后重症状,肝迅速缩小,X 线显示肝脓肿区有积气影;穿破至腹腔引起弥漫性腹膜炎。Warling 等报道 1 122 例阿米巴性肝脓肿,破溃 293 例,其中穿入胸腔占 29%,肺占 27%,心包占 15.3%,腹腔占 11.9%,胃占 3%,结肠占 2.3%,下腔静脉占 2.3%,其他占 9.25%。国内资料显示,发生破溃的 276 例中,破入胸腔占 37.6%,肺占 27.5%,支气管占 10.5%,腹腔占 16.6%,其他占 7.6%。

3.阿米巴原虫血行播散

阿米巴原虫经肝静脉、下腔静脉到肺,也可经肠道至静脉或淋巴道入肺,双肺呈多发性小脓肿。在肝或肺脓肿的基础上易经血液循环至脑,形成阿米巴性脑脓肿,其病死率极高。

（五）辅助检查

1.实验室检查

（1）血液常规检查：急性期白细胞总数可达（10～20）×10⁹/L，中性粒细胞在80％以上，明显升高者应怀疑合并有细菌感染。慢性期白细胞升高不明显。病程长者贫血较明显，血沉可增快。

（2）肝功能检查：肝功能多数在正常范围内，偶见谷丙转氨酶、碱性磷酸酶升高，清蛋白下降。少数患者血清胆红素可升高。

（3）粪便检查：仅供参考，因为阿米巴包囊或原虫阳性率不高，仅少数患者的新鲜粪便中可找到阿米巴原虫，国内报道阳性率约为14％。

（4）血清补体结合试验：对诊断阿米巴病有较大价值。有报道结肠阿米巴期的阳性率为15.5％，阿米巴肝炎期为83％，肝脓肿期可为92％～98％，且可发现隐匿性阿米巴肝病，治疗后即可转阴。但由于在流行区内无症状的带虫者和非阿米巴感染的患者也可为阳性，故诊断时应结合具体患者进行分析。

2.超声检查

B超检查对肝脓肿的诊断有肯定的价值，准确率在90％以上，能显示肝脏脓性暗区。同时B超定位有助于确定穿刺或手术引流部位。

3.X线检查

由于阿米巴性肝脓肿多位于肝右叶膈面，故在X线透视下可见到肝阴影增大，右膈肌抬高，运动受限或横膈呈半球形隆起等征象。有时还可见胸膜反应或积液，肺底有云雾状阴影等。此外，如在X线片上见到脓腔内有液气面，则对诊断有重要意义。

4.CT

CT可见脓肿部位呈低密度区，造影强化后脓肿周围呈环形密度增高带影，脓腔内可有气液平面。囊肿的密度与脓肿相似，但边缘光滑，周边无充血带；肝肿瘤的CT值明显高于肝脓肿。

5.放射性核素肝扫描

放射性核素肝扫描可发现肝内有占位性病变，即放射性缺损区，但直径小于2 cm的脓肿或多发性小脓肿易被漏诊或误诊，因此仅对定位诊断有帮助。

6.诊断性穿刺抽脓

这是确诊阿米巴肝脓肿的主要证据，可在B超引导下进行。典型的脓液呈巧克力色或咖啡色，黏稠无臭味。脓液中查滋养体的阳性率很低（为3％～4％），若将脓液按每毫升加入链激酶10 U，在37 ℃条件下孵育30分钟后检查，可提高阳性率。从脓肿壁刮下的组织中，几乎都可找到活动的阿米巴原虫。

7.诊断性治疗

如上述检查方法未能确定诊断，可试用抗阿米巴药物治疗。如果治疗后体温下降，肿块缩小，诊断即可确立。

（六）诊断及鉴别诊断

对中年男性患有长期不规则发热、出汗、食欲缺乏、体质虚弱、贫血、肝区疼痛、肝增大并有压痛或叩击痛，特别是伴有痢疾史时，应疑为阿米巴性肝脓肿。但缺乏痢疾史，也不能排除本病的可能性,因为 40％阿米巴肝脓肿患者可无阿米巴痢疾史,应结合各种检查结果进行分析。应与以下疾病相鉴别。

1.原发性肝癌

同样有发热、右上腹痛和肝大等,但原发性肝癌常有传染性肝炎病史,并且合并肝硬化占80％以上,肝质地较坚硬,并有结节。结合 B 超检查、放射性核素肝扫描、CT、肝动脉造影及AFP 检查等,不难鉴别。

2.细菌性肝脓肿

细菌性肝脓肿病程急骤,脓肿以多发性为主,且全身脓毒血症明显,一般不难鉴别(表4-1)。

表 4-1　细菌性肝脓肿与阿米巴性肝脓肿的鉴别

	细菌性肝脓肿	阿米巴性肝脓肿
病史	常先有腹内或其他部位化脓性疾病,但近半数不明	40％～50％有阿米巴痢疾或"腹泻"史
发病时间	与原发病相连续或隔数天至 10 天	与阿米巴痢疾相隔 1～2 周,数月至数年
病程	发病急,脓毒症状重,衰竭发生较快	发病较缓,症状较轻,病程较长
肝	肝增大一般不明显,触痛较轻,一般无局部隆起,脓肿多发者多	增大与触痛较明显,脓肿多为单发且大,常有局部隆起
血液检查	白细胞和中性粒细胞计数显著增高,少数血细菌培养阳性	血细胞计数增高不明显,血细菌培养阴性,阿米巴病血清试验阳性
粪便检查	无溶组织阿米巴包囊或滋养体	部分患者可查到溶组织内阿米巴滋养体
胆汁	无阿米巴滋养体	多数可查到阿米巴滋养体
肝穿刺	黄白或灰白色脓液能查到致病菌,肝组织为化脓性病变	棕褐色脓液可查到阿米巴滋养体,无细菌,肝组织可有阿米巴滋养体
试验治疗	抗阿米巴药无效	抗阿米巴药有效

3.膈下脓肿

膈下脓肿常继发于腹腔继发性感染,如溃疡病穿孔、阑尾炎穿孔或腹腔手术之后。本病全身症状明显,但腹部体征轻;X 线检查肝向下推移,横膈普遍抬高和活动受限,但无局限性隆起,可在膈下发现液气面;B 超提示膈下液性暗区而肝内则无液性区;放射性核素肝扫描不显示肝内有缺损区;MRI 检查在冠状切面上能显示位于膈下与肝间隙内有液性区,而肝内正常。

4.胰腺脓肿

本病早期为急性胰腺炎症状。脓毒症状之外可有胰腺功能不良,如糖尿、粪便中有未分解的脂肪和未消化的肌纤维。肝增大亦甚轻,无触痛。胰腺脓肿时膨胀的胃挡在病变部前面。B 超扫描无异常所见,CT 可帮助定位。

(七)治疗

本病的病程长,患者的全身情况较差,常有贫血和营养不良,故应加强营养和支持疗法,给予高糖类、高蛋白、高维生素和低脂肪饮食,必要时可补充血浆及蛋白,同时给予抗生素治疗,最主要的是应用抗阿米巴药物,并辅以穿刺排脓,必要时采用外科治疗。

1.药物治疗

(1)甲硝唑(灭滴灵):为首选治疗药物,视病情可给予口服或静滴,该药疗效好,毒性小,疗程短,除妊娠早期均可适用,治愈率70%～100%。

(2)依米丁(吐根碱):由于该药毒性大,目前已很少使用。对阿米巴滋养体有较强的杀灭作用,可根治肠内阿米巴慢性感染。本品毒性大,可引起心肌损害、血压下降、心律失常等。此外,还有胃肠道反应、肌无力、神经疼痛、吞咽和呼吸肌麻痹。故在应用期间,每天测量血压。若发现血压下降应停药。

(3)氯喹:本品对阿米巴滋养体有杀灭作用。口服后肝内浓度高于血液200～700倍,毒性小,疗效佳,适用于阿米巴性肝炎和肝脓肿。成人口服前2天每天0.6 g,以后每天服0.3 g,3～4周为1个疗程,偶有胃肠道反应、头痛和皮肤瘙痒。

2.穿刺抽脓

经药物治疗症状无明显改善者,或脓肿大或合并细菌感染病情严重者,应在抗阿米巴药物应用的同时,进行穿刺抽脓。穿刺应在B超检查定位引导下和局部麻醉后进行,取距脓腔最近部位进针,严格无菌操作。每次尽量吸尽脓液,每隔3～5天重复穿刺,穿刺术后应卧床休息。如合并细菌感染,穿刺抽脓后可于脓腔内注入抗生素。近年来也加用脓腔内放置塑料管引流,收到良好疗效。患者体温正常,脓腔缩小为5～10 mL后,可停止穿刺抽脓。

3.手术治疗

常用术式有2种。

(1)切开引流术:下列情况可考虑该术式。①经抗阿米巴药物治疗及穿刺抽脓后症状无改善者。②脓肿伴有细菌感染,经综合治疗后感染不能控制者。③脓肿穿破至胸腔或腹腔,并发脓胸或腹膜炎者。④脓肿深或由于位置不好不宜穿刺排脓治疗者。⑤左外叶肝脓肿,抗阿米巴药物治疗不见效,穿刺易损伤腹腔脏器或污染腹腔者。在切开排脓后,脓腔内放置多孔乳胶引流管或双套管持续负压吸引。引流管一般在无脓液引出后拔除。

(2)肝叶切除术:对慢性厚壁脓肿,引流后腔壁不易塌陷者,遗留难以愈合的无效腔和窦道者,可考虑做肝叶切除术。手术应与抗阿米巴药物治疗同时进行,术后继续抗阿米巴药物治疗。

(八)预后

本病预后与病变的程度、脓肿大小、有无继发细菌感染或脓肿穿破以及治疗方法等密切相关。根据国内报道,抗阿米巴药物治疗加穿刺抽脓,病死率为7.1%,但在兼有严重并发症时,病死率可增加1倍多。本病是可以预防的,主要在于防止阿米巴痢疾的感染。只要加强粪便管理,注意卫生,对阿米巴痢疾进行彻底治疗,阿米巴肝脓肿是可以预防的;即使进展到阿米巴肝炎期,如能早期诊断、及时彻底治疗,也可预防肝脓肿的形成。

第五章　神经外科

第一节　头皮损伤

一、应用解剖

(一)额顶枕部

　　头皮是被覆于头颅穹窿部的软组织,头皮是颅脑部防御外界暴力的表面屏障,具有较大的弹性和韧性,对压力和牵张力均有较强的抗力。故而暴力可以通过头皮及颅骨传入颅内,造成脑组织的损伤,而头皮却完整无损或有轻微的损伤。头皮的结构与身体其他部位的皮肤有明显的不同,表层毛发浓密、血运丰富,皮下组织结构致密,有短纤维隔将表层、皮下组织层和帽状腱膜层连接在一起,三位一体不易分离,其间富含脂肪颗粒,有一定保护作用。帽状腱膜与颅骨骨膜之间有一疏松的结缔组织间隙,使头皮可赖以滑动,故有缓冲外界暴力的作用。当近于垂直的暴力作用在头皮上,由于有硬组织颅骨的衬垫,常致头皮挫伤或头皮血肿,严重时可引起挫裂伤;近于斜向的或切线的外力,因为头皮的滑动常导致头皮的裂伤、撕裂伤,但在一定程度上又能缓冲暴力作用在颅骨上的强度。解剖学上可分为5层。

　　(1)皮肤层较身体其他部位的厚而致密,含有大量毛囊、皮脂腺和汗腺。含有丰富的血管和淋巴管,外伤时出血多,但愈合较快。

　　(2)皮下组织层由脂肪和粗大而垂直的纤维束构成,皮肤层和帽状腱膜层均由短纤维紧密相连,是结合成头皮的关键,富含血管神经。

　　(3)帽状腱膜层覆盖于颅顶上部,为大片白色坚韧的腱膜结构,前连于额肌,后连于枕肌,侧方与颞浅筋膜融合,坚韧且有张力。该层与骨膜连接疏松,是易产生巨大帽状腱膜下血肿的原因。

　　(4)腱膜下层由纤细而疏松的结缔组织构成,其间有许多血管与颅内静脉窦相通。

　　(5)骨膜层紧贴于颅骨外板,在颅缝贴附紧密,其余部位贴附疏松,可自颅骨表面剥离。

(二)颞部

　　颞部头皮向上以颞上线与额顶枕部相接,向下以颧弓上缘为界。组织结构可分为以下6层。

　　(1)皮肤颞后部皮肤与额顶枕部相同,前部皮肤较薄。

　　(2)皮下组织与皮肤结合不紧密,没有致密纤维性小梁,皮下组织内有耳颞神经、颞浅动、静脉经过。

　　(3)颞浅筋膜系帽状腱膜直接延续而成,在此处较薄弱。

　　(4)颞深筋膜被盖在颞肌表面,上起颞上线,向下分为深浅两层,分别附于颧弓的内外面,两层间合成一封闭间隙,内容脂肪组织。深层筋膜质地较硬,内含腱纤维,创伤撕裂后,手指触及裂缘,易误认为骨折。

(5)颞肌起自颞窝表面,向下以肌腱止于下颌骨喙突。颞肌表面与颞深筋膜之间有一间隙,内含脂肪,向下与颊脂体相延续。

(6)此处骨膜与骨紧密相结合,不易分开。

(三)颅顶软组织血管

1.动脉

颅顶软组织的血液供给非常丰富,动脉之间吻合极多,所以头皮损伤愈合较快,对于创伤治疗十分有利。但是另一方面因为血管丰富,头皮动脉在皮下组织内受其周围的纤维性小梁的限制,当头皮损伤时血管壁不易收缩,所以出血极多甚至导致休克,必须用特殊止血法止血。

供应颅顶头皮的动脉,除眼动脉的两个终枝外,都是颈外动脉的分支。①眶上动脉和额动脉是眼动脉(发自颈内动脉)的终枝。自眶内绕过眶上缘向上分布于额部皮肤。在内眦部,眼动脉的分枝鼻背动脉与面动脉的终枝内眦动脉相吻合。②颞浅动脉是颈外动脉的一个终枝,越过颧弓根部后,行至皮下组织内(此处可以压迫止血),随即分成前、后两枝。前枝(额枝)分布额部,与眶上动脉相吻合;后枝(顶枝)走向顶部与对侧同名动脉相吻合。③耳后动脉:自颈外动脉发出后,在耳郭后上行,分布于耳郭后部的肌肉皮肤。④枕动脉起自颈外动脉,沿乳突根部内侧向后上,在乳突后部分成许多小枝,分布顶枕部肌肉皮肤。另有脑膜支经颈静脉孔和髁孔入颅,供应颅后窝的硬脑膜。

上述诸动脉的行走方向都是由下向上,呈放射状走向颅顶,故手术钻孔或开颅时,皆应以颅顶为中心做放射状切口,皮瓣蒂部朝下,以保留供应皮瓣的血管主干不受损伤。

2.静脉

头皮静脉与同名动脉伴行,各静脉相互交通,额部的静脉汇成内眦静脉,进而构成面前静脉;颞部的静脉汇成颞浅静脉;枕部的静脉汇入颈外浅静脉。

颅外静脉还借导血管和板障静脉与颅内的静脉窦相交通。头颅部的静脉没有静脉瓣,故头、面部的化脓性感染,常因肌肉收缩或挤压而经此路径引起颅骨或颅内感染。

常见的颅内、外静脉交通有以下几支。①内眦静脉经眼静脉与海绵窦交通在内眦至口角连线以内的区域发生化脓感染时,可通过此路径而造成感染性海绵窦栓塞,故此区有"危险三角区"之称。②顶部导血管位于顶骨前内侧部,联结头皮静脉与上矢状窦。顶部帽状腱膜下感染可引起上矢状窦感染性栓塞。③乳突部导血管经乳突孔连接乙状窦与耳后静脉或枕静脉。④枕部导血管连接枕静脉和横窦。顶部的痈肿有引起横窦栓塞的危险。⑤经卵圆孔的导血管联结翼静脉丛和海绵窦,故面深部的感染引起海绵窦感染者也不少见。

正常情况下,板障静脉和导血管的静脉血流很不活跃,但当颅压增高时,颅内静脉血可经导血管流向颅外,所以在长期颅压增高的患者,板障静脉和导血管可以扩张变粗,儿童尚可见到头皮静脉怒张现象。

(四)淋巴

颅顶没有淋巴结,所有淋巴结均位于头颈交界处,头部浅淋巴管分别注入下述淋巴结。

(1)腮腺(耳前)淋巴结位于颧弓上下侧,咬肌筋膜外面,有颞部和部分额部的淋巴管注入。

(2)下颌下淋巴结在颌下腺附近,有额部的淋巴管注入。

(3)耳后淋巴结在枕部皮下斜方肌起始处,有颅顶后半部的淋巴管注入。

以上淋巴结最后注入颈浅淋巴结和颈深淋巴结。

(五)神经

除面神经分布于额肌、枕肌和耳周围肌外,颅顶部头皮的神经都是感觉神经。

额部皮肤主要是三叉神经第一枝眼神经的眶上神经和滑车上神经分布。颞部皮肤主要由三叉神经第三枝下颌神经的耳颞神经分布。耳郭后面皮肤由颈丛的分枝耳大神经分布。枕部皮肤由第2颈神经的后枝枕大神经和颈丛的分枝枕小神经分布。枕大神经投影在枕外隆凸下2 cm距中线2~4 cm处,穿出斜方肌腱,分布枕部大部皮肤。枕大神经附近的瘢痕、粘连可引起枕部疼痛(枕大神经痛),常在其浅出处做枕大神经封闭治疗。

二、头皮损伤的类型及处理

颅脑损伤患者多有头皮损伤。头皮是一种特殊的皮肤,含有大量头发、毛囊、皮脂腺、汗腺及皮屑,往往隐藏污垢和细菌,一旦发生开放性损伤,容易引起感染,但头皮的血液循环十分丰富,仍有较好的抗感染能力。头皮损伤外科处理时的麻醉选择,要根据伤情及患者的合作程度而定。头皮裂伤清创缝合一般多采用局麻,对头皮损伤较重或范围较大者,仍以全身麻醉为佳。单纯头皮损伤通常不致引起严重后果,但有时可因头皮损伤后大量出血导致休克,所以应妥善处理。另外,头皮损伤若处理不当,可诱发深部感染,因此对于头皮损伤应给予足够的重视。

(一)头皮擦伤

1.临床表现

(1)头皮表层不规则轻微损伤。

(2)有不同深度的表皮质脱落。

(3)有少量出血或血清渗出。

2.诊断要点

损伤仅累及头皮表层。

3.治疗原则

处理时一般不需要包扎,只需将擦伤区域及其周围头发剪去,用肥皂水及生理盐水洗净,拭干,涂以红汞或甲紫即可。

(二)头皮挫伤

1.临床表现

(1)头皮表面可见局限性的擦伤,擦伤处及其周围组织有肿胀、压痛。

(2)有时皮下可出现青紫、淤血。

(3)可同时伴有头皮下血肿。

2.诊断要点

损伤仅累及头皮表层及真皮层。

3.治疗原则

将损伤局部头皮消毒包扎即可,亦可在涂以红汞或甲紫后采用暴露疗法,注意保持伤口干燥。

(三)头皮血肿

头皮富含血管,遭受各种钝性打击后,可导致组织内血管破裂出血,从而形成各种血肿。头皮出血常发生在皮下组织、帽状腱膜下或骨膜下并易于形成血肿。其所在部位和类型有助于分析致伤机制,并能对颅骨和脑的损伤做出估计。

1.皮下血肿

头皮的皮下组织层是头皮血管、神经和淋巴汇集的部位,伤后易发生出血、水肿。

(1)临床表现。由于头皮下血肿位于头皮表层和帽状腱膜,受皮下纤维隔限制而有其特殊表现:①体积小、张力高。②疼痛十分显著。③扪诊时中心稍软,周边隆起较硬,往往误为凹陷骨折。

(2)诊断要点:采用 X 线切线位拍片的方法或在血肿缘加压排开组织内血液和水肿后,即可辨明有无凹陷骨折。有助于排除凹陷骨折,以明确皮下血肿的诊断。

(3)治疗原则:皮下血肿无须特殊治疗,早期给予冷敷以减少出血和疼痛,24～48 小时后改为热敷以促进其吸收。

2.帽状腱膜下血肿

帽状腱膜下层是一疏松的结缔组织层,其间有连接头皮静脉和颅骨板障静脉以及对脑神经。原发性颅脑损伤静脉窦的导血管。当头部遭受斜向暴力时,头皮发生剧烈的滑动,可引起导血管撕裂,出血较易扩散,常形成巨大血肿。

(1)临床表现:①血肿范围宽广,严重时血肿边界与帽状腱膜附着缘一致,前至眉弓,后至枕外隆凸与上项线,两侧达颧弓部,恰似一顶帽子戴在患者头上。②血肿张力低,波动明显,疼痛较轻,有贫血外貌。③婴幼儿巨大帽状腱膜下血肿,可引起失血性休克。

(2)诊断要点:采用影像学检查结合外伤史及临床表现诊断。

(3)治疗原则:帽状腱膜下血肿的处理,对较小的血肿亦可采用早期冷敷、加压包扎,24～48 小时后改为热敷,待其自行吸收。若血肿巨大,则应在严格皮肤准备和消毒下,分次穿刺抽吸积血后加压包扎,尤其对婴幼儿患者,须间隔 1～2 天穿刺 1 次,并根据情况给予抗生素,必要时尚需补充血容量的不足。多次穿刺仍复发的头皮血肿,应考虑是否合并全身出血性疾病,并做相应检查,有时需要切开止血或皮管持续引流。头皮血肿继发感染者,应立即切开排脓,放置引流,创口换药处理。

3.骨膜下血肿

颅骨骨膜下血肿,除婴儿可因产伤或胎头吸引助产所致者外,一般都伴有颅骨线形骨折。出血来源多为板障出血或因骨膜剥离而致,血液积聚在骨膜与颅骨表面。

(1)临床表现:血肿周界限于骨缝,这是因为颅骨在发育过程中,将骨膜夹嵌在骨缝之内,故很少有骨膜下血肿超过骨缝者,除非骨折线跨越两块颅骨,但血肿仍将止于另一块颅骨的骨缝。

(2)诊断要点:采用影像学检查结合临床表现诊断。

(3)治疗原则:骨膜下血肿的处理,早期仍以冷敷为宜,但忌用强力加压包扎,以防积血经骨折缝流入颅内,引起硬脑膜外血肿。血肿较大时,应在严格备皮和消毒情况下施行穿刺,抽吸积血 1～2 次即可恢复。对较小的骨膜下血肿,亦可采用先冷敷,后热敷待其自行吸收的方法。但婴幼儿骨膜下血肿易发生骨化形成骨性包壳,难以消散,对这种血肿宜及时行穿刺抽吸并加压包扎。

4.新生儿头皮血肿及其处理

(1)胎头水肿(产瘤):新生儿在分娩过程中,头皮受产道压迫,局部血液、淋巴循环障碍,血浆外渗,致使产生头皮血肿。表现为头顶部半圆形包块、表皮红肿,触之柔软,无波动感透光试验阴性。临床不需特殊处理,3～5天后可自行消失。

(2)帽状腱膜下血肿:出血量较大,血肿范围广。头颅明显肿胀变形,一般不做血肿穿刺而行保守治疗。血肿进行性增大,可试行压迫颞浅动脉,如果有效,可结扎该动脉。患儿如出现面色苍白、心率加快等血容量不足表现,应及时处理。

(3)骨膜下血肿(头血肿):由于骨外膜剥离所致。多见于初产妇和难产新生儿,约25%可伴有颅骨骨折。血肿多发于头顶部,表面皮肤正常,呈半圆形、光滑、边界清楚,触之张力高,可有波动感。以后由于部分血肿出现骨化,触之高低不平。常合并产瘤,早期不易发现。一般2～6周逐渐吸收,如未见明显吸收,应在严格无菌条件下行血肿穿刺抽出积血,以避免演变成骨囊肿。

5.并发症及其防治

(1)头皮感染:急性头皮感染多为伤后初期处理不当所致,常发生于皮下组织,局部有红、肿、热、痛,耳前、耳后或枕下淋巴结有肿大及压痛,由于头皮有纤维隔与帽状腱膜相连,故炎症区张力较高,患者常疼痛难忍,并伴全身畏寒、发热等中毒症状,严重时感染可通过导血管侵入颅骨及(或)颅内。治疗原则是早期给予抗菌药物及局部热敷,后期形成脓肿时,则应施行切开引流,持续全身抗感染治疗1～2周。

(2)帽状腱膜下脓肿:帽状腱膜下组织疏松,化脓性感染容易扩散,但常限定在帽状腱膜的附着缘。脓肿源于伤后头皮血肿感染或颅骨骨髓炎,在小儿偶尔可因头皮输液或穿刺引起。帽状腱膜下脓肿患者常表现头皮肿胀、疼痛、眼睑水肿,严重时可伴发全身性中毒反应。帽状腱膜下脓肿的治疗,除抗菌药物的应用外,均应及时切开引流。

(3)骨髓炎颅盖部位的急性骨髓炎:多表现为头皮水肿、疼痛、局部触痛,感染向颅骨外板骨膜下扩散时,可出现波特水肿包块。颅骨骨髓炎早期容易忽略,X线平片也只有在感染2～3周之后始能看到明显的脱钙和破坏征象。慢性颅骨骨髓炎则常表现为经久不愈的窦道,反复溃破流脓,有时可排出脱落的死骨碎片。此时X线平片较易显示虫蚀状密度不均的骨质破坏区,有时其间可见密度较高的片状死骨影像,为时过久的慢性颅骨骨髓炎,也可在破坏区周围出现骨质硬化和增生,通过X线平片可以确诊。颅骨骨髓炎的治疗,应在抗菌治疗的同时施行手术,切除已失去活力和没有血液供应的病骨。

(四)头皮裂伤

头皮裂伤后容易招致感染,但头皮血液循环十分丰富,虽然头皮发生裂伤,只要能够及时施行彻底的清创,感染并不多见。在头皮各层中,帽状腱膜是一层坚韧的致密结缔组织,它不仅是维持头皮张力的重要结构,也是防御浅表感染侵入颅内的屏障。当头皮裂伤较浅,未伤及帽状腱膜时,裂口不易张开,血管断端难以收缩止血,出血较多。若帽状腱膜断裂,则伤口明显裂开,损伤的血管断端易于随伤口收缩、自凝,反而较少出血。

1.头皮单纯裂伤

(1)临床表现:常因锐器的刺伤或切割伤,裂口较平直,创缘整齐无缺损,伤口的深浅多随致伤因素而异。除少数锐器直接穿戳或劈砍进入颅内,造成开放性颅脑损伤者外,大多数单纯裂伤仅限于头皮,有时可深达骨膜,但颅骨常完整无损,也不伴有脑损伤。

(2)诊断要点:详细询问伤情,并结合临床表现,必要时进行头颅影像学检查排除其他伤情。

(3)治疗原则:是尽早施行清创缝合,即使伤后逾24小时,只要没有明显的感染征象,仍可进行彻底清创一期缝合,同时应给予抗菌药物及TAT注射。

清创缝合方法:剃光裂口周围至少8 cm以内的头皮,在局麻或全麻下,用灭菌盐水冲洗伤口,然后用消毒软毛刷蘸肥皂水刷净创口和周围头皮,彻底清除可见的毛发、泥沙及异物等,再用生理盐水冲洗,冲净肥皂泡沫,继而用灭菌干纱布拭干以碘酒、乙醇消毒伤口周围皮肤,对活跃的出血点可用压迫或钳夹的方法暂时控制,待清创时再一一彻底止血。常规铺巾后由外及里分层清创,创缘修剪不可过多,以免增加缝合时的张力。残存的异物和失去活力的组织均应清除,术毕缝合帽状腱膜和皮肤。若直接缝合有困难时可将帽状腱膜下疏松组织层向周围潜行分离,施行松解后缝合;必要时亦可将裂口做S形或瓣形延长切口,以利缝合。一般不放皮下引流条。

2.头皮复杂裂伤

(1)临床表现:常为钝器损伤或因头部碰撞所致,裂口多不规则,创缘有挫伤痕迹,创口间尚有纤维组织相连,没有完全断离。伤口的形态常能反映致伤物的大小和形状。这类创伤往往伴有颅骨骨折或脑损伤,严重者可引起粉碎性凹陷骨折,故常有毛发或泥沙等异物嵌入,易致感染。

(2)诊断要点:详细询问伤情,并结合临床表现,必要时进行头颅X线片或CT检查排除其他伤情。

(3)治疗原则:清创缝合方法是术前准备和创口的冲洗清创方法已如上述。对复杂的头皮裂伤进行清创时,应做好输血的准备。机械性清洁、冲洗应在麻醉后进行,以免因剧烈疼痛刺激引起的心血管不良反应。对头皮裂口应按清创需要有计划地适当延长,或做附加切口,以便创口能够一期缝合或经修补后缝合。创缘修剪不可过多,但必须将已失去血供的挫伤皮缘切除,以确保伤口的愈合。对头皮残缺的部分,可采用转移皮瓣的方法,将创面闭合,供皮区保留骨膜,以中厚皮片植皮。

3.头皮撕裂伤

(1)临床表现:大多为斜向或切线方向的暴力作用在头皮上所致,撕裂的头皮往往呈舌状或瓣状,常有一蒂部与头部相连。头皮撕裂伤一般不伴有颅骨和脑损伤,极少伴有颅骨骨折或颅内出血。这类患者失血较多,有时可达到休克的程度。

(2)诊断要点:详细询问伤情,并结合临床表现,头颅影像学检查可排除其他伤情。

(3)治疗原则:清创缝合方法是原则上除小心保护残蒂之外,应尽量减少缝合时的张力,可采用帽状腱膜下层分离,松解裂口周围头皮,然后予以分层缝合。由于撕裂的皮瓣并未完全撕脱,常能维持一定的血液供应,清创时切勿将相连的蒂部扯下或剪断。有时看来十分窄小的残蒂,难以提供足够的血供,但却能使整个皮瓣存活。若缝合时张力过大,应首先保证皮瓣基部的缝合,然后将皮瓣前端部分另行松弛切口或转移皮瓣加以修补。

(五)头皮撕脱伤

强大暴力拉扯头皮,将大片头皮自帽状腱膜下层或连同骨外膜撕脱,甚至将肌肉、一侧或双侧耳郭、上眼睑一并撕脱。

1.现场急救处理

(1)防止失血性休克,立即用大块无菌棉垫、纱布压迫创面,加压包扎。

(2)防止疼痛性休克,使用强镇痛剂。

(3)注射破伤风抗毒素。

(4)在无菌、无水和低温密封下保护撕脱头皮并随同伤者一起,送往有治疗条件的医院。

2.头皮撕脱伤的治疗

原则是根据创面条件和头皮撕脱的程度,选择显微外科技术等最佳手术方法,以达到消灭创面、恢复和重建头皮血运的目的,从而最大限度地提高头皮存活率。

(1)撕脱头皮未完全离体,有良好血液供应:剃发彻底清创、消毒后,将撕脱头皮直接与周围正常皮肤缝合,留置皮管负压引流,创面加压固定包扎。

(2)撕脱头皮完全离体,无血液供应:①撕脱头皮无严重挫伤,保护良好,创面干净,血管无严重扯拉损伤。此种情况,应立即行自体头皮再植术。撕脱头皮的头发尽量地剪短,不刮头皮,避免损伤头皮和遗留残发不易清除,消毒后放入冰肝素林格液中清洗,寻找头皮主要血管(眶上动静脉、滑车动静脉、颞浅动静脉、耳后动静脉)并做出标记,选择直径较大动静脉1~2条,在显微镜下行血管端端吻合。吻合动脉直径必须大于1 mm,吻合部位必须是从正常头皮中分离而出,血管内膜无损伤,否则吻合成功率明显降低。为减少头皮热缺血时间,应争分夺秒先吻合1支头皮动脉,然后再逐一吻合其他血管。如果头皮静脉损伤严重,吻合困难,可采用自体大隐静脉移植,必须保证至少一条静脉吻合通畅。如果撕脱头皮颜色转红,创面出现渗血,说明吻合口通畅,头皮血液供应恢复。缝合固定头皮时,应避免吻合血管扭曲和牵拉。留置皮管负压引流,轻压包扎。应慎重选择吻合血管,以免吻合失败后,创面失去一期植皮的机会。②因各种原因无法进行头皮血管显微吻合术,头部创面无明显污染,骨膜完整。此种情况,可将撕脱头皮削成薄层或中厚皮片一期植皮。皮片与周围正常皮肤吻合固定,加压包扎以防止移位。皮片越薄,成活率越高,皮片越厚,成活率越低,但存活后皮片越接近正常皮肤。③头皮连同骨膜一起撕脱,颅骨暴露,血管显微吻合失败。在创面小的情况下,可利用旋转皮瓣或筋膜转移覆盖暴露的颅骨,同时供应区皮肤缺损行一期植皮。筋膜转移区创面择期行二期植皮。④颅骨暴露范围大而无法做皮瓣和筋膜转移者,可行大网膜移植联合植皮术。剖腹取自体大网膜,结扎切断左胃网膜动静脉,保留右胃网膜动静脉以备血管吻合。将离体大网膜置于利多卡因肝素液中,轻轻挤揉,然后铺盖颅骨表面,四周吻合固定。将右胃网膜动静脉与颞浅动静脉吻合,如果颞浅静脉损伤,取自体大隐静脉一条,长8~10 cm,做右胃网膜静脉和颈外静脉搭桥。大网膜血液循环恢复后,立即取自体中厚皮片一块,覆盖大网膜表面,四周与正常皮肤吻合固定,轻压包扎。⑤对于上述诸种手术均失败,且伴大面积颅骨暴露者。切除颅骨外板或在颅骨表面每间隔1 cm钻孔直达板障层。待肉芽生长后二期植皮。

3.头皮、创面严重挫伤和污染

(1)撕脱头皮严重挫伤或污染,而头部创面条件较好者,可从股部和大腿内侧取薄层或中厚皮片,行创面一期植皮。

(2)头部创面严重挫伤或污染而无法植皮者,彻底清创消毒后可以利用周围正常头皮做旋转皮瓣覆盖创面,皮瓣下留置引流管。供皮区头皮缺损一期植皮。

(3)创面已感染者,应换药处理。待创面炎症控制,肉芽生长良好时行二期植皮。

(六)头皮缺损

1.小面积头皮缺损的处理

头皮缺损小于 1.0 cm,沿原创口两侧,潜行分离帽状腱膜下层各 4～5 cm,使皮肤向中心滑行靠拢,而能直接缝合伤口。

2.中等面积头皮缺损的处理

头皮缺损小于 6.0 cm,无法直接缝合,需做辅加切口,以改变原缺损形态,减少缝合张力,以利缝合。

(1)椭圆形或菱形头皮缺损:利用"S"形切口,沿伤口轴线两极做反方向弧形延长切口后,分离伤口两侧帽状腱膜下层,再前后滑行皮瓣,分两层缝合伤口。

(2)三角形头皮缺损:利用三臂切口,沿伤口三个角做不同方向的弧形延长切口,长度根据缺损大小确定,充分分离切口范围的帽状腱膜下层,旋转滑行皮瓣,分两层缝合伤口。

3.大面积头皮缺损的处理

不规则和大面积头皮缺损,利用转移皮瓣修复。常用辅加切口有弧形切口和长方形切口。切口长度和形态需要经过术前计算和设计。双侧平行切口因为影响伤口血液供应而目前已少用。术中通过皮瓣移位和旋转覆盖原头皮缺损区,供皮区出现的新鲜创面应有完整骨膜,可行一期植皮。皮瓣转移后,在基底部成角处多余皮肤形成"猫耳",不可立即切除,以免影响皮瓣血液供应,应留待二期处理。临床常用头皮瓣有:颞顶后或颞枕部皮瓣向前转移修复顶前部创面;枕动脉轴型皮瓣向前转移修复颞顶部创面;颞顶部和颞枕部皮瓣向后转移修复顶枕部创面。

第二节　脑损伤

脑损伤是指暴力作用于头部造成的脑组织器质性损伤。根据致伤物、受力程度等因素不同,将伤后脑组织是否与外界相通而分为开放性和闭合性脑损伤;前者多由锐器或火器直接造成,均伴有头皮裂伤,颅骨骨折、硬脑膜破裂和脑脊液漏;后者为头部受到钝性物体或间接暴力所致,往往头皮颅骨完整,或即便头皮、颅骨损伤,但硬脑膜完整,无脑脊液漏,为闭合性脑损伤。

根据脑损伤发生的时间,可将颅脑损伤分为原发性和继发性脑损伤,前者主要是指暴力作用在脑组织的一瞬间所造成损伤,即神经组织和脑血管的损伤,表现为神经纤维的断裂和传出功能障碍,不同类型的神经细胞功能障碍甚至细胞的死亡,包括脑震荡、脑挫裂伤等;后者指受伤一定时间后出现的脑损伤,包括脑缺血、颅内血肿、脑肿胀、脑水肿和颅内压升高等。

一、脑震荡

脑震荡又称轻度创伤性脑损害,头部受力后在临床上观察到有短暂性脑功能障碍,系由轻度脑损伤所引起的临床综合征,其特点是头部外伤后短暂意识丧失,旋即清醒,除有近事遗忘外,无任何神经系统缺损表现。脑的大体标本上无肉眼可见到的神经病理改变,显微病理可有毛细血管充血、神经元胞体肿大、线粒体和轴索肿胀。

(一)临床表现

1.意识改变

受伤时立即出现短暂的意识障碍,对刺激无反应,可完全昏迷,常为数秒或数分钟,大多不超过半个小时。个别出现为期较长的昏迷,甚至死亡。

2.短暂性脑干症状

伤情较重者在意识改变期间可有面色苍白、出汗、四肢肌张力降低、血压下降、心动徐缓、呼吸浅慢和各生理反射消失。

4.语言和运动反应迟钝

回答问题或遵医嘱运动减慢。

5.注意力易分散

不能集中精力,无法进行正常的活动。

6.定向力障碍

不能判断方向、日期、时间和地点。

7.语言改变

急促不清或语无伦次,内容脱节或陈述无法理解。

8.动作失调

步态不稳,不能保持连贯的行走。

9.情感夸张

不适当的哭泣,表情烦躁。

10.记忆缺损

逆行性遗忘,反复问已经回答过的同一问题,不能在 5 分钟之后回忆起刚提到的 3 个物体的名称。

11.恢复期表现

头痛、头昏、恶心、呕吐、耳鸣、失眠等症状。通常在数周至数月内逐渐消失,有的患者症状持续数月甚至数年,即称为脑震荡后综合征或脑外伤后综合征。

12.神经系统检查

可无阳性体征。

(二)辅助检查和神经影像检查

1.实验室检查

腰椎穿刺颅内压正常;脑脊液无色透明,不含血,白细胞正常。

2.神经影像检查

头颅 X 线检查,有无骨折发现。

（三）诊断

主要以受伤史、伤后短暂意识障碍、近事遗忘，无神经系统阳性体征作为依据。目前尚缺乏客观诊断标准，常需参考各种辅助方法，如腰穿测压、颅骨平片。

（四）治疗

1.观察病情变化

伤后短时间内可在急诊科观察，密切注意意识、瞳孔、肢体运动和生命体征的变化。对于离院患者，嘱其家属在当日密切注意头痛、恶心、呕吐和意识障碍，如症状加重即来院检查。

2.无须特殊治疗

卧床休息，急性期头痛、头晕较重时，嘱其卧床休息，症状减轻后可离床活动。多数患者在2周内恢复正常，预后良好。

3.对症治疗

头痛时可给予罗通定等镇痛剂。对有烦躁、忧虑、失眠者可给予地西泮，三溴合剂等药物。

二、弥漫性轴索损伤

弥漫性轴索损伤（DAI）是指头部遭受加速性旋转暴力时，在剪应力的作用下，脑白质发生的以神经轴索断裂为特征的一系列病理生理变化。

病理改变主要以位于脑的中轴部（胼胝体、脑白质、脑干上端背外侧及小脑上脚等处）的挫伤、出血或水肿为主。大体改变：组织间裂隙及血管撕裂性出血灶。镜下检查可见神经轴索断裂、轴浆溢出，并可见轴索断裂形成的圆形轴缩球及血细胞溶解后的含铁血黄素。

（一）临床表现

1.意识障碍

意识障碍是其典型的表现，通常DAI均有脑干损伤表现，且无颅内压增高。受伤当时立即出现昏迷，且昏迷时间较长。意识好转后，可因继发性脑水肿而再次昏迷。

2.瞳孔变化

如累及脑干，可有一侧或双侧瞳孔散大。对光反应消失，或同向性凝视。

（二）辅助检查

1.血常规检查

了解应激状况。

2.血生化检查

鉴别昏迷因素。

3.头颅CT扫描

可见大脑皮质与髓质交界处、胼胝体、脑干、内囊区或第三脑室周围有多个点或片状出血灶，常以脑挫伤改变作为诊断标准。

4.头颅MRI扫描

可精确反映出早期缺血灶、小出血灶和轴索损伤改变。

（三）诊断

（1）创伤后持续昏迷6小时以上。

（2）CT显示脑白质、第三脑室、胼胝体、脑干以及脑室内出血。

(3)颅内压正常但临床状况差。

(4)无颅脑明确结构异常的创伤后持续植物状态。

(5)创伤后弥漫性脑萎缩。

(6)尸检 DAI 可见的病理征象。

(四)治疗及预后

(1)对 DAI 的治疗仍沿用传统的综合治疗方式,无突破性进展。此病预后差,占颅脑损伤早期死亡的 33%。

(2)脱水治疗。

(3)昏迷期间加强护理,防止继发感染。

三、脑挫裂伤

暴力作用于头部时,着力点处颅骨变形或发生骨折,同时脑组织在颅腔内大幅度运动,导致脑组织着力点或冲击点损伤,均可造成脑挫伤和脑裂伤,由于两种改变往往同时存在,故又统称脑挫裂伤。前者为脑皮质和软脑膜仍保持完整;而后者,有脑实质及血管破损、断裂,软脑膜撕裂。脑挫裂伤的显微病理表现为脑实质点片状出血、水肿和坏死。脑皮质分层结构不清或消失,灰质与白质分界不清。脑挫裂伤常伴有邻近的局限性血管源性脑水肿和弥漫性脑肿胀。

外伤性急性脑肿胀又称弥漫性脑肿胀(DBS),是指发生在严重的脑挫裂伤和广泛脑损伤之后的急性继发性脑损伤,以青少年多见。治疗以内科为主。

(一)临床表现

1.意识障碍

受伤时立即出现,一般意识障碍持续时间均较长,短则半小时、数小时或数天,长则数周、数月,有的为持续昏迷或植物状态。

2.生命体征改变

常较明显,体温多在 38 ℃左右,脉搏和呼吸增快,血压正常或偏高。如出现休克,应注意全身检查。

3.局灶症状与体征

受伤时立即出现与伤灶相应的神经功能障碍或体征,如运动区损伤的锥体束征、肢体抽搐或瘫痪,语言中枢损伤后的失语以及昏迷患者脑干反应消失等。颅压增高:为继发脑水肿或颅内血肿所致。尚可有脑膜刺激征。

4.头痛、呕吐

患者清醒后有头痛、头晕,恶心呕吐、记忆力减退和定向力障碍。

(二)检查

1.实验室检查

(1)血常规:了解应激状况。

(2)血气分析:可有血氧低、高二氧化碳血症存在。

(3)脑脊液检查:脑脊液中有红细胞或血性脑脊液。

2.神经影像学检查

(1)头颅 X 平片:多数患者可发现有颅骨骨折。

(2)头颅 CT:了解有无骨折、有无中线移位及除外颅内血肿。

(3)头颅 MRI:不仅可以了解具体脑损伤部位、范围及其周围脑水肿情况,而且尚可推测预后。

(三)常规治疗

(1)轻型脑挫裂伤患者,通过急性期观察后,治疗与弥漫性轴索损伤相同。

(2)抗休克治疗:如合并有休克的患者首先寻找原因,积极抗休克治疗。

(3)重型脑挫裂伤患者,应送重症监护病房。

(4)对昏迷患者,应注意维持呼吸道通畅。

(5)对来院患者呼吸困难者,立即行气管插管连接人工呼吸机进行辅助呼吸。对呼吸道内分泌物多,影响气体交换,且估计昏迷时间较长者(3～5 天),应尽早行气管切开术。

(6)对伴有脑水肿的患者,应适当限制液体入量,并结合脱水治疗。

(7)脱水治疗颅内压仍在 40～60 mmHg(5.32～7.98 kPa)会导致严重脑缺血或诱发脑疝,可考虑行开颅去骨瓣减压和/或脑损伤灶清除术。

(8)手术指征:对于脑挫裂伤严重,局部脑组织坏死伴有脑水肿和颅内压增高的患者,经各种药物治疗无效,症状进行性加重者。具体方法:清除挫伤坏死的脑组织及小的出血灶,再根据脑水肿、脑肿胀的情况进行颞肌下减压或局部去骨瓣减压。

(四)其他治疗

(1)亚低温治疗,维持体温 33～34 ℃,多针对重型或特重型脑外伤患者。

(2)药物治疗:糖皮质激素、改善脑细胞代谢、止血剂等。

(3)高压氧疗法(HBO)。

四、脑干损伤

脑干原发损伤在头、颈部受到暴力后可以立即出现,多不伴有颅内压增高表现。病理变化有脑干神经组织结构紊乱、轴索断裂、挫伤和软化。由于脑干内除脑神经核团、躯体感觉运动传导束外,还有网状结构和呼吸、循环等生命中枢,故其致残率和死亡率均较高。

原发性脑干损伤的病理变化常为脑挫伤伴灶性出血和水肿,多见于中脑被盖区,脑桥及延髓被盖区次之。继发性脑干损伤常因严重颅内高压致脑疝形成,脑干受压移位,变形使血管断裂可引起出血和软化等继发病变。

(一)临床表现

1.典型表现

多为伤后立即陷入持续昏迷状态,生命体征多有早期紊乱,表现为呼吸节律紊乱,心跳及血压波动,双瞳大小多变,眼球斜视,四肢肌张力增高,去皮质强直状态,伴有锥体束征。多有高热、消化道出血、顽固性呃逆、甚至脑性肺水肿。

2.中脑损伤表现

意识障碍突出,瞳孔可时大时小双侧交替变化,去皮质强直。

3.脑桥损伤表现

除持久意识障碍外,双瞳常极度缩小,角膜反射及嚼肌反射消失,呼吸节律不整,呈现潮式呼吸或抽泣样呼吸。

4.延髓损伤表现

主要为呼吸抑制和循环紊乱,呼吸缓慢、间断,脉搏快而弱、血压下降,心眼反射消失。

(二)辅助检查

1.腰椎穿刺

脑脊液多呈血性,压力多为正常或轻度升高,当压力明显升高时,应排除颅内血肿。

2.头颅 X 线平片

往往多伴有颅骨骨折。

3.头颅 CT 扫描

在伤后数小时内检查,可显示脑干有点片状高密度区,脑干肿大,脚间池、桥池、四叠体池及第四脑室受压或闭塞。

4.头颅及上颈段 MRI 扫描

有助于明确诊断,了解伤灶部位和范围。

5.脑干诱发电位

波峰潜伏期延长或分化不良。

(三)治疗

(1)一般治疗措施同脑挫裂伤。

(2)对一部分合并有颅内血肿者,应及时诊断和手术。对合并有脑水肿或弥漫性轴索损伤及脑肿胀者,应用脱水药物和激素等予以控制。

(3)伤后 1 周,病情较为稳定时,为保持患者营养,应由胃管进食。

(4)对昏迷时间较长的患者,应加强护理,防止各种并发症。

(5)有条件者,可行高压氧治疗,以助于康复。

五、下丘脑损伤

单纯下丘脑损伤少见,多伴有严重脑干损伤和/或脑挫裂伤,可引起神经-内分泌紊乱和机体代谢障碍。其损伤病理多为灶性出血、水肿、缺血、软化及神经细胞坏死,偶可见垂体柄断裂和垂体内出血。

(一)临床表现

(1)意识与睡眠障碍。

(2)循环及呼吸紊乱。

(3)体温调节障碍,中枢性高热,高达 41 ℃甚至 42 ℃。

(4)水电解质代谢紊乱,尿崩。

(5)糖代谢紊乱。

(6)消化系统障碍。

(7)间脑发作。

（二）诊断

通常只要有某些代表丘脑下部损伤的征象，即可考虑伴有此部位的损伤。

（三）治疗

与原发性脑干损伤基本相同。需加强监测。

第三节 高血压性脑出血

一、概述

高血压性脑出血是脑血管病患者中死亡率和致残率最高的一种疾病，3/4 以上存活者遗有不同程度的残疾。1983 年我国对六大城市进行脑血管病流行病学调查，高血压性脑出血的发病率为 80.7/10 万人。高血压性脑出血常发生于 45～65 岁，男性发病略多于女性。

我国 29 个省、自治区、直辖市脑出血危险因素研究结果表明，对男女都有害的因素有高血压、高血压家族史和肥胖。有 TIA 史亦为脑出血的危险因素。喜咸食、吸烟仅对男性有害。食醋对男女都有保护作用。

高血压是自发性脑内出血的最常见原因。高血压患者约有 1/3 可发生脑内出血，而脑内出血患者93.1％有高血压病史。收缩压和舒张压升高会迅速增加脑出血的危险性。在高血压和脑血管病变的基础上，突然精神激动或体力活动增强，可使血压进一步增高，当增高的血压超过血管的承受能力时，即可引起血管破裂发生脑出血。

二、病因与病理

红细胞渗出血管外皆称为出血。出血一般分大片出血和点状出血两种。高血压性脑出血通常为大片出血。

（一）可能与脑出血有关的因素

1.脑软化后出血

大多数高血压患者伴有较重的脑动脉粥样硬化症。从这一病理基础来看，大片脑内出血可能系广泛的出血性梗死，或者系一种通过缺血性软化区的动脉因失去周围的支持而发生的出血。但是多数人认为脑血管周围存在着 Virchow-Robin 间隙，血压平常即高于颅压 10 倍，不存在脑血管是否失去支持的问题。即使如此，出血也应在蛛网膜下隙而不是在脑内。

2.脑血管受损出血

高血压可使小血管壁变得脆弱，特别是当平滑肌被纤维或坏死组织替代时。现已证明，长期高血压对脑实质内直径为 $100～300\ \mu m$ 的小穿通动脉的内膜有损害作用，最后导致管壁脂肪玻璃样变或纤维样坏死。当血压或血流变化时容易发生破裂出血。

3.微小动脉瘤形成与破裂

1863 年，Charcot 和 Bouchard 对 84 例死后不久的脑出血患者进行了尸检，结果发现血肿壁上有粟粒样微小动脉瘤存在。此后，关于微小动脉瘤的临床意义一直有争议。1967 年，Cole 和 Yates 对健康人的和高血压患者的脑各 100 例进行了研究，发现后者 46％有 0.05～2 mm 的微小动脉瘤，高血压性脑出血患者中 86％的存在微小动脉瘤，而在健康人脑中发现微小动脉瘤的仅占 7%。这些微小动脉瘤主要位于基底核区,在大脑白质也可见到,少数还可在脑桥及小脑的血管上见到。微小动脉瘤的形成是由于高血压使小动脉的张力增大,血管平滑肌纤维改变,引起动脉壁的强度和弹性降低,这可使血管的薄弱部位向外隆起,形成微小动脉瘤或夹层动脉瘤。高血压患者血压进一步升高时,血管不能收缩以增大阻力而丧失了保护作用,微小动脉瘤可破裂出血。

(二)高血压性脑出血的病理变化

高血压性脑出血 80% 在幕上,20% 在幕下。大脑半球的出血以基底核和视丘最常见,其次为脑干和小脑。脑出血后血肿多沿白质纤维方向扩展,出血后早期神经组织所受的影响主要是以受压、分离及移位为主。壳核出血多系豆纹动脉出血所致,其中以外侧豆纹动脉出血为常见,出血后血肿多向外囊方向发展;内侧豆纹动脉出血后往往向内囊方向扩延。豆状核出血,血肿往往较大,使大脑半球体积增大,该侧大脑半球肿胀,脑回扁平,脑沟狭窄,病侧尚有扣带回疝入大脑镰下及海马沟回疝入小脑幕切迹。海马沟回疝造成脑干及同侧大脑后动脉和动眼神经受压,同时中脑及脑桥的正中旁小动脉由于移位而断裂,引起中脑及脑桥出血。有时血肿从大脑半球向下内侧发展破入视丘及中脑。血肿也可破坏尾状核而进入侧脑室,再流入蛛网膜下隙,称为继发性蛛网膜下隙出血。这种继发性蛛网膜下隙出血多聚集于小脑腹侧的中部和外侧孔附近以及基底部的蛛网膜下隙。若出血在小脑半球则该半球增大,往往压迫脑干,亦容易破入蛛网膜下隙。丘脑出血多因大脑后动脉深支-丘脑膝状体动脉及丘脑穿通动脉破裂出血,出血后血液可向内囊及脑室侵入。丘脑出血血液侵入脑室的发生率可高达 40%~70%。脑干出血最常见于脑桥,往往自中间向两侧扩大,或向上侵入中脑,亦常破入第四脑室。小脑出血多源于齿状核,主要是小脑上动脉出血,小脑下后动脉及小脑前动脉也可是出血来源;小脑半球出血后,可跨越中线累及对侧并侵入第四脑室,扩展到小脑脚者也不少见。通常,高血压性脑出血患者在发病后 20~30 分钟即可形成血肿,出血逐渐停止;出血后 6~7 小时,血肿周围开始出现血清渗出及脑水肿,随着时间的延长,这种继发性改变不断加重,甚至发生恶性循环。因此,血肿造成的不可逆性脑实质损害多在出血后 6 小时左右。

显微镜观察,可将脑出血分为三期。

1.出血期

可见大片出血。红细胞多完整,出血灶边缘往往出现软化的脑组织,神经细胞消失或呈局部缺血改变,星形细胞亦有树突破坏现象。常有多形核白细胞浸润,毛细血管充血及管壁肿胀,有时管壁破坏而有点状出血。有一点应值得注意,患者 CT 检查所见的高密度区外存在一圈低密度区,与肿瘤周围低密度区不同,不是水肿而是软化坏死组织。因脑出血多为动脉破裂,短期内血肿大到相当的体积,对周围脑组织压力很大,故很易造成脑组织坏死软化。

2.吸收期

出血后 24~36 小时即可出现胶质细胞增生,尤其是小胶质细胞及部分来自血管外膜的细胞形成格子细胞。除吞噬脂质外,少数格子细胞存积含铁血黄素,常聚集成片或于血肿周围。星形胶质细胞亦有增生及肥胖变性。

3.恢复期

血液及受损组织逐渐被清除后,缺损部分由胶质细胞、胶质纤维及胶原纤维代替,形成瘢痕。出血较少者可完全修复,若出血较大常遗留囊腔。这与软化结局相同,唯一特点是血红蛋白代谢产物长久残存于瘢痕组织中,使该组织呈现棕黄色。

三、临床表现

高血压性脑出血发病年龄多在 50 岁以上,男性略多于女性。通常是在白天,因情绪激动、过度兴奋、剧烈活动、用力大便而诱发。脑内出血者发病前常无预感,突然发病,往往在数分钟或数小时内达到高峰。临床表现视出血部位、出血量多少及机体反应而异。

(一)壳核出血

依出血量及病情进展,患者可有意识障碍或无意识障碍,并伴有不同程度的"三偏",即病变对侧中枢性面瘫及肢体瘫痪、感觉障碍和同向偏盲,双眼向病侧偏斜、头转向病侧。优势半球出血者还伴有语言障碍等。

(二)背侧丘脑出血

发病后多数患者出现昏迷及偏瘫。背侧丘脑内侧或下部出血者可出现典型的眼征,即垂直凝视麻痹,多为上视障碍,双眼内收下视鼻尖;眼球偏斜视,出血侧眼球向下内侧偏斜;瞳孔缩小,可不等大,对光反应迟钝;眼球不能聚合以及凝视障碍等。出血向外扩展,可影响内囊出现"三偏"征。背侧丘脑出血侵入脑室者可使病情加重,出现高热、四肢强直性抽搐,并可增加脑内脏综合征的发生率。

(三)皮质下出血(脑叶出血)

其发病率仅次于基底核出血,与丘脑出血相近。患者表现依原发出血部位不同而各异,多数学者认为脑叶出血好发于顶叶、颞叶与枕叶,即大脑后半部。脑叶出血的临床表现与基底核出血不同。脑叶出血后易破入邻近的蛛网膜下隙,因距中线较远而不易破入脑室系统,故脑膜刺激征重而意识障碍轻,预后总起来说比较良好。其临床表现特征为:①意识障碍少见而相对较轻;②偏瘫与同向凝视较少、程度较轻,这是因为脑叶出血不像基底核出血那样容易累及内囊的结果;③脑膜刺激征多见;④枕叶出血可有一过性黑蒙与皮质盲。顶颞叶出血可有同向偏盲及轻偏瘫,优势半球者可有失语。额叶出血可有智力障碍、尿失禁,偏瘫较轻。

(四)小脑出血

典型病例表现为突发眩晕、头痛、频繁呕吐,主要体征为躯干性共济失调、眼震及构音障碍。除非出血量过大,意识障碍多在发病后数小时或 1~2 天内出现,提示脑干受累,病情危重,查体可见双眼向出血对侧凝视、周围性面瘫、瞳孔缩小、去皮层状态等。延髓受累者,呼吸循环出现衰竭。

(五)脑桥出血

患者起病急并迅速陷入深昏迷,多在短时间内死亡,脑干出血时几乎均有眼球活动障碍。由于患者昏迷,可进行眼-头反射检查,即将头被动地做水平性转动,正常时眼球偏向转动方向的对侧;后仰时,双眼球向下;低头时,双眼球向上。脑桥出血时,双眼向出血对侧凝视,瞳孔缩小,对光反应迟钝;患者还常伴有高热,一些病情较轻的患者有时还可查到脑神经与肢体的交叉性麻痹、伸肌姿势异常等。

(六)脑室内出血

原发性脑室内出血者少见,常见者多为继发性丘脑出血或基底核出血。此类患者的临床表现与原发出血部位、血肿量以及脑室受累范围密切相关。原发出血部位越邻近脑室,出血向脑室扩延及侵入脑室的机会也就越多。因此,脑室内出血患者的病情多较严重,临床上除有原发病灶的症状、体征外,尚有脑干受累以及颅内压迅速增高的一系列表现,意识障碍多较重,生命体征变化明显,且常伴有高热、强直发作等。

四、诊断

高血压性脑出血的诊断要点是:①多见于50岁以上的高血压动脉硬化患者;②常在白天活动用力时突然发病;③病程进展迅速,很快出现意识障碍及偏瘫等完全性卒中的表现;④脑脊液为均匀血性;⑤得到CT或MRI扫描证实。

高血压性脑出血已有许多不同的分型。分型的目的是治疗和判断预后。目前,在应用CT及MRI的情况下,分型更趋于简化。其中金谷春之提出的CT分型简单,便于记忆和推广。需要注意的是,CT图像必须结合患者表现,才能有助于临床诊治。

五、治疗

(一)外科治疗

手术治疗的目的是清除血肿、降低颅内压、避免脑疝发生,以挽救患者的生命及减轻后遗症。在考虑是否施行手术时,被大家公认的最重要的因素是术前患者的意识状况。患者有无意识障碍或意识障碍的程度,可直接反映脑实质受累的情况,因此,与手术疗效密切相关。

1.手术适应证

依照高血压性脑出血的临床分级,一般认为Ⅰ级患者出血量不多(<30 mL),内科保守治疗效果良好,不需手术治疗。Ⅱ~Ⅳ级患者绝大多数适于手术治疗,其中以Ⅱ、Ⅲ级手术效果较佳。Ⅴ级患者病情危重,死亡率高,手术难以奏效,一般不宜手术治疗。

高血压性脑出血手术治疗指征的确定,需要综合考虑出血部位、出血量、病程进展、患者情况等多个因素。

(1)出血部位:壳核、大脑半球皮层下、脑叶浅部和小脑半球等较浅部位的出血,适于手术治疗。应特别注意的是小脑出血,由于血肿靠近脑干,且颅后窝容积代偿能力有限,除非出血量很少、症状轻微,一般应该积极考虑手术治疗。脑干内或丘脑出血,通常不是手术治疗的适应证。若存在脑室内出血或脑积水,可行脑室体外引流或分流术。

(2)出血量:幕上血肿量超过30 mL,占位效应明显,患侧脑室明显受压,中线结构明显向健侧移位;幕下血肿量大于10 mL,四脑室受压变形、移位,即有手术必要。

(3)病情进展:高血压性脑出血发生后病情稳定,患者意识清楚或轻度意识障碍,功能损害不明显,内科治疗效果良好,不需要行手术治疗。若经积极的内科药物治疗,病情仍无好转或不稳定,出血部位又比较表浅,应考虑手术治疗。尤其是对于病情好转或稳定后又发生恶化或出现脑疝征象者,更要争取时间,尽快手术。至于发病后进展急骤,很快进入深度昏迷,出现严重功能障碍、一侧或双侧瞳孔散大、生命体征不稳定者,手术治疗效果不佳,死亡率很高,不宜进行手术治疗。

(4)患者情况:患者若存在心、肺、肝、肾等脏器严重疾病或功能不全,血压控制不好,持续超过200/120 mmHg(26.66~15.99 kPa),眼底出血,糖尿病,高龄等情况,应列为手术禁忌,但年龄并不是决定是否手术的主要因素。

2.手术时机的选择

高血压性脑出血的手术时机选择分为：①超早期手术，发病 6～7 小时内进行。②早期手术，发病后 1～3 天内手术。③延期手术，发病 3 天后进行。

目前国内外学者普遍认为高血压性脑出血需要手术治疗者，应尽量在发病后 6～7 小时内行超早期手术，超早期手术可以有效地防止或减缓这些病理变化的发生，及早降低颅内压，阻止脑疝发生，促进脑功能恢复，最大限度地减少脑组织损伤。另外，发病后 6～7 小时内脑水肿尚不明显，有利于手术操作的进行。对于起病平缓、处于临床病情分级 I 级的患者，可先行非手术治疗，一旦病情进行性加重或恶化，出现明显功能障碍、意识障碍或脑疝征象时，必须紧急手术清除血肿，降低颅内压，以免耽误了抢救时机。

3.术前检查及准备

(1)CT 扫描：是诊断脑出血最安全、最可靠的手段，应列为首选。CT 扫描能辨别出血和梗死，准确显示血肿的部位、大小、形态、发展方向和脑水肿的范围，有助于手术方案的制订和预后的判断。对怀疑脑出血的患者，应尽早行颅脑 CT 扫描，必要时可复查，以便观察血肿及颅内情况的变化。

(2)脑血管造影：对于不能明确脑出血原因的或疑诊脑动脉瘤、脑血管畸形的患者，在病情允许的情况下，为避免手术的盲目性，降低手术风险，可考虑行脑血管造影。在无 CT 设备的地区或医院，脑血管造影仍是诊断高血压性脑出血的主要检查方法。

(3)MRI 扫描：费用较高，费时较长，一般不作为首选的检查方法，但 MRI 扫描对高血压性脑出血的诊断更精确，特别适用于脑干、小脑等部位出血的检查。

(4)按常规开颅手术的要求做好其他术前准备，尤其应注意适当控制血压，保持呼吸道通畅，合理使用脱水降颅压药物。

4.手术方法

(1)快速钻颅血肿碎吸术：操作简便，创伤小，可及时部分解除占位效应、减轻症状，特别适用于位置表浅、已大部分液化的血肿；也可作为急救手段，为开颅清除血肿争取时间。但是，清除血肿不彻底，不能止血，徒手穿刺准确性较差。

(2)脑室穿刺体外引流术：对于原发性脑室内出血或血肿破入脑室者，以及出现梗阻性脑积水的患者，行脑室穿刺体外引流术，可以立即缓解梗阻性脑积水，降低颅内压，也可以排出脑室内血肿的液化部分，减少血肿体积，缓解病情。

(3)尿激酶溶解血肿吸除术：许多患者在行血肿穿刺碎吸或脑室穿刺引流后，只是引流出了血肿的液化部分，仍有许多血凝块不能吸出或流出，此时可经引流管注入尿激酶将血块溶解再清除。常用量为尿激酶 6000 U/5 mL 盐水，自引流管缓慢注入血肿腔，夹闭引流管 2～3 小时后再开放引流管，每 12～24 小时重复一次。视血肿清除情况，保留引流管 2～5 天，每天重复注入尿激酶可促进血凝块溶解。但是，此法有引发新出血的可能。

(4)开颅脑内血肿清除术：对于脑疝早期或颅后窝血肿可以达到迅速减压的目的，特别是双极电凝器和显微外科技术的应用，使血肿清除更彻底、止血更可靠，具有确切的疗效。分为骨窗开颅和骨瓣开颅血肿清除术。

(5)立体定向脑内血肿清除术：1978 年 Back lund 和 Von Holst 设计了一种立体定向血肿

排空装置,采用立体定向技术首先成功地进行了脑内血肿清除术。1984 年 Matsumoto 在立体定向血肿引流排空术的基础上,应用尿激酶进行溶凝治疗,取得了较好的疗效。随后不断有学者对立体定向手术进行改进,使脑内血肿立体定向清除术日趋成熟并逐渐得到广泛应用,这种手术适用于脑内各部位的出血,尤其适合脑干、丘脑等重要部位的局限性血肿。

(二)内科治疗

在急性期,主要是控制脑水肿,调整血压,防治内脏综合征及考虑是否采取手术清除血肿。

1.稳妥运送

首先考虑的是对确诊和治疗是否需要搬动,再考虑患者的情况是否允许搬动。急性期应保持安静,不宜长途运送或过多搬动,应将头位抬高 30°,注意呼吸道的通畅,随时清除口腔分泌物或呕吐物,适当吸氧。在发病初 4 小时内每小时测血压、脉搏一次。并观察意识、呼吸、瞳孔的变化。12 小时后可 2~3 小时观察以上项目一次,直到病情稳定。应卧床 3 周以上。

2.控制脑水肿降低颅内压

这是抢救能否成功的主要环节之一。常用药为甘露醇、呋塞米及皮质激素等。临床上为加强脱水效果,减少药物的不良反应,一般均采取上述药物联合应用。常采用甘露醇＋呋塞米、甘露醇＋呋塞米＋激素等方式,但用量及用药间隔时间均应视病情轻重及全身情况尤其是心脏功能及是否有高血糖等而定。20％甘露醇为高渗脱水剂,体内不易代谢、不能进入细胞,其降颅压作用迅速,一般成人用量为 $1g/(kg \cdot 次)$,每 6 小时静脉速滴一次。甘露醇降颅压最好的时机是:①给甘露醇 1 小时前的颅内压较低。②应用甘露醇时颅内压水平较高。③第一次给甘露醇的剂量要大。④在用药前接受的甘露醇累积剂量越小,则下一个剂量的甘露醇的效果越明显。呋塞米有渗透性利尿作用,可减少循环血容量,对心功能不全者可改善后负荷,用量为20~40mg/次,每天静脉注射 1~2 次。应用呋塞米期间注意补钾。皮质激素多采用地塞米松,用量 15~20mg,静脉滴注,每天一次。由于脑出血发病早期颅内压增高的因素中脑水肿的比例较小,主要由脑内血肿占位效应引起。另外,脑出血患者常出现应激性溃疡,故使用激素是不利的。激素的应用可降低机体的免疫功能,一旦出现肺部感染征象,不利于病情的控制。因此,近年来对脑出血的患者多不主张使用激素控制脑水肿。在发病后几天的脱水治疗过程中,因颅内压可急速波动样上升,密切观察瞳孔变化及昏迷深度非常重要,遇有脑疝早期表现如一侧瞳孔散大或角膜反射突然消失,或脑干受压症状明显加剧,应及时静脉滴注一次甘露醇,一般静脉滴注后 20 分钟左右即可见效,故初期不可拘泥于常规时间用药。一般脑水肿于3~7 天内达高峰,多持续 2 周至 1 个月之久才能完全消失,故脱水剂的应用要根据病情而逐渐减量,再行减少次数,最后停止。由于高渗葡萄糖溶液的降颅内压作用时间短,反跳现象重,且高血糖对缺血的脑组织有损害,故目前已不再使用。

3.调整血压

脑出血后血压常骤升。发病后血压过高或过低,均提示预后不良,故调整血压甚为重要。一般可将发病后的血压控制在发病前血压数值略高一些的水平。如原有高血压,发病后血压又上升更高水平者,所降低的数值可按上升数值的 30％ 左右控制。目前常用的降压药物有25％硫酸镁 10~20 mL/次,肌内注射;或压宁定 50~100mg/次,加入液体内静脉滴注。注意不应降血压太快和过低。血压过低者可适量用间羟胺或多巴胺静脉滴注使之缓慢回升。

4.止血剂的应用

高血压脑出血后是否应该应用止血剂至今尚有争议。主张用止血剂者认为脑出血早期纤维蛋白溶解系统功能亢进,血小板黏附和聚集性降低;不主张用者认为脑出血是由于血管破裂,凝血功能并无障碍,多种止血剂可以诱发心肌梗死,甚至弥散性血管内凝血。也有人主张短期应用几天。常用的抗纤溶药物有 6-氨基己酸和氨甲环酸。其他止血的药物有卡巴克洛、酚磺乙胺、巴曲酶等。应用这类药物最好有客观的出凝血实验室数据。如凝血、抗凝血及纤溶指标等。

5.急性脑出血致内脏综合征的处理

其包括脑心综合征、急性消化道出血、中枢性呼吸形式异常、中枢性肺水肿及中枢性呃逆等。这些综合征的出现,常常影响预后,严重者可导致死亡。这些综合征的发生原因,主要是由于脑干特别是下丘脑发生原发性或继发性损害之故。

(1)脑心综合征:发病后一周内心电图检查,可发现 S-T 段延长或下移,T 波低平或倒置,以及 Q-T 间期延长等缺血性变化。此外,也可出现室性期前收缩,窦性心动过缓、过速或心律不齐以及房室传导阻滞等改变。这种异常可以持续数周之久,有人称为"脑源性"心电图变化。其性质是功能性的还是器质性的,尚无统一的认识。临床上最好按器质性病变处理,应根据心电图变化,给予吸氧,服用吲哚美辛、合心爽、毛花苷 C 及利多卡因等治疗,同时密切观察心电图变化的动向,以便及时处理。

(2)急性消化道出血:经尸解和胃镜检查,半数以上出血来自胃部,其次为食管,少数为十二指肠。胃部病变呈现急性溃疡、多发性糜烂及黏膜或黏膜下点状出血。损害多见于发病后一周之内,重者可于发病后数小时内就发生大量呕血,呈咖啡样液体。为了解胃内情况,对昏迷患者应在发病后 24～48 小时安置胃管,每天定时观察胃液酸碱度及有无潜血。若胃液酸碱度在 5 以上,即给予氢氧化铝胶液 15～20 mL,使酸碱度保持在 6～7,此外,给予西咪替丁鼻饲或静脉滴注,以减少胃酸分泌。应用奥美拉唑效果更好。如胃已出血,可局部应用卡巴克洛,每次 20～30 mL 加入生理盐水 50～80 mL,每天 3 次。此外云南白药、凝血酶也可胃内应用。大量出血者应及时输血或补液,防止贫血及休克。

(3)中枢性呼吸形式异常:多见于昏迷患者。呼吸呈快、浅、弱及不规则或潮式呼吸、中枢性过度换气和呼吸暂停。应及时给氧气吸入,人工呼吸器进行辅助呼吸。可适量给予呼吸兴奋剂如洛贝林或尼可刹米等,一般从小剂量开始静脉滴注。为观察有无酸碱平衡及电解质紊乱,应及时行血气分析检查,若有异常,即应纠正。

(4)中枢性肺水肿:多见于严重患者的急性期,在发病后 36 小时即可出现,少数发生较晚。肺水肿常随脑部的变化而加重或减轻,常为病情轻重的重要标志之一。应及时吸出呼吸道中的分泌物,甚至行气管切开,以便给氧和保持呼吸道通畅。部分患者可酌情给予强心药物。此类患者易继发呼吸道感染,故应预防性应用抗生素,并注意呼吸道的雾化和湿化。

(5)中枢性呃逆:呃逆常见于病程的急性期,轻者,偶尔发生几次,并可自行缓解;重者可呈顽固性持续性发作,可干扰患者的呼吸节律,消耗体力,以至于影响预后。一般可采用针灸处理,药物可肌内注射哌甲酯,每次 10～20mg,也可试服氯硝西泮,1～2 mg/次,也有一定的作用,但可使睡眠加深或影响病情的观察。膈神经加压常对顽固性呃逆有缓解的作用。部分患者可试用中药柿蒂、丁香等。

6.维持营养

注意酸碱及水、电解质平衡及防治高渗性昏迷；初期脱水治疗就应考虑到这些问题。特别对昏迷患者，发病后 24～48 小时应放置鼻饲以便补充营养及液体，保持液体出入量基本平衡。初期每天热量至少为 1500 kcal，以后逐渐增至每天至少 2000 kcal，且脂肪、蛋白质、糖等比例应合理，故应及时补充复方氨基酸、人血清蛋白及冻干血浆等。对于高热者尚应适当提高补液量。多数严重患者皆出现酸碱及水电解质失调，常为酸中毒、低钾及高钠血症等，均应及时纠正。应用大量脱水剂，特别是对有糖尿病者应防止诱发高渗性昏迷；表现为意识障碍加重，血压下降，有不同程度的脱水征，可出现癫痫发作。高渗性昏迷的确诊需要实验室检查血浆渗透压增高提示血液浓缩。此外血糖、尿素氮和血清钠升高、尿比重增加也提示高渗性昏迷的可能。为防止高渗性昏迷的出现，有高血糖者应及早应用胰岛素，避免静脉注射高渗葡萄糖溶液。此外，应经常观察血浆渗透压及水电解质的变化。

7.加强护理与预防并发症

患者昏迷或有意识障碍时，必须采取积极措施维持呼吸道通畅、控制血压、适量输液、维持电解质平衡。应及时吸痰，必要时行气管切开，以防止呼吸道继发感染。应行持续导尿膀胱冲洗，防止膀胱过度充盈及尿潴留引起泌尿系感染。应定时翻身，加强皮肤和眼睛护理，防止褥疮及角膜溃疡。患者意识清楚后常有严重头痛与颈项强直，烦躁不安，可给予适当镇静剂、止痛剂，如安定、阿尼利定等，严重者可给予磷酸可待因 30～60mg，对头痛与烦躁不安效果良好。有便秘者可给缓泻剂或大便软化剂，如果导、双醋酚酊或开塞露等。

(三)康复治疗

急性脑血管病所致的残疾非常复杂，即有因中枢神经系统本身破坏所致的残疾(偏瘫、失语等)，也有因急性期处理不当或不适当康复所造成的二次损伤(如废用综合征、误用综合征、褥疮、肩手综合征等)，还可引起心理、情感方面的障碍(抑郁症、焦虑症等)。

首先每位医师应明确一个概念，即急性脑血管病患者的康复不能被认为是在诊断、内科药物治疗之后而进行的与前两者完全脱节的阶段，而是在发病后，针对患者的不同情况所制定的个体化综合治疗方案中的一部分。

1.急性期康复

急性期是患者康复的关键阶段。此期的康复治疗是否恰当直接影响患者后期的康复效果和生活质量。由于发病时病情轻重不同，因而康复的目标和采取的康复手段也因人而异。轻型患者虽然残疾程度较轻，但大多数生活质量下降。针对这些患者应认真做好个体化的二级预防方案，对可干预的危险因素(如不良性格、不良生活习惯及饮食习惯、高血压等)进行控制；重视心理康复，密切注意患者的情绪变化，帮助患者克服不良情绪反应。对这些患者，急性期康复目标应该是恢复病前正常的社会职能和家庭职能。中型患者急性期过后会残留一定程度的神经功能缺损。对这部分患者除了要做好二级预防和心理康复外，应着重患肢的功能康复，预防能造成长期限制患肢活动的并发症如误用、废用综合征、肩手综合征等。保持患肢的功能位和进行适当的被动运动是关键。上肢的功能位是"敬礼位"，即肩关节外展 45°，内旋 15°，使肘关节和胸部持平，拇指指向鼻子，并经常变换位置，以防止畸形。手中可握一个直径 4~5 cm的长形轻质软物。下肢功能位是髋关节伸直,腿外侧可放置沙袋或枕头防止下肢外展外旋位畸形。膝关节伸直,防止屈曲畸形。脚要与小腿成 90°,防止足下垂。随着体位的改变,髋关节也需要变换成屈曲或伸直的位置。此外要有序地进行被动运动。一般情况下,每天被动活动 2~4 次,每次同一动作可做5~6 遍,开始做时动作要轻,幅度不宜过大,以患肢不痛为原则。重型患者除做好上述工作外,由于其卧床时间较长,身体较虚弱,还要特别注意防止褥疮、坠积性肺炎、深静脉血栓形成及泌尿系统感染等一系列并发症。帮助患者进行深呼吸训练及拍背,经常给患者翻身及保持会阴部清洁等,这样能有效地防止上述并发症的发生。如果患者不能主动进食,应及时给予鼻饲,要保证每天摄入足够的营养和水分。

2.恢复期康复

恢复期康复以功能训练为主。此阶段开始的最佳时间尚无定论。Johnson 认为,在患者准备好后开始比尽早开始更合适。总的原则是,一旦患者准备就绪,就应马上开始。训练内容包括坐位训练、站立训练、步行训练、轮椅训练等。功能训练是一项较为漫长的工作,需要医务人员与家属适当地诱导和鼓励,使患者在生理上、精神上、社会功能上的残疾尽可能康复到较好的水平。

在恢复期还可应用理疗、针灸、水浴疗法,可少量服用一些补血益气、调平阴阳、以扶为主的中成药物。要坚定康复信心,加强功能训练,结合气功导引,自身按摩等逐步扩大主动性功能训练范围,注重情绪调理和饮食治疗。

六、预防与预后

(一)高血压脑出血的预防

高血压是脑出血的病因和主要危险因素,在持续性高血压的基础上,过度用力、激动等诱因可致血压骤升而导致脑血管破裂出血。因此预防脑出血就要解除或控制这些使血压骤升的因素。对于持续性高血压的患者,要用卡托普利、硝苯地平等降压药;既要把血压控制在 160/95 mmHg(21.33~12.66 kPa)以下,又不至于血脂、血糖、血液黏滞度增高,以不影响心肾功能为宜。对于初发高血压患者,可选用镇静、利尿药物,低盐饮食观察;如无效可用硝苯地平或卡托普利等药降压。并在 35 岁以上人群和高血压家族史人群中进行防治高血压和脑卒中的强化教育,提高人们的自我保健能力,对高血压患者施行定期随访检查和督促治疗等干预措施。中国七城市脑血管病危险因素干预实验证明,采用高血压干预措施不仅能够干预人群的血压水平,而且还能降低高血压和脑卒中的发病率。预防脑内出血,除积极治疗高血压外,还应生活规律、劳逸结合、心气平和、戒烟戒酒,以防诱发高血压性脑出血。

(二)预后

高血压性脑出血的预后不良,总死亡率超过 50%。起病后 2 天内死亡者最多见。首次发病的死亡率随年龄增高而增高,40~60 岁组死亡率为 40%左右,60~70 岁组为 50%左右,71 岁以上者为 80%左右。起病 2~3 天内的死亡首要原因是高颅压所致的脑疝,其次是脑干受压移位与继发出血;起病 5~7 天后的死亡多系肺部感染等并发症所致。多数生存的患者,常遗留一些永久性后遗症,如偏瘫、不完全性失语等。

第四节　脑膜瘤

一、概述

脑膜瘤系起源于脑膜的中胚层肿瘤,目前普遍认为脑膜瘤主要来源于蛛网膜的帽细胞,尤其是那些形成蛛网膜绒毛的细胞,可以发生在任何含有蛛网膜成分的地方。

脑膜瘤曾有不同的命名,如蛛网膜纤维母细胞瘤,硬膜内皮瘤,脑膜纤维母细胞瘤,沙样瘤,血管内皮瘤,硬膜肉瘤等。20世纪初,Cushing认为凡发生于蛛网膜颗粒的蛛网膜绒毛内皮细胞的肿瘤统称为脑膜瘤。

脑膜瘤切除术始于19世纪。1887年美国报道首次成功地切除颅内脑膜瘤。20世纪初,Cushing根据病理改变不同将脑膜瘤分为不同类型。

(一)发病率

脑膜瘤的人群发生率为2/10万,约占颅内肿瘤总数的20%,仅次于脑胶质瘤(占40%～45%),居第二位。发病高峰年龄为30～50岁,约占全部脑膜瘤的60%。脑膜瘤在儿童中少见。小的无症状的脑膜瘤常在老年人尸检中发现。近20年来随着CT及MRI技术的发展,脑膜瘤的发生率有所升高,许多无症状的脑膜瘤多为偶然发现。多发性脑膜瘤并非罕见,不少文献中报道有家族史,同时鲜有合并神经纤维瘤(病)、胶质瘤、动脉瘤等。

(二)病因

脑膜瘤的发生可能与颅脑外伤,病毒感染等因素有关,亦可能与体内特别是脑内内环境的改变和基因变异有关。这些因素的共同特点是使染色体突变,或使细胞加速分裂,致使通常认为细胞分裂速度很慢的蛛网膜细胞加快了细胞分裂速度。这可能是使细胞变性的早期阶段。

近年来研究证实,脑膜瘤的染色体异常最常见是第22对染色体缺乏一个基因片段。基因片段的缺失,影响细胞的增殖、分化和成熟,从而导致肿瘤的发生。

(三)病理学特点

脑膜瘤多呈不规则球形或扁平形生长。颅底部脑膜瘤多呈扁平形。有包膜表面光滑或呈分叶状,与脑组织边界清楚。瘤体剖面呈致密的灰白色或暗红色,多呈肉样,富有血管,偶有小的软化灶,有时瘤内含有钙化颗粒。其邻近的颅骨常受侵犯表现有增生,变薄或破坏甚至肿瘤组织侵蚀硬脑膜及颅骨,而突出皮下。肿瘤大小不一,瘤体多为球形、扁平形、锥形或哑铃形。

按显微镜下的组织结构和细胞形态的不同,目前将脑膜瘤分为7种亚型。

1.内皮型

肿瘤由蛛网膜上皮细胞组成。细胞的大小形态变异较大,有的细胞很小呈梭形,排列紧密;有的细胞很大,胞核圆形,染色质少,可有1～2个核仁,胞质丰富均匀,细胞向心形排列呈团状或条索状,无胶原纤维,细胞间血管很少,是临床上最常见的类型。

2.成纤维细胞型

瘤细胞呈纵排列,由成纤维细胞和胶原纤维组成,细胞间有大量粗大的胶原纤维,常见砂粒小体。

3. 砂粒型

瘤组织内含有大量砂粒体,细胞排列呈漩涡状,血管内皮肿胀,呈玻璃样变性、钙化。

4. 血管母细胞型

有丰富的血管及很多血窦,血管外壁的蛛网膜上皮细胞呈条索状排列,胶原纤维很少;肿瘤生长快时,血管内皮细胞较多,分化不成熟,常可导致血管管腔变小或闭塞。

5. 异行型或混合型

此型脑膜瘤中含有上述四种成分,不能确定是以哪种成分为主。

6. 恶性脑膜瘤

肿瘤开始可能属良性,而以后出现恶性特点,有时发生颅外转移,多向肺转移,亦可以经脑脊液在颅内种植转移。脑膜瘤生长较快,向周围组织内生长,常有核分裂象,易恶变成肉瘤。

7. 脑膜肉瘤

临床上少见,多见于儿童,肿瘤位于脑组织中,形状不规则,边界不清,呈浸润生长,瘤内常有坏死出血及囊变。瘤细胞有三种类型,即多形细胞,纤维细胞,梭状细胞,其中以纤维型恶性程度最高。

(四)发病部位

脑膜瘤是典型的脑外生长的颅内肿瘤,其好发部位与蛛网膜绒毛分布情况相一致。总的可分为颅盖(大脑凸面,矢状窦旁,大脑镰旁),颅底(嗅沟,鞍结节,蝶骨嵴,颅中窝,横窦区和小脑脑桥角)和脑室内。据统计,大约 50% 的颅内脑膜瘤位于矢状窦旁,位于矢状窦前 2/3 者占大部分,多发性脑膜瘤占 0.7%～5.4%。

(五)临床表现

脑膜瘤的临床表现是病程进展缓慢,自首发症状出现到手术,可达数年。有人报道脑膜瘤出现中期症状平均约 2.5 年。由于初期症状不明显,容易被忽略,所以肿瘤实际存在时间可能比估计的病程更长,甚至终生无临床症状,直到尸检时意外发现肿瘤存在。说明脑膜瘤的临床过程比较良性。

脑膜瘤的临床表现可归为两大类,即颅内压增高及肿瘤局部压迫的脑部症状。

1. 颅内压增高症状

如头痛,呕吐,视力和眼底改变等,是脑膜瘤最常见的症状,可分为阵发性、持续性、局限性和弥散性等不同类型。一般早期为阵发性头痛,病程进展间隔时间变短,发病时间延长,最后演变为普遍性。有时患者眼底水肿已很严重,甚至出现继发性视神经萎缩,而头痛既不剧烈,又无呕吐,尤其在高龄患者,颅内压增高症状多不明显。

2. 局部症状

取决于肿瘤生长部位。颅盖部脑膜瘤经常表现为癫痫、肢体运动障碍和精神症状。颅底部脑膜瘤以相应的脑神经损害为特点,如视野缺损,单侧或双侧嗅觉丧失,视盘原发萎缩,一侧眼球活动障碍,继发性三叉神经痛等。在老年人,以癫痫发作为首发症状多见。

3. 脑膜瘤对颅骨的影响

脑膜瘤极易侵犯颅骨,进而向颅外生长。可表现为局部骨板变薄、破坏或增生,若穿破颅骨板侵蚀到帽状腱膜下,局部头皮可见隆起。

(六)特殊检查

1.头颅 X 线平片

由于脑膜瘤与颅骨的密切关系,极易引起颅骨的改变,头颅 X 线平片定位出现率可达35%,颅内压增高症可达 70% 以上,局限性骨质已破坏和增生同时存在是脑膜瘤特征性改变,其发生率约 100%。偶尔瘤内含砂粒体或钙化可见到斑点状或团块状致密影。肿瘤压迫颅骨内板,板障及外板可显示局部变薄和膨隆,有些颅底片可见蝶鞍的凹陷,骨质边缘的侵蚀、卵圆孔和视神经管扩大。肿瘤穿破颅骨可见骨质破坏、骨质硬化和局部肿块穿过颅骨外板可产生太阳光样骨针。多数脑膜瘤通过其与硬脑膜附着处获得脑外动脉的供血,当脑膜动脉供血增多,平片上可见颅骨内板上脑膜动脉的沟纹增粗、增深、迂曲;当肿瘤由脑膜中动脉供血且血流增多时,可见单侧棘孔扩大,脑膜中动脉远端分支增粗,与主干的径线相近,失去分支逐渐变细的特征;如脑膜瘤由较多的颅骨穿支动脉供血,可见增生的小动脉在颅骨形成多个小圆形透光区;脑膜瘤引起板障静脉异常增多时,可见板障内许多扭曲、增粗的透光区。

2.脑血管造影

在 CT 临床应用以前,脑血管造影是诊断脑膜瘤的主要方法。近几年来数字减影技术和超选择血管造影,为术前检查提供了有利的条件,亦为减少术中出血提供了有力的帮助。

由于脑膜瘤为多中心肿瘤,坏死囊变者很少,脑血管造影能对多数较大的脑膜瘤做出肯定的诊断。脑膜瘤的脑血管造影表现如下。

(1)肿瘤中心血管影:脑膜瘤的血供特点为动脉在肿瘤中心分支,经过丰富的毛细血管网,血液回流到包膜上的静脉。表现为动脉期瘤内出现较细的异常小血管网,可为帚状或放射状,位于瘤体中心,由硬脑膜附着处的脑膜动脉或颅外动脉的分支引入,以颈外动脉造影显示较佳;也可为半圆形网状血管影,分布于瘤体的外层,内由脑动脉分支供给,以颈内动脉造影显示较清楚。在微血管期至静脉期,肿瘤多表现为明显的染色,呈圆形或半圆形高密度肿块影,基底贴近颅骨,显示出肿瘤的位置、大小和范围。肿块的周围可见粗大迂曲的静脉环绕,此为肿瘤包膜的导出静脉,勾画出肿瘤的轮廓。

(2)来源于脑外的供血:脑膜瘤可为脑内供血,也可为脑外供血,或脑内外双重供血。脑血管造影发现肿瘤脑外供血或脑内外双重供血是脑膜瘤的重要特征。脑内动脉供应肿瘤的外围,肿瘤的中心常由脑外动脉的分支、即颅内的脑膜动脉和颅外的颞浅动脉和枕动脉等供应。当疑为脑膜瘤时,应做颈总动脉造影或分别做颈内、颈外动脉造影,如肿瘤有颅外动脉供血,几乎都为脑膜瘤。

(3)肿瘤循环慢于脑循环:有 50% 左右的脑膜瘤表现为瘤内有大量造影剂潴留,形成较长久的肿瘤染色,即为迟发染色(delayed blush)。瘤区脑皮质的引流静脉常晚于其他处皮质静脉显影。

(4)邻近脑血管受压移位:肿瘤所在的部位受压被推移,邻近的血管呈弧形聚拢、包绕,勾画出肿瘤的轮廓。

3.脑室造影

脑膜瘤由于本身肿块的占位及脑水肿改变,可压迫相应部位的脑室和蛛网膜下隙,使该部位受压变窄、移位变形;也可使脑脊液循环通路受阻,引起梗阻部位以上的脑室扩大,不同部位的肿瘤又有其不同的特点。①脑室受压变形。脑膜瘤愈接近脑室则压迫愈明显,甚至完全闭塞。若肿瘤已突入脑室,则表现为脑室内有充盈缺损。②脑室扩大:若肿瘤压迫、阻塞脑室,必然产生阻塞部位以上的脑室扩大,鞍区脑膜瘤向后上生长,可使室间孔狭窄甚至梗阻,使双侧侧脑室对称性扩大。③脑室移位:移位的程度与占位病变的大小、脑水肿的程度有相应关系。④蛛网膜下隙变形:由于脑膜瘤本身的占位效应,使脑池受压变窄、闭塞或移位,或由于脑外积水出现局部脑池的扩大。

4.CT

脑膜瘤平扫表现为一边缘清楚的肿块,圆形或卵圆形,少数为不规则形。多数为高密度,有时为等密度,偶尔为低密度。多数密度均匀,瘤体内可有大小不等的低密度区,这些低密度区多为肿瘤的囊变坏死区,少数为胶原纤维化区、陈旧出血或脂肪组织。瘤内钙化发生率大约为15%,表现为肿瘤边缘弧形或瘤内斑点状钙化,当肿瘤内含砂粒体很多且都发生钙化时可显示为整个肿瘤钙化,呈致密的钙化性肿块。注射造影剂后多数肿瘤明显强化,CT值常达60 Hu以上,少数轻微强化。平扫密度均匀者一般呈均匀性强化,平扫显示之低密度区无明显增强,一般平扫密度较高者强化较明显。增强后肿瘤的边界明显变清楚。少数肿瘤边缘有一环形的明显强化区,可能为肿瘤的包膜血供较丰富或肿瘤周围的静脉血管较多之故。

(1)肿瘤周围的低密度区:多数脑膜瘤周围出现环形低密度区,形成的主要原因是肿瘤周围脑组织的水肿,也可能为周围软化灶、扩大的蛛网膜下隙、包绕肿瘤的囊肿和脱髓鞘所致。通常将肿瘤周围的低密度区称为水肿区。脑膜瘤周围的水肿程度与肿瘤的部位和病理类型有关,而与肿瘤大小无关,矢状窦旁、大脑镰和大脑凸面的脑膜瘤水肿较明显,而近颅底及脑室内的脑膜瘤水肿较轻或无水肿。临床上一般将窄于2 cm的水肿称为轻度水肿,宽于2 cm的水肿称为重度水肿。

(2)提示肿瘤位于脑外的征象:该征象对脑膜瘤的定性诊断有重要意义。①白质塌陷征:脑膜瘤生长在颅骨内板下方,并嵌入脑灰质,使灰质下方的白质受压而变平移位,白质与颅骨内板之间的距离加大,这一征象是病变位于脑外的可靠征象,称白质塌陷征。②广基与硬脑膜相连:脑膜瘤多以广基与硬脑膜相连,因此肿瘤外缘与硬脑膜连接处常为钝角,而脑内肿瘤邻近硬膜时,此角为锐角。③骨质增生:脑膜瘤附着部位的颅骨内板增厚、毛糙或颅骨全层均增厚,分不清内板板障及外板。颅骨改变一般发生在硬脑膜附着处,亦可离肿瘤一定距离,这可能与肿瘤造成局部血管扩张和血液淤滞刺激成骨细胞有关。④邻近脑沟、脑池的改变:肿瘤所在的脑沟脑池闭塞,而邻近的脑沟脑池扩大。⑤静脉窦阻塞:脑膜瘤可压迫、侵及邻近静脉窦,或形成血栓,致静脉窦不强化或出现充盈缺损。

(3)脑膜瘤的组织学类型与CT表现:如能根据其CT表现做出肿瘤亚型的判断,对肿瘤治疗方法的选择和预后的估计有着重要意义。但是目前尚不能肯定CT表现与组织学类型有特定的关系,部分学者认为CT表现与肿瘤类型有某种程度的联系,另一些学者认为两者联系不大。

(4)常见部位脑膜瘤的CT表现:脑膜瘤属脑外生长的肿瘤,多为单发,少数可多发。由于各部位结构和解剖不同,邻近结构不同,故除具备脑膜瘤一般特点外,有其各自特征性表现:如大脑凸面脑膜瘤,肿瘤基底与颅骨相连,局部骨质常有明显增生,可伴有骨质破坏。最常见于额、顶及颞枕区,周围常有轻中度水肿,占位效应明显,可引起脑室及中线移位。冠状位扫描有助于显示肿瘤与颅骨及邻近结构的关系。

5.磁共振头颅扫描

磁共振扫描(MRI)对脑膜瘤的定位定性诊断明显优于CT。MRI可显示脑膜瘤邻近结构的受压、变形与移位,位于颅底的肿瘤冠状位可清晰显示。通常,脑膜瘤在T_1加权像呈稍低或等信号;在T_2加权像呈稍高信号或等信号,约20%的脑膜瘤在T_2加权像呈低信号。肿瘤的MRI信号均匀性与肿瘤大小及组织学类型有关,若肿瘤较小,尤其是纤维型,上皮型脑膜瘤,其信号往往是均匀的。若肿瘤较大,属于砂粒型,血管母细胞型,尤其是肿瘤内发生囊变、坏死时,其信号强度不均匀。肿瘤内的囊变、坏死部分产生长T_1、长T_2信号;纤维化、钙化部分出现低信号;富血管部分呈典型的流空现象。与脑血管造影所见相吻合,脑膜瘤引起的周围水肿在MRI呈长T_1长T_2表现,以T_2加权像最明显。有30%~40%的脑膜瘤被低信号环所包绕,其介于肿瘤与灶周水肿之间,被称为肿瘤包膜,在CT上显示为低密度晕,在MRI的T_1加权像呈低信号环,包绕瘤周围的小血管、薄层脑脊液、胶质增生等均是肿瘤包膜形成的原因。这是脑外肿瘤的特征性表现。对于小的无症状脑膜瘤水肿不明显,尤其是在靠近颅顶部者;多发性脑膜瘤的小肿瘤;有时增强MRI扫描也难以发现。但脑膜瘤极易增强,经注射(Gd-DTPA)造影剂,就可以充分显示。同时增强扫描不仅可区分肿瘤与水肿,而且可进一步识别肿瘤内部结构包括瘤体的灌注、血供以及有无囊变、坏死。MRI被列为首选检查方法。

(七)诊断

(1)根据病史长,病情进行缓慢的特点及查体出现的定位体征,进行CT或MRI检查。

(2)肿瘤在CT上的密度及MRI的信号强度,以及其增强后的表现,是脑膜瘤的诊断依据。

(3)典型的脑膜瘤CT表现为等密度或稍高密度,有占位效应。MRI T_1像上约2/3的肿瘤与大脑灰质信号相同,约1/3为低于灰质的信号。在T_2加权像上,约一半为等信号或高信号,余者为中度高信号或混杂信号。肿瘤内坏死、出血或钙化等可出现异常信号。脑膜瘤边界清楚,呈圆形、类圆形或不规则分叶形,多数瘤周存在一环形或弧形的低信号区,强化或增强后呈均匀明显强化。

(八)治疗

1.手术治疗

脑膜瘤绝大部分位于脑外,有完整包膜,如能完全切除是最有效的治疗手段。随着显微手术技术的发展,手术器械如双极电凝,超声吸引器,及颅内导航定位及X刀、γ刀的应用和普及,脑膜瘤手术的效果不断提高,绝大多数患者得以治愈。

(1)术前准备:①由于脑膜瘤血运丰富,体积往往较大,有时黏附于邻近的重要结构,功能区及大血管,手术难度较大。因此术前影像检查是必不可少的。除CT扫描外,特殊部位的脑膜瘤进行MRI检查是必需的,术前对肿瘤与周围脑组织的毗邻关系做到充分了解,对术后可能发生的神经系统功能损害有所估计。对血供丰富的脑膜瘤,脑血管造影也是不可缺少的。②术前对患者的一般状态及主要脏器功能充分了解,若有异常术前应予尽快纠正,对于个别一时难以恢复正常者,可延缓手术。③肿瘤接近或位于重要功能区,或有癫痫发作,要在术前服用抗癫痫药物,有效地控制癫痫发作。④肿瘤较大伴有明显的脑组织水肿,术前适当应用脱水及激素类药物,对减轻术后反应是非常重要的。

(2)麻醉:采用气管内插管全身麻醉,控制呼吸,控制性低血压,对于血供丰富的脑膜瘤,可采用过度换气的办法,降低静脉压,使术中出血减少。

(3)手术原则。①体位:根据脑膜瘤的部位,侧卧位、仰卧位、俯卧位都是目前国内常采用的手术体位。头部应略抬高,以减少术中出血。许多医院采用坐位,特别是切除颅后窝的脑膜瘤,但易发生空气栓塞。②切口:切口设计,应使肿瘤恰好位于骨窗的中心,周边包绕肿瘤即可,过多的暴露肿瘤四周的脑组织是不必要的。③骨瓣:颅钻钻孔后以线锯或铣刀锯开颅骨,骨瓣翻向连接肌肉侧,翻转时需将内板与硬脑膜及肿瘤的粘连剥离。对于顶枕部凸面的脑膜瘤骨瓣翻转时可取下,手术结束关颅前再复位固定,可减少出血。④硬脑膜切口:可采用 U 形、"＋"字形或放射状切口。若硬脑膜已被肿瘤侵蚀,应以受侵蚀的硬脑膜为中心至正常边缘略向外 2～3 mm,将侵蚀及瘤化的硬脑膜切除,四周硬脑膜放射状切开,待肿瘤切除后,用人工脑膜或帽状腱膜修补硬脑膜。⑤对于表浅肿瘤,周围无重要血管或静脉窦,可沿肿瘤周边仔细分离,将肿瘤切除。对于体积较大的肿瘤,单纯沿肿瘤四周分离,有时比较困难,应先在瘤内反复分块切除,使瘤体缩小后再向四周分离。此时应用显微镜及超声吸引器是十分有益的,可减少不必要的牵拉,术中应用激光(CO_2 和 $Nd:YAG$ 激光)使脑膜瘤的全切或根除深部脑膜瘤得以实现。

(4)术后处理:①在一些有条件的医院,术后患者最好放在重症监护病房(ICU)。ICU 是医院内的特殊病房,配心电、呼吸以及颅内压各种监护装置,有人工呼吸机、除颤及各种插管抢救设备。在这样的环境下,脑膜瘤术后的患者会平稳地度过危险期,因此 ICU 对患者的治疗及抢救是高质量的,病情稳定后,再转入普通病房。②合理选用抗生素,预防感染。③应用降低颅内压药物。脑膜瘤切除术后会出现不同程度的脑水肿。术后给予甘露醇、呋塞米、高渗葡萄糖和激素等对于减轻和消除脑水肿是十分必要的。④给予脑细胞代谢剂及能量合剂。⑤抗癫痫治疗。对于脑膜瘤患者,位于或靠近大脑中央前后区的患者,特别是对术前有癫痫发作的患者,术后应给予抗癫痫治疗,在术后麻醉清醒前给予肌内注射苯巴比妥钠,直至患者能口服抗癫痫药物为止。

2.放射治疗

良性脑膜瘤全切除效果最好,由于位置不同仍有一些脑膜瘤不能全切除。这种情况就需要手术后加放射治疗。1982 年 Carella 等对 43 例未分化的脑膜瘤放射治疗并随访 3 年未见肿瘤发展。Wara 等对未全切除的脑膜瘤进行放射治疗,5 年后的复发率为 29％,未经放射治疗者复发率为 74％。以上资料表明,手术未能全切除的脑膜瘤术后辅以放射治疗,对延长肿瘤的复发时间及提高患者的生存质量是有效的。放射治疗特别适合于恶性脑膜瘤术后和未行全切除的脑膜瘤。

伽马刀(γ刀)治疗:适用于直径小于 3 cm 的脑膜瘤。γ刀与放射治疗一样,能够抑制肿瘤生长。γ刀治疗后 3～6 个月开始出现脑水肿,6 个月至 2 年才能出现治疗结果。X 刀(等中心直线加速器)适用于位置深在的脑膜瘤,但直径一般也不宜大于 3 cm。

(九)脑膜瘤的复发

脑膜瘤复发的问题,迄今为止尚未得到解决。首次手术后,若在原发部位有肿瘤组织残留,有可能发生肿瘤复发。肿瘤残存原因有两方面:一是肿瘤局部浸润生长,肿瘤内或肿瘤的周围有重要的神经、血管,难以全部切除;二是靠近原发灶处或多或少残存一些肿瘤细胞。有人报告脑膜瘤复发需5～10年,恶性脑膜瘤可在术后几个月至1年内复发。Jaskelained等随访657例脑膜瘤,20年总复发人数为195。处理复发性脑膜瘤目前首选方法仍然是手术治疗,要根据患者的身体素质、症状和体征以及肿瘤的部位,决定是否进行二次手术。术后仍不能根治,应辅以放射治疗等措施,延长肿瘤复发时间。

(十)预后

脑膜瘤预后总体上比较好,因为脑膜瘤绝大多数属于良性,即使肿瘤不能全切除,只要起到局部减压或降低颅内压的作用,患者仍可维持较长的生存时间,从而使之有再次或多次手术切除的可能。有人报告脑膜瘤术后10年生存率为43%～78%。脑膜瘤的根治率取决于手术是否彻底,后者主要与肿瘤发生部位有关。如矢状窦和大脑镰旁脑膜瘤向窦腔内侵犯时,除非位于矢状窦前三分之一或肿瘤已完全阻塞窦腔,否则不易完全切除肿瘤。颅底部扁平生长的脑膜瘤,也会给肿瘤全切除带来实际困难。恶性脑膜瘤同其他系统恶性肿瘤一样易复发,虽然术后辅以放射治疗或γ刀及X刀治疗,其预后仍较差。总之影响脑膜瘤预后的因素是多方面的,如肿瘤大小、部位、肿瘤组织学、手术切除程度等。手术后死亡原因主要与术前患者全身状况差,未能全切除肿瘤,术中过分牵拉脑组织,结扎或损伤重要血管等均有关系。

二、矢状窦旁脑膜瘤

矢状窦旁脑膜瘤是指基底位于上矢状窦壁的脑膜瘤。其瘤体常突向一侧大脑半球,肿瘤以一侧多见,也可以向两侧发展。临床上常见的肿瘤生长方式有以下几种:①肿瘤基底位于一侧矢状窦壁,向大脑凸面生长,肿瘤主体嵌入大脑半球内侧;②肿瘤同时累及大脑镰,基底沿大脑镰延伸,肿瘤主体位于一侧纵裂池内;③肿瘤由矢状窦旁向两侧生长,跨过上矢状窦并包绕之。矢状窦旁脑膜瘤常能部分或全阻塞上矢状窦腔,肿瘤常侵蚀相邻部位的硬脑膜及颅骨,使颅骨显著增生,向外隆起。

(一)发病率

矢状窦旁脑膜瘤是临床上最常见的脑膜瘤类型之一,占颅内脑膜瘤的17%～20%。国内外不同研究机构报道的矢状窦旁脑膜瘤的发生率相差较多,原因是有些学者将靠近上矢状窦的一部分大脑镰旁和大脑凸面脑膜瘤也归于矢状窦旁脑膜瘤。矢状窦旁脑膜瘤在窦的不同部位发生率也不尽相同,以矢状窦的前1/3和中1/3最为多见。国内的报道中,位于上矢状窦前1/3的肿瘤占46.6%,中1/3占35.4%,后1/3占18.0%。发病高峰年龄在31～50岁,男性患者略多于女性。

(二)临床表现

矢状窦旁脑膜瘤生长缓慢,早期肿瘤体积很小时常不表现出任何症状或体征,只是偶然影像学检查时发现,或仅在尸检中发现。随着肿瘤体积增大,占位效应明显增强,并逐渐压迫邻近脑组织或上矢状窦,影响静脉回流,逐渐出现颅内压增高、癫痫和某些定位症状或体征。

癫痫是本病的最常见症状,临床上有半数以上的患者以此为首发症状。肿瘤的位置不同,癫痫发作的方式也略有不同。位于矢状窦前1/3的肿瘤患者常表现为癫痫大发作,中1/3的肿瘤患者常表现为局灶性发作,或先局灶性发作后全身性发作;后1/3的肿瘤患者癫痫发生率较低,可有视觉先兆后发作。

颅内压增高症状也很常见,多因肿瘤的占位效应以及阻塞上矢状窦和回流静脉引发静脉血回流障碍造成的,尤其是肿瘤发生囊变或伴有瘤周脑组织水肿时。表现为头痛、恶心、呕吐、精神不振,甚至出现视力下降,临床检查可见视盘水肿。

患者的局部症状虽然比较少见,但有一定的定位意义。位于矢状窦前1/3的肿瘤患者,常可表现为精神症状,如欣快,不拘礼节,淡漠不语,甚至痴呆,性格改变等。矢状窦中1/3的肿瘤患者可出现对侧肢体无力,感觉障碍等,多以足部及下肢为重,上肢及面部较轻。若肿瘤呈双侧生长,可出现典型的双下肢痉挛性瘫痪,肢体内收呈剪状,应与脊髓病变引发的双下肢痉挛性瘫痪相鉴别。后1/3的肿瘤患者常因累及枕叶距状裂,造成视野缺损或对侧同向偏盲。双侧发展后期可致失明。

有些患者还可见肿瘤部位颅骨突起。

(三)诊断

头颅X线平片在本病的诊断上有一定意义,在CT/MRI应用以前,颅骨平片可确定约60%的上矢状窦旁脑膜瘤。表现有局部骨质增生或内板变薄腐蚀,甚至虫蚀样破坏;血管变化可见患侧脑膜中动脉沟增深迂曲,板障静脉扩张,一些肿瘤可见钙化斑。

CT或MRI扫描是本病诊断的主要手段。CT扫描可显示出上矢状窦旁圆形、等密度或高密度影,增强扫描时可见密度均匀增高,基底与矢状窦相连。有些患者可见瘤周弧形低密度水肿带。另外,CT扫描骨窗像可显示颅骨改变情况。MRI与CT相比,在肿瘤定位和定性方面均有提高。肿瘤在T_1加权像上多为等信号,少数为低信号;在T_2加权像上则呈高信号、等信号或低信号;肿瘤内部信号可不均一;注射Gd-DTPA后,可见肿瘤明显强化。MRI扫描还可清楚地反映肿瘤与矢状窦的关系。

脑血管造影可见特征性肿瘤染色和抱球状供血动脉影像。在CT/MRI广泛应用的今天,脑血管造影则更多地被用来显示肿瘤的供血情况。在造影的动脉期可见肿瘤的供血动脉,位于矢状窦前1/3和中1/3的肿瘤主要由大脑前动脉供血,后1/3肿瘤主要由大脑后动脉供血,还可见脑膜中动脉及颅外血管供血。在造影的静脉期和窦期,可见相关静脉移位,有时可见上矢状窦受阻塞变细或中断,这对于术前准备及术中如何处理矢状窦有很大帮助。

(四)手术治疗

矢状窦旁脑膜瘤的生长情况比较复杂,因此术前准备需要更加充分。术前行脑血管造影,了解肿瘤的供血情况及上矢状窦、回流静脉的通畅与否对手术有一定的指导作用。有些患者需同时行肿瘤主要供血动脉栓塞术,再手术切除肿瘤,以减少术中出血。另外,术前需详细了解肿瘤所在部位的解剖关系,了解肿瘤与上矢状窦,大脑镰和颅骨的关系。

一侧生长的矢状窦旁脑膜瘤可采用一侧开颅,切口及骨窗内缘均抵达中线。为避免锯开骨瓣或掀起骨瓣时矢状窦及周围血管撕裂引起大出血,尤其是肿瘤浸透硬脑膜和侵蚀颅骨并与之粘连紧密时,可在矢状窦一侧多钻数孔,用咬骨钳咬开骨槽的办法代替线锯锯开,并轻轻分离与颅骨的粘连,可以减少血管及矢状窦撕裂的机会。矢状窦旁脑膜瘤血供丰富,术中止血和补充血容量是手术成功的关键因素之一。除了术前可行供血动脉栓塞外,术中还可采取控制性低血压的方法。矢状窦表面出血可用吸收性明胶海绵压迫止血,硬脑膜上的出血可以用电凝或压迫的方法,也可开颅后先缝扎脑膜中动脉通向肿瘤的分支。双侧生长的肿瘤可采用以肿瘤较大一侧为主开颅,切口及骨瓣均过中线。肿瘤与硬脑膜无粘连或粘连比较疏松时,可将硬脑膜剪开翻向中线,如粘连紧密则要沿肿瘤周边剪开硬脑膜。对于体积较小的肿瘤,可仔细分离肿瘤与周围脑组织的粘连,在显微镜下沿肿瘤包膜和蛛网膜层面分离瘤体,由浅入深,逐一电凝渗入肿瘤供血的血管,并向内向上牵拉瘤体,找到肿瘤基底,予以分离切断,常可将肿瘤较完整地取出。

对于体积较大的肿瘤,尤其是将中央沟静脉包绕在内的肿瘤,为避免损伤中央沟静脉及邻近的大脑皮质功能区,可沿中央沟静脉两侧切开肿瘤并将之游离后,再分块切除肿瘤。术中应尽量保护中央沟静脉及其他回流静脉,只有在确实完全闭塞时方可切除。

对残存于矢状窦侧壁上的肿瘤组织有效而又简单易行的方法就是电灼,电灼可以破坏残留的肿瘤细胞,防止复发,但要注意电灼时不断用生理盐水冲洗,防止矢状窦内血栓形成。若肿瘤已浸透或包绕矢状窦,前1/3的上矢状窦一般可以结扎并切除,中、后1/3矢状窦则要根据其通畅与否决定如何处理。只有在术前造影证实矢状窦确已闭塞,或术中夹闭矢状窦15分钟不出现静脉淤血,才可考虑切除矢状窦,否则不能结扎或切除。也可以将受累及的窦壁切除后用大隐静脉或人工血管修补。也有学者认为窦旁脑膜瘤次全切除术后肿瘤复发率较低,尤其在老年患者中,肿瘤生长缓慢,即使复发后,肿瘤会将矢状窦慢慢闭塞,建立起有效的侧支循环,再行二次手术全切肿瘤的危险性要比第一次手术小得多。

肿瘤受累及的硬脑膜切除后需做修补,颅骨缺损可根据情况行一期或延期手术修补。

(五)预后

矢状窦旁脑膜瘤手术效果较好。术中大出血和术后严重的脑水肿是死亡的主要原因。只要术中避免大出血,保护重要脑皮质功能区及附近皮质静脉,就能降低手术死亡率和致残率。肿瘤全切后复发者很少,但累及上矢状窦又未能全切肿瘤的患者仍可能复发,复发率随时间延长而升高,术后辅以放疗可以减少肿瘤复发的机会。

近年来,采用显微外科技术,有效地防止了上矢状窦、中央沟静脉及其他重要脑结构的损伤,减少了手术死亡率和致残率,提高了肿瘤全切率。

三、大脑凸面脑膜瘤

大脑凸面脑膜瘤(convexity meningioma)系指大脑半球外侧面上的脑膜瘤,主要包括大脑半球额、顶、枕、颞各叶的脑膜瘤和外侧裂部位脑膜瘤,在肿瘤和矢状窦之间有正常脑组织。肿瘤多呈球形,与硬脑膜有广泛的粘连,并可向外发展侵犯颅骨,使骨质发生增生、吸收和破坏等改变。

(一)发病率

大脑凸面脑膜瘤在各部位脑膜瘤中发病率最高,约占全部脑膜瘤的1/3(25.8%～38.4%)。大脑前半部的发病率比后半部高。

(二)临床表现

因肿瘤所在的部位不同而异,主要包括以下几个方面。

1.颅内压增高症状

颅内压增高症状见于80%的患者,由于肿瘤生长缓慢,颅内高压症状一般出现较晚。肿瘤若位于大脑"非功能区",如额极,较长时间内患者可只有间歇性头痛,头痛多位于额部和眶部,呈进行性加重,随之出现恶心、呕吐和视神经盘水肿,也可继发视神经萎缩。

2.癫痫发作

额顶叶及中央沟区的凸面脑膜瘤可致局限性癫痫,或由局限性转为癫痫大发作。癫痫的发作多发生于病程的早期和中期,以癫痫为首发症状者较多。

3.运动和感觉障碍

运动和感觉障碍多见于病程中晚期,随着肿瘤的不断生长,患者常出现对侧肢体麻木和无力,上肢常较下肢重,中枢性面瘫较为明显。颞叶的凸面脑膜瘤可出现以上肢为主的中枢性瘫痪。肿瘤位于优势半球者尚有运动性和感觉性失语。肿瘤位于枕叶可有同向偏盲。

4.头部骨性包块

因肿瘤位置表浅,易侵犯颅骨,患者头部常出现骨性包块,同时伴有头皮血管扩张。

(三)诊断

颅骨 X 线平片常显示颅骨局限性骨质增生或破坏,脑膜中动脉沟增宽,颅底片可见棘孔也扩大。

1.脑血管造影

脑血管造影可显示肿瘤由颈内、颈外动脉双重供血,动脉期可见颅内肿瘤区病理性血管,由于肿瘤血运丰富,静脉期肿瘤染色清楚,呈较浓的片状影,具有定位及定性诊断的意义。

2.CT 和 MRI 检查

CT 可见肿瘤区高密度影,因肿瘤血运丰富,强化后影像更加清楚,可做定位及定性诊断。MRI 图像上,肿瘤信号与脑灰质相似。T_1 加权像为低到等信号,T_2 加权像为等或高信号,肿瘤边界清楚,常可见到包膜和引流静脉,亦可见到颅骨改变。

(四)鉴别诊断

大脑凸面各不同部位的胶质瘤,一般生长速度较脑膜瘤为快。根据其所处大脑凸面部位的不同,症状各异,但其相应症状的出现,都早于而且严重于同部位的脑膜瘤。额极部的胶质瘤在早期很难与同部位的脑膜瘤相区别,但是一旦其临床症状出现,则进展速度快。颅骨平片检查颅骨一般无增生破坏情况,也无血管沟纹增多或变宽。脑血管造影显示相应部位的血管位移。

(五)治疗与预后

大脑凸面脑膜瘤一般都能手术完全切除,且效果较好。与肿瘤附着的硬脑膜及受侵犯的颅骨亦应切除,以防复发。但位于功能区的脑膜瘤,术后可能残留神经功能障碍。

第六章　胸外科疾病

第一节　肺脓肿

一、概述

肺脓肿是肺组织因化脓菌感染引起组织炎症坏死,化脓性物质在坏死的空腔内积聚。这一定义需除外肺大疱或肺囊肿继发感染,但肺大疱或肺囊肿继发感染在诊断和处理上与真正的肺脓肿有共性。虽然,肺脓肿多数为单一的,但也可以见到在原发细菌感染和继发免疫缺陷的患者发生多发性脓肿。肺脓肿可以在任何年龄段发病,多发生于青壮年,男性多于女性。婴幼儿时期的肺脓肿大都继发于化脓性肺炎之后,特别是在耐药性金黄色葡萄球菌肺炎病程中最易发生,成为该病的特征之一。近年来,由于广谱抗生素的广泛应用,急性期肺脓肿逐渐减少,需要外科治疗的病例,也在逐年减少。但起病隐匿、临床症状不典型的肺脓肿发病者仍不少见。

临床上将 1.5 个月以内的肺脓肿划归为急性期肺脓肿,病程超过 1.5 个月而短于 3 个月为亚急性期肺脓肿,病程在 3 个月以上的为慢性肺脓肿。

1942 年 Brock 及其同事详细描述了肺脓肿的临床特征,并假设其病原是由于吸入咽喉部感染性分泌物所致,他们观察到大多数肺脓肿发生在右肺上叶后段、右肺下叶背段和左下肺叶。1936 年 Neuhoff 等就报道了采用外科引流方法治疗肺脓肿的临床经验,认为绝大多数肺脓肿需要外科手术处理。随着1938 年磺胺和 1941 年青霉素的问世,彻底改变了临床医师治疗肺脓肿的思路。由于抗生素的应用,许多肺炎得到有效控制,肺部感染很少会发展到肺脓肿阶段,需要外科手术治疗的肺脓肿很少。近年来,癌症化疗、器官移植后应用免疫抑制剂、自身免疫病、HIV 感染等使非寻常的条件致病菌引起的肺脓肿的发生有所增加。

二、病因及发病机制

急性期肺脓肿的病因常来自上呼吸道、口腔细菌或分泌物的感染。致病菌以厌氧菌为主,占85％～94％,而单纯厌氧菌感染者约 58％,同时合并需氧及兼性厌氧菌者约 42％,需氧菌中又以革兰阴性杆菌最多见。

根据感染途径肺脓肿分以下四种类型。

(一)吸入性肺脓肿

吸入性肺脓肿是最常见的类型,约占 60％,病原体经口腔、上呼吸道吸入致病,误吸是常见病因。正常情况下,约 50％健康成年人在睡眠时可将口咽部的分泌物吸入下呼吸道,但借咳嗽反射和其他呼吸道防御机制如支气管黏膜纤毛运动、肺泡巨噬细胞对细菌的吞噬作用而不致引起肺部感染。但在意识障碍、咽部神经功能障碍和吞咽障碍的患者,正常机械性屏障受破坏(气管切开或鼻饲者)易发生误吸。通常是由于扁桃体炎、鼻窦炎、齿槽脓溢或龋齿等脓性分泌物；口腔、鼻、咽部手术后的血块；齿垢或呕吐物等，在意识不清、全身麻醉等情况下，经气管被吸入肺内，造成细支气管阻塞，致病细菌繁殖形成化脓性炎症，小血管炎性栓塞，中心部位缺血，炎性坏死，液化后排出，脓腔形成。此外，有一些患者未能发现明显诱因，国内和国外报道的病例分别为 29.3% 和 23%。可能由于受寒、极度疲劳等诱因的影响，全身免疫状态与呼吸道防御功能减低，在深睡时吸入口腔的污染分泌物而发病。

本型常为单发型。其发生与解剖结构及体位有关。由于右总支气管走行较陡直，且管径较粗，吸入性分泌物易吸入右肺，故右肺发病多于左肺。在仰卧时，好发于上叶后段或下叶背段；在坐位时，好发于下叶后基底段。右侧位时，好发于右上叶前段和后段。

(二)继发性肺脓肿

(1)细菌性肺炎、支气管扩张症、支气管囊肿、支气管肺癌、肺结核空洞等，常见细菌为克雷白杆菌属、星形诺卡菌、结核分枝杆菌等。

(2)邻近部位化脓性病变穿破至肺，如膈下脓肿、肾周围脓肿、脊柱脓肿或食管病变穿破至肺，常见细菌为大肠埃希菌、粪链球菌等。

(3)支气管异物气道阻塞，是引起肺脓肿特别是小儿肺脓肿的重要因素。

(三)血源性肺脓肿

肺外部位感染病灶的细菌或脓毒性栓子经血行途径播散至肺部，导致小血管栓塞，肺组织化脓性炎症坏死而形成肺脓肿。病原菌以金黄色葡萄球菌多见，其肺外病灶多为皮肤创伤感染、疖肿、化脓性骨髓炎等。泌尿系统、腹腔或盆腔感染产生败血症所致肺脓肿的病原菌常为革兰阴性杆菌或少数为厌氧菌。病变常为多发性，无一定分布，常发生于两肺的外周边缘部。

(四)阿米巴肺脓肿

多继发于阿米巴肝脓肿。由于肝脓肿好发于肝右叶的顶部，易穿破膈肌至右肺下叶，形成阿米巴肺脓肿。

三、病理改变

早期细支气管阻塞，肺组织发炎，小血管栓塞，肺组织化脓、坏死，终至形成脓肿。急性期肺脓肿镜检示有大量中性粒细胞浸润，伴有不同程度的大单核细胞。病变可向周围扩展，甚至超越叶间裂侵犯邻接的肺段。菌栓使局部组织缺血，助长厌氧菌感染，加重组织坏死。液化的脓液，积聚在脓腔内引起张力增高，最后破溃到支气管内，咳出大量脓痰。若空气进入脓腔，脓肿内出现液平面。有时炎症向周围肺组织扩展，可形成一个至数个脓腔。若脓肿靠近胸膜，可发生局限性纤维蛋白性胸膜炎，引起胸膜粘连。位于肺脏边缘部的张力性脓肿，若破溃到胸膜腔，则可形成脓气胸。若支气管引流不畅，坏死组织残留在脓腔内，炎症持续存在，则转为慢性肺脓肿。脓腔周围纤维组织增生，脓腔壁增厚，周围的细支气管受累，致变形或扩张。

四、临床表现

(一)急性期肺脓肿

急性期肺脓肿占 70%～90%，临床表现为高热、寒战、咳嗽、胸痛、气短、心跳加快、出汗、食欲缺乏。在脓肿破入支气管后，则有大量脓痰，每天可达数百毫升，咳出脓痰静置后分层，有时为血性痰，如为厌氧菌感染，则痰有臭味。

此时如支气管引流通畅，脓液顺利排除，加上药物治疗，病变可逐渐愈合，留下少量纤维组织。如细菌毒力强,治疗不适当,支气管引流不畅,则病变扩大,病变可侵及邻近肺段或肺叶,甚至侵及全肺。支气管内如有活瓣性堵塞,则可形成张力性空洞,且易破入胸膜腔。

体征:体征与病变大小有关,病变小,部位深,多无异常体征;病变较大,可有叩诊浊音、呼吸音减弱或湿啰音,如空洞较大、接近胸壁,则可闻及支气管呼吸音。因胸膜表面多有纤维渗出,常可听到胸膜摩擦音。如出现突发的气急、胸痛,提示脓肿破溃至胸腔,可查到液气胸体征。

(二)慢性肺脓肿

急性期肺脓肿未能及时控制,病程在 6～12 周后,则成为慢性肺脓肿。反复发热、咳嗽、咳脓血痰,常有中、大量咯血,甚至是致命性咯血;可伴贫血、消瘦、营养不良与水肿。有时发热、感染中毒性症状加重,排痰量却明显减少,提示引流支气管阻塞。

体检可见胸膜肥厚体征,杵状指(趾)较急性期者常见。一些患者可在患侧胸壁闻及血管杂音。

(三)血源性肺脓肿

多由原发病灶引起的畏寒、高热等全身脓毒血症症状明显,呼吸道症状相对较轻,极少咯血,肺一般无异常体征。多能查到皮肤创伤感染、疖痈等原发灶。

五、实验室和其他检查

(一)血象

急性期肺脓肿白细胞总数达$(20～30)\times10^9$/L,中性粒细胞达 90% 以上。核左移明显,常见中毒颗粒;慢性者血白细胞数可稍升高或正常,红细胞和血红蛋白减少。

(二)X 线及 CT 检查

肺脓肿的 X 线及 CT 表现因病变类型疾病的不同时期而不同。

吸入性肺脓肿早期、急性期肺脓肿早期 X 线及 CT 表现为大片状实变,中心密度较浓,边缘模糊。坏死组织从支气管排出后,则在致密实变中出现含有液气平面的厚壁空洞,是急性期肺脓肿较为特征性的X 线表现。病情严重者可侵犯胸膜导致脓胸或脓气胸。

慢性肺脓肿在急性期肺脓肿的基础上,为周围炎性浸润吸收、纤维组织增生所致 X 线表现为不规则厚壁空洞,伴有索条或片索状阴影,脓腔壁增厚内壁不整齐,常有周围纤维组织广泛增生和程度不同的支气管扩张,可有局部胸膜增厚和纵隔向患侧移位;病变范围较广泛者可形成多个脓腔,邻近健康肺易有代偿性肺气肿。

血源性肺脓肿,早期多表现为两侧肺周围散在多发性周边模糊的炎症性云团样阴影或边缘较清楚的球形阴影,进而可见小脓腔及液平面,其特点为易形成张力性薄壁气囊肿,短期内阴影变化大,发展快和多变、易变。炎症吸收后可见局灶性纤维化或小气囊形成阴影。

继发性肺脓肿可见原发疾病的表现,如支气管扩张、支气管肺癌等阴影的基础上伴发肺脓肿的阴影。并发脓胸时,患侧胸部呈大片状密度增高的阴影,其上缘呈倒抛物线状的胸腔积液征象。

(三)细菌检查

有助于合理选择有效的抗生素。行痰培养时,为避免痰受口腔常存菌污染,应采合格痰标本送检,且可做痰细菌定量培养或经环甲膜穿刺,经纤支镜双塞保护法采痰进行检查。并发脓胸时,抽胸液培养,血源性肺脓肿则采血培养意义较大。

(四)纤支镜检查

有助于病因、病原学诊断和治疗。如为异物,可取出异物;疑为肿瘤阻塞,可做病理活检诊断;并可吸引脓液、解除阻塞、局部注药,提高疗效缩短疗程。

六、诊断与鉴别诊断

(一)诊断

1.急性期肺脓肿

在鼻咽、口腔手术,醉酒、昏迷、呕吐后,突发畏寒、高热、咳嗽、咳大量脓臭痰,白细胞总数和中性粒细胞数显著增高者即应考虑,X线检查示炎性阴影中见伴有液平的空洞,即可确定。

2.血源性肺脓肿

有皮肤创口感染,疖、痈等化脓性病灶者,出现持续发热、咳嗽、咳痰,X线见两肺有多发片影及空洞,即可诊断。

(二)鉴别诊断

1.细菌性肺炎

早期肺脓肿与细菌性肺炎在症状和胸部X线片上表现很相似,但常见肺炎球菌肺炎多伴有口唇疱疹、咳铁锈色痰、唇周疱疹,而无大量脓痰,大剂量抗生素治疗迅速出现良好反应,无空洞形成。胸部X线片上显示肺叶或段性病变,呈薄片状密度增高影,边缘不清,当应用抗生素治疗高热不退、咳嗽、咳痰加剧,并咳出大量脓痰时,应考虑为肺脓肿。

2.空洞性肺结核继发感染

当空洞性肺结核合并急性肺部感染时出现咳脓痰,痰中不易查见结核菌时极似肺脓肿。但空洞型肺结核通常伴有午后低热、乏力、盗汗等结核中毒症状,大部分患者有结核病史,胸部X线片可见在空洞周围有纤维化、硬结病变,或播散病灶;如一时难以分辨,则按肺脓肿积极抗感染治疗,待感染控制后,不但痰结核菌阳转,且X线重现结核原有特点,不难鉴别。

3.支气管肺癌

两种情况需要鉴别:一是肺癌阻塞引起远端肺化脓性感染,亦有脓痰与空洞形成;但若发病年龄在40岁以上,起病缓慢、渐进,脓痰量较少,抗生素规则治疗效果不佳,即应疑诊肺癌致阻塞性肺炎;二是肺鳞癌当病灶较大时,中心部可因缺血坏死液化形成空洞,极似肺脓肿,但若注意病灶特点:空洞偏心,壁厚薄不均、内壁凹凸不平,空洞周围亦少炎性浸润,并伴有经常咯血、缺少脓痰与明显发热等症状,应疑肺癌,注意肺门淋巴结肿大情况,痰细胞学检查与CT检查,进而纤支镜检查可确诊。

4.肺囊肿继发感染

两者X线均见伴有液平面的空腔病变,但肺囊肿的囊壁较薄,并伴有液平面,囊肿周围无炎性病变或较轻,如与既往胸片对比更容易分辨;如经抗生素抗感染治疗后,复现光洁整齐的囊肿壁,即可明确诊断。临床表现上肺囊肿一般症状轻,中毒症状不明显。

七、治疗

(一)内科保守治疗

1.抗感染治疗

当高度怀疑肺脓肿时,早期选用广谱抗生素,待有痰培养结果时,可以根据培养结果选用敏感抗生素。停药指征:体温正常、脓痰消失、X 线和 CT 显示空洞和炎症消失或仅留少许纤维条索影。

2.纤维支气管镜局部冲洗治疗

由于血支气管屏障、组织包裹、脓液的理化性质及局部解剖结构的改变,黏膜水肿及脓性分泌物增加,脓腔外纤维组织形成,抗生素不易进入脓腔。同时由于炎症刺激肺脓肿所在支气管开口均有不同程度狭窄,脓栓阻塞支气管,使大量脓性分泌物引流不畅,即使体位引流,排脓效果仍差,再者由于耐药菌株的增加造成肺脓肿的治疗效果不满意,所以肺脓肿的局部治疗受到临床医师的重视,在纤维支气管镜直视下吸痰,可以起到非常有效而彻底的排痰,促进支气管内脓液分泌物排出,同时应用有效抗生素冲洗局部支气管内病灶,直接起到杀菌作用,取得了满意的疗效。

3.支持治疗

支持治疗包括营养支持、胸部物理治疗等。

(二)外科治疗

1.脓腔引流

外科施行的脓腔引流包括经皮穿刺置管引流和胸腔造口脓腔引流。其指征是:患者持续发热超过10天至2周,经内科保守治疗6~8周胸片上无改善的征象,或在治疗中出现某些并发症,如咯血、脓胸或支气管胸膜瘘,则需要外科引流处理。

经皮穿刺引流是一种微创的外科治疗方法,包括 CT 和超声引导下的穿刺引流,引流管为专用的胸腔引流管,前端呈弧状,不易发生堵塞,置管后可以彻底冲洗脓腔,还可向脓腔内注入敏感的抗生素。冲洗过程中注意注入量小于抽出量,注入生理盐水或抗生素时压力不宜过大,否则容易造成脓腔破裂引起感染扩散。临床经验显示:经皮穿刺引流一般不会造成脓胸,即便是在正压通气的情况下,经皮穿刺引流也可获得成功,而无并发症。

在 7 岁以下儿童患者对保守治疗反应很差,经皮穿刺引流应及早进行。巨大肺脓肿亦应进行早期引流。

外科胸壁造口直接进行肺脓肿引流,是治疗急性期肺脓肿的有效方法。在操作过程中要注意定位准确,可以采用正侧位胸部 X 线片、胸部 CT 和 B 超定位脓肿,找到胸壁距脓肿最近的部位;另外,需要确定脓肿近胸壁的肺组织与胸壁产生粘连,以免在造口引流过程中,造成脓液的胸膜腔播散。胸壁造口肺脓肿引流一般需在全麻下进行,双腔气管插管,在胸壁造口前,应先在预切开部位再次注射针穿刺抽出脓液,确定肺脓肿的位置和深度,并经脓液送检细菌培养和药物敏感试验,去除局部 4~5 cm 肋骨,经粘连的肺组织切入脓腔,用吸引器将脓液吸净,并置入粗口径引流管。引流后患者的感染中毒症状会迅速好转,胸管可能漏气,随着引流后脓腔的逐渐缩小,一般在数天至 2 周内漏气会停止,很少出现支气管胸膜瘘。出血、脓气胸和脑脓肿是胸壁造口肺脓肿引流的并发症。近年来,由于介入穿刺技术的提高,经胸壁造口直接肺脓肿引流已经很少采用。

2.手术治疗

(1)手术适应证:①慢性肺脓肿,经内科积极治疗,症状及 X 线表现未见明显改善者,则需手术治疗。需要注意的是有部分患者经内科治疗，症状改善或消失，X线片表现为一些纤维条状影，但CT检查仍可发现脓腔存在，须严密观察，如严格保守治疗2～5周后，脓腔继续存在、直径大于2 cm、壁厚，或间断出现症状，则仍需手术治疗。②慢性脓肿空洞形成不能除外癌性空洞者。③有大咯血史，为防止再次咯血窒息。④并发脓胸、支气管胸膜瘘或食管瘘反复出现气胸或脓气胸。

(2)术前准备：肺脓肿术前只有经过充分的术前准备才能保证手术的成功，降低术后并发症的发生。①术前应根据痰培养结果选用有效的抗生素控制肺部炎症；②手术前应积极体位排痰，使每天排痰量在50 mL左右，但不能过分强求，以免失去手术时机；③纠正贫血、低蛋白血症，最理想的术前状态应为中毒症状消失，体温基本恢复正常；④心、肺、肝、肾功能检查，全面了解患者重要脏器的状况，对凝血机制不正常者应予以治疗纠正；⑤对于张力较大的肺脓肿，可以在CT引导下穿刺置管，张力减小后再行手术治疗，可以降低手术中脓肿破裂污染胸腔的机会。

(3)术中注意事项：①肺脓肿患者一般病程长，术中多见肺、胸膜粘连严重，肺裂界限不清，一般均需行肺叶或全肺切除；外科肺叶切除一般来说有一定难度，由于反复炎症使血管和肺门淋巴结周围反应较重，控制肺门不易。手术中，对于水肿较重、肺门结构不清者，不要盲目游离肺门，从相对容易入手的部位游离，如叶间裂。②肺门粘连严重，支气管动脉增多、增粗，解剖结构常有改变，出血较多。手术中应先处理较容易游离的肺动脉分支，然后游离肺叶支气管予以切断缝合，再沿肺裂游离其余肺动脉分支并予以处理，即非规范性肺叶切除；肺门无法分离时，可切开心包，在心包内游离肺动、静脉干，套线，必要时用血管阻断钳控制血管，防止意外出血；这样即便在手术中损伤肺动脉，也可以阻断心包内的血管主干，从容地用5-0 Prolene线修补、缝合损伤的肺动脉；也可行"逆行切除"，相对于肺动脉来说，肺静脉的游离可能会容易一些，故可先处理肺静脉，然后处理支气管，最后将粘连较重、结构不清的肺动脉把控在手中，进行处理，从而提高手术的安全系数。③术中最重要的是要考虑保护对侧肺，麻醉应用双腔气管插管、支气管堵塞器或将气管插管插入对侧主支气管，减少术中脓液进入健侧肺。特别是在大咯血的患者，需要快速、紧急控制气道。对无法行双腔气管内插管者，术中要注意吸痰，术中防止过度挤压肺组织，如有可能先夹闭支气管，术毕仰卧位，进一步充分吸尽气管内分泌物，防止并发症发生。

(三)结果

在前抗生素时代，肺脓肿的病死率为30％～50％，在现代，其病死率降至5％～20％，其中75％～88％单纯应用抗生素治疗就能治愈。外科治疗的成功率为90％左右，病死率为1％～13％。经皮穿刺肺脓肿引流的成功率在73％～100％，尚无死亡报道。近年来，由于免疫抑制而出现肺脓肿的患者增多，文献报道的这类人群患肺脓肿的病死率为28％。

与肺脓肿病死率相关的因素有：多器官功能衰竭、COPD、肺炎、肿瘤、意识障碍、免疫抑制、全身运动障碍。肺的大脓肿会增加住院时间，也有较高的病死率。

第二节 肺真菌病

一、肺曲菌病

(一)定义

由曲菌引起的肺部感染叫作肺曲菌病,是肺部最常见的真菌感染,可为原发性吸入感染。曲菌属中最有致病作用的真菌为烟曲菌。

(二)病理和临床表现

肺曲菌病可分为4种类型。

1.急性支气管肺炎型

(1)患者吸入大量曲菌孢子后,菌丝在支气管黏膜表面生长并引起急性支气管炎,但炎症反应较轻。

(2)如果炎症播散到肺组织,能导致肺组织化脓坏死及肺炎,形成肺曲菌性肉芽肿、肺血栓或出血性肺梗死。

(3)患者的主要临床表现有咳嗽、咳痰、发热和乏力等。

(4)梗死的肺实质溶解后,形成肺空洞。

2.变态反应性曲菌病

对曲菌过敏的患者吸入大量曲菌孢子后,发生曲菌性气管支气管炎与变态反应。患者有发热、咳嗽、哮喘、乏力和咳出黄绿色脓痰等症状。胸部 X 线摄片检查显示肺部有短暂性及游走性浸润灶。痰液检查可发现烟曲菌。

3.腐生性肺曲菌球

(1)最常见于肺结核空洞内,也是肺曲菌病最常见的表现形式。

(2)曲菌菌丝在肺空洞内生长繁殖,菌丝与空洞内的血液成分及坏死组织碎屑纠缠而形成曲菌球或菌丝体。

(3)患者最突出的症状为反复咯血,有时发生致命性大咯血。咯血原因为与支气管沟通的肺空洞内的感染侵蚀支气管动脉或 Rasmussen 动脉瘤 。

(4)在 X 线胸片和 CT 片上,肺曲菌球表现为肺结核空洞内有结节影,结节与空洞内壁之间可见"半月"形透光区;结节在空洞内的位置可随体位的变动而改变。

4.继发性肺曲菌病

有肺部慢性疾病的患者,在全身抵抗力降低时,肺部继发曲菌感染。

(三)诊断

1.X 线胸片和 CT 扫描

肺曲菌病多见于上肺尖后段和下肺背段,常继发于肺结核或其他慢性肺病,本身无特征性 X 线表现。如在 CT 片上发现肺空洞内有曲菌球和半月征,具有诊断意义。

2.痰培养

多次痰培养发现曲菌菌丝和孢子,可作为肺曲菌病的诊断依据。肺空洞未与支气管沟通或曲菌球内的曲菌已经死亡,痰培养为阴性。

3.气管镜检查

有咯血症状的患者,气管镜检查有时能发现出血部位;如果支气管黏膜有充血水肿、坏死、肉芽组织或息肉样组织,要取活检后病检找到曲菌菌丝或孢子,可明确诊断。

4.肺穿刺活检

肺空洞性病变位于肺周边部的病例,经皮肺穿刺活检发现曲菌,能诊断为肺曲菌病。

5.血清学试验

痰培养阴性的病例,如果临床诊断考虑为肺曲菌病,血清学试验具有一定程度的敏感性和特异性。

(四)治疗

肺血菌病的治疗应个体化,视具体病例而异。其自然病史变异很大,有些病例可自愈。但大部分患者的肺部病变长期存在,50%～80%有咯血。发生大咯血的危险性与病变大小、持续时间、并发症的类型以及既往有无咯血史无关。一旦有咯血,发生致命性大咯血的危险性约增加30%。

1.内科治疗

一般而言,诊断明确、咯血症状不严重的肺曲菌病患者,应首先进行内科治疗。

(1)半坐位卧床休息。

(2)静脉补液、使用止血剂和抗生素。

(3)面罩吸氧和呼吸道湿化,可用镇咳药以及体位引流等。同时,要严密观察病情,警惕发生大咯血的可能性。对肺曲菌病,全身抗真菌药物治疗多无效。

2.外科手术

肺曲菌病肺切除术治疗,要正确评估和权衡肺部病变和肺切除之间的危险性。单纯肺曲菌病,咯血及手术风险较小;复合肺曲菌病的咯血和手术风险较高,宜考虑施行肺空洞造口术和转移肌瓣填塞肺空洞以及肺空洞内使用抗真菌药,有的还应进行支气管动脉栓塞疗法。

(1)肺切除术的适应证:①反复大咯血的患者或肺空洞合并曲菌球;②致命性大咯血的患者;③慢性咳嗽伴有全身症状者;④原肺部病变周围出现进行性浸润影者;⑤肺部有不明原因的肿块影者。

(2)肺切除术式:通常为肺段切除术和肺叶切除术,原则是要切除包括曲菌病病灶在内的全部不健康的肺组织,但极少有需要进行一侧全肺切除术的病例。

(3)复合肺曲菌病在术中可能遇到的手术技术上的困难有以下几种:①肺空洞周围有致密纤维性粘连;②胸膜腔内有广泛膜状或纤维条索状粘连,胸膜腔消失和肺裂内致密粘连,肺裂不清楚;③支气管动脉增粗并扭曲;④病变周围肺组织发生炎性纤维化;⑤脏层胸膜增厚;肺切除术后余肺不能充分膨胀,胸膜残腔难以消灭等。若胸膜残腔较大,可以用胸膜帐篷、全胸膜剥脱、带蒂肌瓣填塞或大网膜转移法减少或消灭残腔。在极个别病例,可进行胸廓成形术。

(五)术后并发症和疗效

肺曲菌病肺切除术的并发症发生率与患者的长期生存率,主要与手术病例的选择和术后处理有关。最常见的并发症为术后肺曲菌病广泛播散及继发细菌感染。复合肺曲菌病患者,术后五年生存率约85%。患者常死于原有的肺部疾病。术后肺切除标本切缘有真菌侵袭的病例,要用抗真菌药治疗,预防肺曲菌病播散。

二、肺放线菌病

(一)定义

因以色列放线菌侵入肺部而引起的慢性化脓性肉芽肿性疾病称为肺放线菌病。放线菌菌丛边缘的菌丝呈放线状排列,菌丝末端呈棒状增大,故称为放线菌。

(二)病理

(1)肺放线菌病多见于肺下叶和右肺中叶,在肺实质内形成质地坚硬的黄色肉芽组织结节,内含蜂窝状小脓肿,脓液内可找到放线菌菌丝。

(2)肉芽肿周围常有厚层瘢痕组织包裹。因病变常在肺周边部,易累及胸壁而形成胸壁脓肿和窦道,经久不愈。

(3)如果放线菌侵犯支气管黏膜,可形成支气管黏膜肉芽肿。

(三)临床症状

(1)无特异性。在发病早期,患者有咳嗽、咳痰或痰中带血。其后有发热、全身不适、大量咳痰或咯血。

(2)肺部病变严重者有脓毒血症的表现。

(3)感染累及胸膜及胸壁时,有胸痛、胸腔积液和胸壁脓肿等临床表现;胸壁脓肿破溃后形成瘘管或窦道,长期排脓有的病例,胸壁脓肿能导致局部肋骨、胸骨或椎骨感染。

(四)诊断

肺放线菌病的诊断困难。

1.胸部 X 线摄片检查

(1)可表现为肺周边部进行性浸润影,或肺野内有散在的不规则阴影,有的病例表现为大片状肺实变阴影,内含小透亮区,有时可见密度较高的肺纤维化阴影。

(2)胸廓骨骼受累时,能显示骨膜炎改变。这些 X 线征象缺乏特异性。

2.痰和脓液检查

镜检发现其中有由放线菌菌丝构成的淡黄色小结节(菌丛),即硫黄颗粒,能明确诊断。

(五)治疗

诊断清楚的肺放线菌病,如果未发生并发症,应用抗生素进行治疗。外科手术治疗的适应证有以下几种:

(1)合并脓胸要进行胸腔闭式引流;形成包裹性脓胸时,宜施行胸膜剥脱术。

(2)肺实质慢性纤维化伴肺实变或支气管扩张的病例,应考虑行肺切除术。

(3)肺放线菌病导致胸壁感染,形成多发性胸壁窦道或瘘管者,须进行手术切除,术中要彻底切除受侵蚀的肋骨、肋软骨和胸骨等。

三、肺组织胞浆菌病

(一)定义

因吸入荚膜组织胞浆菌的孢子而引起的肺部真菌感染叫作肺组织胞浆菌病,该菌为二态性(菌丝型和酵母型)。

（二）发病机制

（1）组织胞浆菌的孢子与断裂的菌丝吸入到肺内后，被人体中性粒细胞和肺泡巨噬细胞吞噬，在细胞内转化为酵母型组织胞浆菌。

（2）酵母型在巨噬细胞内增殖约 15 小时后，可使巨噬细胞破裂，释放有致病力和生存力的酵母型组织胞浆菌，引起肺局部病变。约 2 周后，在肺内形成炎性纤维性肉芽肿或干酪样坏死、钙盐沉着，表现为肺内多发的小钙化灶。

（3）AIDS 患者感染组织胞浆菌后，真菌可通过肺门淋巴结进入血循环，造成全身播散，病死率极高。

（三）临床类型与症状

1.原发型

约 90％的患者无临床症状，但胸部 X 线摄片检查可显示肺部有大小不等的浸润灶。

2.播散型

人体感染组织胞浆菌后，全身多个脏器和组织发生组织胞浆菌病。患者有发热、咳嗽、腹泻、头痛、肝脾和浅表淋巴结肿大、贫血和中枢神经系统受累症状。患此型的婴幼儿和未治疗病例，多数死于 DIC 和败血症。

3.慢性肺空洞型

约占有症状的组织胞浆菌病例的 10％，而且多数患者有慢阻肺（COPD）等肺部基础疾病，约 90％的肺空洞位于肺上叶。典型的 X 线表现为如下。

（1）反复的肺斑片状实变伴有空洞形成、瘢痕化和肺组织溶解。

（2）肺空洞多呈进行性扩大，并有新空洞形成，而且可播散到肺的其他部位或形成支气管胸膜瘘。

临床症状与肺结核相似，患者有发热、咳嗽、夜汗、呼吸困难和体重减轻等，有的出现咯血。

4.纵隔肉芽肿与纤维化性纵隔炎

（1）表现为干酪性纵隔淋巴结融合并被周围组织包裹，形成单发的肿块，一般较大，为纵隔淋巴结的肉芽肿性炎症反应所致。

（2）纵隔肉芽肿的最常见病因也是组织胞浆菌感染，多位于右侧气管旁和肺门。如其为进行性肿大，可压迫上腔静脉、气管支气管、肺动脉以及食管；干酪性淋巴结还可破入食管、呼吸道和纵隔。

（3）纤维化性纵隔炎是组织胞浆菌所致纵隔肉芽肿的晚期表现，是纵隔肉芽肿破溃后干酪性物质播散到纵隔内而引起的剧烈炎性反应的结果，往往累及整个纵隔结构，也是良性上腔静脉梗阻的常见原因。

（四）诊断

临床所见多为慢性期（晚期）患者，诊断困难。下列检查可供参考。

（1）胸部 X 线摄片和 CT 扫描：表现为肺部多发结节影伴钙化、肺部肿块影或片状影、肺空洞形成及其周围有纤维组织包裹、肺门及纵隔淋巴结肿大或融合呈肿块影。

（2）肺或纵隔病变穿刺活检及培养：如发现组织胞浆菌，可做出诊断。本病有自限性，阳性率很低，不足 10％。主要依靠临床诊断。

（五）治疗

1.内科治疗

如诊断明确、患者有症状或并发症,应选择两性霉素 B、伊曲康唑或酮康唑等广谱抗真菌药治疗。

2.外科治疗

内科治疗无效,患者有肺空洞及咯血、气管支气管狭窄、上腔静脉梗阻、气管支气管或食管呼吸道瘘时,要进行外科手术治疗。手术方案视具体病例而定。因胸内有广泛致密炎性粘连,肺血管与纵隔其他重要结构的解剖分离有很大困难和风险,应予以高度重视。术后,要继续抗真菌、抗生素治疗。抗真菌药要持续 8～12 个月,并要注意随访。

四、肺隐球菌病

（一）定义

由新型隐球菌感染而引起的急性、亚急性和慢性肺真菌病,叫作肺隐球菌病。其孢子经呼吸道侵入肺部后,对中枢神经系统有亲嗜性或亲和力,往往经血行播散到脑及脑膜,形成隐球菌性脑膜炎,称为播散性隐球菌病,可播散到其他部位。

（二）病理特点

（1）荚膜产生的毒素对肺组织有毒性作用,而大量繁殖的菌体对周围细胞具有机械压迫作用。

（2）在肺内的病理表现为完全缺乏炎性细胞反应至形成大量肉芽肿病变,这种差异与患者的免疫功能有关。

（3）肺隐球菌性肉芽肿好发于两肺下叶,直径一般为 2～8 cm,多发或单发而形态不规则;有的直径可达 10 cm,色灰白,质地坚韧。

（4）镜下,在病变组织内能查到隐球菌。

（5）在 AIDS 病例,肺内无肉芽肿,但肺泡内可找到大量该菌孢子。

（三）临床表现

免疫功能正常的患者有低热、咳嗽、胸痛、轻度呼吸困难、血痰或咯血、夜汗、疲乏及体重减轻等症状,无特异性。中枢神经系统受到感染后,肺部症状常被掩盖。

（四）诊断

有中枢神经系统症状的病例,脑脊液检查及培养发现隐球菌,即可确诊。肺隐球菌病的诊断困难,必须明确有无肺外播散。

（1）X 线胸片和 CT 扫描。

常表现为肺单发、多发结节影或孤立性肿块影,边缘可有分叶,密度均匀或高低不等。

有的病灶内见有钙化或空洞,多误诊为肺癌。

有的肺部病变呈片状浸润影,能累及几个肺段,有的可累及两个肺叶。

个别晚期病例可伴有胸腔积液和（或）肺门淋巴结肿大。这些影像学表现亦无特异性。

（2）痰涂片检查及培养:多次查到隐球菌者有诊断意义。

（3）隐球菌检查:经环甲膜穿刺吸取痰液进行隐球菌检查,屡获阳性结果者,诊断意义更大。

（4）肺穿刺活检:X 线检查显示肺部有较大结节影或肿块影的病例,经皮肺穿刺活检标本内发现隐球菌时,一般能诊断为肺隐球菌病。

(五)治疗

治疗包括内科治疗和外科治疗。

(1)内科治疗:病因学诊断明确,并有肺外播散(尤其是中枢神经系统有感染)的病例,要根据原发灶的部位和患者的免疫功能进行治疗。免疫功能有损害的病例,宜用两性霉素 B 和 5-氟胞嘧啶联合进行抗真菌治疗。

5-氟胞嘧啶对骨髓有潜在毒性作用,对侵袭性肺隐球菌病或隐球菌性脑膜炎病例使用该药时,要注意监测其在血浆内的浓度(水平)。

(2)外科治疗:肺隐球菌病经内科抗真菌治疗后肺部肿块影不见吸收或消散,肿块较大,或者无法与肺部肿瘤(肺癌)进行鉴别诊断时,应进行外科手术治疗。一般行肺局部切除术或肺叶切除术。术后继续抗真菌治疗和随访。

第三节　肺大疱

肺大疱是由于肺泡组织破坏引起的肺实质内充满气体的空腔,其内有纤维壁和残余的肺泡间隔构成的分隔。往往由于引起自发性气胸或体积巨大需要外科手术以减轻气急症状,改善肺功能。但至今尚无一种术前检查可以精确评估手术对肺功能的改善程度。另外,未被切除的肺大疱的自然病程目前尚不明了,因为有些患者病情发展迅速,而有些患者可以长时间无变化。

一、病理分型

(一)肺小疱

小疱是在脏层胸膜下,由于肺泡破裂引起的胸膜下气体聚集,包裹在脏层胸膜中,气体通过间质进入到胸膜薄弱的纤维层中,逐渐扩大形成一个小疱,此种小疱在临床上很容易发生破裂导致气胸,手术中多见于肺脏层胸膜下小于 0.3 cm 甚至更小的疱性病变。肺小疱通常位于肺尖部,少数可发生在下叶上缘。肺小疱可融合成较大乃至巨大的肺大疱。

(二)肺大疱

肺大疱又称大泡性肺气肿,是由于肺泡组织破坏引起的肺实质内充满气体的空腔,其内有纤维壁和残余的肺泡间隔构成的分隔,几乎都是多发,但多局限在一个肺段或肺叶。肺大疱的病理结构分内外两层,内层由气肿的肺泡退变形成,外层则是脏层胸膜形成的纤维层。肺大疱里面有由残余肺泡及其间隔形成的纤维小梁,小血管贯穿其内,数根细支气管开口于其基部。

Davies 等建议将肺大疱分成三型,第 1 型为小部分肺过度膨胀所形成的肺大疱,特征是有一狭窄的颈部并与胸膜有明显界限;第 2 型肺大疱浅埋于薄层肺内;第 3 型肺大疱基底宽大并延伸到肺组织的深部。

然而,绝大多数学者倾向根据无大疱区肺组织有无明显阻塞性肺病对肺大疱进行分类,第 1 型约占 20%,肺组织正常或接近正常,此型患者基本无症状,肺功能接近正常。从病理学角度看,此型有不同程度间隔旁型肺气肿,巨大的肺大疱常常占据一侧胸腔至少 1/2 的容量。

第 2、3 型占 80%，肺组织有弥漫性肺气肿。第 2 型事实上是弥漫性全小叶型肺气肿的局限性加重，多为双侧多发，大小不一；第 3 型为毁损肺，肺间质被多发性小肺大疱所取代，常伴有严重的呼吸困难、呼吸衰竭和肺心病。

二、病因和发病机制

经典的对肺大疱的起因及其生物学行为的理解都基于 Baldwin 和 Cooke 早期观察得出的球瓣学说，他们认为支气管的炎性损坏导致其远端肺泡内气体只进不出，肺大疱因其内压的不断增高而进行性增大并压迫其周围的肺组织使之萎陷，即病变组织压迫正常功能的肺组织。

Fitzgerald 进一步认为肺气肿引起的正常肺容量的减少及肺弹性回缩力的下降，将使其周围细小支气管受压变窄，而造成相对正常肺组织出现呼气性阻塞。

Morgan 通过动态 CT 扫描观察、大疱内压测定及手术标本的病理学研究否定了上述理论，他认为肺大疱周围的肺组织其顺应性低于肺大疱，即肺大疱所需的膨胀压低于其周围肺组织，因而在同等的胸腔负压下肺大疱常常比其周围的肺组织优先完全膨胀。因此当某一部位的薄弱肺间质达到一定大小时，其周围肺组织的弹性回缩力将使其形成肺大疱并使之逐渐增大。根据这一理论，外科治疗的目的应更注重于恢复肺组织的结构和弹性，而不是单纯切除肺大疱病变。

尽管有大量报道认为肺大疱的病因与吸烟和 α_1 抗胰蛋白酶缺陷有关，但目前引起大泡性肺气肿的确切病因尚不详。

此外，原发性肺癌伴发于肺大疱较为常见，可能的机制是：①肺癌好发于诱发肺大疱的瘢痕；②被肺大疱压缩的肺间质易于癌变；③肺大疱通气差，致癌物质滞留诱发肺癌。因此预防性肺大疱切除可能减少肺癌发生率。

三、临床表现

肺大疱可并发自发性气胸、感染、咯血、胸痛。

(一)自发性气胸

自发性气胸是大泡性肺气肿常见的并发症，由于限制性通气功能障碍，这类患者往往不能耐受少量的气胸，肺大疱引起的气胸复发率高达 50% 以上，明显高于肺小疱病变（12%～15%），而且这类气胸自然愈合时间长，易继发感染，因此常常需早期手术治疗。

(二)感染

事实上肺大疱本身的感染少见，多为大疱旁肺组织继发感染造成肺大疱内反应性积液，胸片显示液平，绝大多数的积液无菌，吸收后肺大疱可能自然消失。因而，肺大疱继发感染宜选择保守治疗。

(三)咯血

肺大疱继发咯血比感染少见，因此当肺大疱患者出现咯血时应排除伴发肿瘤及支气管扩张可能，术前对出血部位也应做出评估。

(四)胸痛

胸痛是肺大疱的主要临床症状之一，多在胸骨后且疼痛性质类似心绞痛，手术切除肺大疱后疼痛即缓解。

四、诊断要点

较小的单发肺大疱可无任何症状,体积较大或多发的肺大疱可有气急、胸痛、胸闷、呼吸困难等症状,与慢性阻塞性肺病难以鉴别。当出现并发症时可有相应的症状。

诊断肺大疱主要靠影像学检查。胸片显示无肺纹理的薄壁空腔,可占据一个肺叶或整个胸腔,有时难以与气胸鉴别。CT检查有助于明确诊断。

五、治疗

(一)手术适应证

1.无症状的肺大疱

预防性手术可定义为切除无症状的肺大疱。尽管治疗并发症比预防手术难度要大,但由于肺大疱的自然转归的不确定性,导致目前对预防性手术尚存有争论。巨大的无症状肺大疱可因突发并发症如气胸(尤其是张力性气胸)、肺或大疱感染、呼吸衰竭及肺心病而导致患者死亡,绝大多数外科医师认为,当肺大疱占据胸腔容积50%或以上、正常肺组织受压或短期增大明显时应视为手术指征。

2.慢性呼吸困难及活动能力下降

慢性呼吸困难及活动能力下降是主要的肺大疱切除指征。切除肺大疱可减轻限制性通气功能障碍,使大疱旁肺组织的弹性恢复力得以恢复,改善通气血流比,减少生理无效腔以达到减小呼吸做功的目的。另外,切除肺大疱使胸腔内压下降,将纠正因高胸腔内压对肺动脉和体静脉回流的影响(气体压塞综合征)所造成的血流动力学失常,而这也是呼吸困难的主要原因之一。切除肺大疱还可恢复重要呼吸肌如膈肌、肋间肌等的长度、张力及收缩力的关系以改善其功能。

(二)术前评估

由于大泡性肺气肿与慢性阻塞性肺病的特殊关系,目前尚无检查手段精确评估肺大疱对其临床症状所产生的比例,因此切除肺大疱对肺功能的改善程度是无法预见的。

手术前至少应对下述三方面进行仔细分析评估。

1.临床评估

临床上有明确慢性支气管炎、支气管痉挛或反复感染发作史的患者手术风险大而手术效果也差。极度呼吸困难者,不管有无缺氧和(或)低氧血症,都非手术禁忌,甚至有的学者认为是最佳手术适应证。是否对呼吸机支持的患者进行手术尚存争论。

有证据表明戒烟可增进手术疗效,而继续吸烟将加速肺大疱切除术后肺功能的恶化。术后体重的下降往往是手术效果良好的标志。

2.解剖学评估

影像学检查可以较准确反映肺大疱的大小、部位以及周边肺组织的受压情况。当单个肺大疱占据一侧胸腔容积的40%~50%,与周边肺组织有明确界限,且短期增大明显或病情恶化时,手术效果好。而弥漫性肺气肿患者即使切除较小肺大疱也可使其肺功能和症状得到明显改善。而影像学检查显示肺大疱旁肺组织无明显受压受限时,手术切除肺大疱可能使肺功能进一步受损并形成新的肺大疱。尽管标准胸片可对肺大疱做出较准确的诊断,但胸部CT可更为精确了解肺大疱情况。CT可以对肺气肿进行分型,了解肺大疱数量、大小、位置、胸片不能显示的较小肺大疱以及肺部其他病变如肺癌等。

3.肺功能评估

肺功能检查可以了解肺大疱以外肺组织功能情况、判断肺气肿严重程度,用力肺活量和 FEV_1(一秒用力呼气容积)可以粗略估计肺大疱切除后的临床效果,因此尤为重要。当 FEV_1 低于预计值的 35％时手术效果明显下降;呼气流率下降,呼吸道阻力增高往往提示支气管树受肺大疱压迫,术后肺功能会明显改善。

慢性阻塞性肺病患者弥散功能障碍与肺气肿程度正相关,这类患者静息状态氧分压可能正常,运动耐量试验时氧分压将明显下降;有些重度肺动脉高压可能与肺大疱压迫血管床有关,因此这些患者并非绝对手术禁忌,应从多方面考虑。

(三)术前准备

这类患者术前准备极其重要,包括指导患者正确的咳嗽方法、深呼吸、呼吸功能锻炼器的正确使用、胸部理疗(CPT)等;戒烟;肺部感染的控制;停用阿司匹林及甾体激素;术前皮下注射小剂量肝素及10～15 天的营养支持。

(四)手术方法

肺大疱切除手术的术式选择应遵循的原则是保护所有的血管和尽可能地保留有功能的肺组织。肺大疱局部切除可最大限度地改善肺功能。胸膜下肺大疱可电凝去除,窄基底的肺大疱可于基底部结扎、切除,基底宽的肺大疱可缝扎或折叠缝合,基底宽而巨大的肺大疱,要切开肺大疱,沿其正常边缘切除肺大疱壁。因肺大疱并不局限于解剖段内,故段切除很少采用。因肺叶切除可导致严重的肺功能损害,所以很少行肺叶切除术。

(五)术后处理

术后处理包括 ICU 密切监护,及时发现并处理并发症,早期下床活动,胸部理疗,合理用药,新法镇痛(如硬膜外阻滞等),纤维支气管镜或环甲膜穿刺吸痰等。与肺大疱切除直接相关的并发症包括肺膨胀不全、长时间漏气、胸腔肺感染以及呼吸衰竭。如果病例选择得当,呼吸衰竭并发症并不常见,膨胀不全与漏气经过一段时间多能获痊愈。

第四节　气管、支气管异物

气管、支气管异物是一种常见的急危重症,多发生于小儿。当呼吸道吸入异物后,可以并发急性喉炎、哮喘、肺炎、肺脓肿、支气管扩张症、肺气肿、自发性气胸甚至脓胸。体积较大的异物,突然阻塞声门、气管或主支气管会引起呼吸困难,严重者会引起窒息死亡。本病一旦发生,多数病例需在支气管镜下将异物取出。对于一些异物形状特殊者,表面光滑,异物嵌入支气管腔内过深者,经气管镜难以取出,往往需要施行剖胸手术,切开支气管摘除异物,如阻塞远端肺组织已感染实质病变,需行肺叶或全肺切除术。

一、病因

吸入的异物按性质可分为三类:①金属类如缝针、大头针、安全别针、发夹、注射针头、鱼钩、硬币或钢珠等。②动植物类如花生米、黄豆、蚕豆、玉蜀黍、瓜子、核桃、骨片等。③塑料和玻璃类如塑料圆珠笔帽、瓶塞、玻璃串珠、纽扣等。

二、发病机制

（1）由于异物的大小、形状、性质以及阻塞部位不同，对患者产生的影响也不相同。小而光滑的金属性异物吸入支气管腔内，仅产生轻微的黏膜反应，不会引起呼吸道的阻塞，随着时间的推移，金属会氧化生锈，有时还会穿透支气管壁进入肺实质。但动、植物类异物可产生支气管部分性或完全性梗阻，并引起异物周围严重的局限性炎症。大的异物可以早期引起完全性的气管、支气管阻塞，产生呼吸困难、急性肺不张、纵隔移位，进一步发展为阻塞性肺炎、支气管扩张症及肺脓肿。值得注意的是，小儿气管、支气管异物绝大多数为食物壳仁或塑料玻璃类玩具，因此，小儿应避免玩这类物品，以免发生意外。

（2）异物存留的部位，可能在喉部、气管隆嵴处，但以进入左、右主支气管及其远端多见。右侧支气管异物的发生率较左侧高，这是由于右侧主支气管比左侧粗、短、直，偏斜度较小，而左侧主支气管较细、长、斜，加之隆突位于中线偏左，因此，异物容易落入右侧。异物停留的部位，多在主支气管和下叶支气管，落入上叶及中叶的机会极少。

（3）异物落入支气管，可以产生部分性或完全性阻塞，两者均可导致不同程度肺通气功能减退。部分性阻塞时，异物的阻塞或刺激产生的局部炎症反应肿胀导致形成活瓣机制，空气可以吸入气道远端，但无法呼出，引起阻塞性肺气肿，受累的肺组织过度膨胀，产生纵隔移位、呼吸困难，肺内压力增高甚至可以产生自发性气胸。完全性阻塞时，由于异物的嵌入，加之黏膜肿胀、炎症、腔内分泌物潴留，最终使支气管腔完全阻塞，导致阻塞性肺炎、肺不张、支气管扩张症及肺脓肿。

三、诊断

由于吸入异物种类、大小、形状不同，症状也不同，从无任何呼吸困难症状到严重缺氧、窒息而致死亡均有。本病发生可有明确的吸入异物病史，并出现相关临床症状，表现为呛咳、咳嗽、咳痰、呼吸困难、咯血、发热，严重者可很短时间内窒息死亡。有学者曾遇一例 6 岁患儿，因口含黄瓜蒂玩耍造成误吸死亡的病例。但无明确病史的患儿甚至成年患者也不少见。

（一）临床分期

根据异物停留时间的长短，临床上分为 3 期。

1.急性期（24 小时）

有黏膜刺激症状和呼吸困难，并伴有胸痛，少数患者出现发绀及发音困难。

2.亚急性期（2～4 周）

由于异物产生呼吸道局部炎症反应，伴随有支气管黏膜刺激症状，出现黏膜溃疡、软骨坏死及蜂窝组织炎等。

3.慢性期（1 个月以上）

此时异物反应轻的患者可无症状，如出现较大支气管的完全性或不完全性阻塞，则可出现与局限性肺气肿、肺不张或肺化脓症及脓胸相应的症状。

（二）临床症状

在临床工作中如果发现小儿在进食或口含物品玩耍时发生呛咳、哮喘甚至呼吸困难、发绀等，要考虑有吸入性异物的可能。对于儿童不明原因的肺炎、肺不张等与常见肺炎临床症状不符时应考虑支气管异物的可能性。

(三)放射诊断

气管、支气管异物最基本的检查方法是胸部正侧位平片,对于金属和不透 X 线的异物可以确定异物位置,对 X 线不能显示者可以发现异物堵塞性肺炎、肺不张等间接征象。对高度怀疑的患者应行纤维支气管镜检查以明确诊断并能给予及时治疗,少数病例尚需支气管造影、断层扫描、CT 检查等,均可显示支气管管腔充盈缺损。

四、治疗

(一)误吸异物家庭自救的方法

(1)立即以示指或拇指突然按压颈段(环状软骨以下至胸骨切迹处)气管,刺激患者咳嗽反射,将异物咳出。

(2)可立即抓住婴幼儿双踝部使倒立位,并行原地转圈,迅速加快,由于离心力作用即可使异物排出。

(二)经支气管镜检查和异物摘除

气管、支气管异物能自动咳出的占 1%～2%,因此应积极治疗,以免延误病情,发生并发症。气管、支气管吸入异物后,多数均可通过镜检顺利取出,但也有少数病例取出困难,或者出现窒息等并发症。特殊类型气管异物由于形状特殊、体积较大,一般应选择全身麻醉。全身麻醉可使患儿减少躁动、气管内平滑肌松弛,利于异物的取出。但全身麻醉应达到一定的深度,既保留患儿的自主呼吸,又尽量在置入气管镜和异物出声门时达到肌肉松弛、分泌物少和止痛的要求。

(三)剖胸手术适应证

剖胸手术仅适用于下列情况:①经支气管镜摘除困难或估计摘除过程中有很大危险。②异物已引起肺部明显化脓性感染。

(四)手术

应注意做好术前准备,确定异物形态、性质及停留部位,手术当天应复查胸片,以防止异物移位。对于球形、光滑的支气管异物,为预防由于体位变动或操作时异物滑入对侧支气管,可采用双腔管或单侧支气管插管。

手术方式有以下两种。

(1)行支气管膜部切开术时,切开胸膜,显露支气管膜部,在该处扪及异物,纵向切开膜部,取出异物,然后间断缝合膜部切口,并以胸膜覆盖。

(2)肺叶或全肺切除术适用于由于异物停留时间长,已引起严重的肺部不可逆感染或化脓,患部肺功能难以恢复者。

第五节　气管、支气管损伤

气管、支气管损伤是指环状软骨以下到肺段支气管分叉之间气道损伤,临床比较少见。国内报道占胸部伤的 1%左右,国外报道则为 3%～6%,但伤情较重,多合并有严重创伤,发生率有增多趋势。闭合性气管、支气管伤 200 例文献报道中,病死率 30％,其中 50％死于伤后 1 小时,65％发生于 30 岁以下的青少年。低氧血症是造成伤员死亡最常见的原因。多数学者认为要降低病死率和预防并发症,必须早期诊断,并立即手术。

一、病因

根据气管所处的部位,其损伤的原因亦有所不同。

(一)颈段气管

颈段气管比较表浅,多为遭受直接暴力切割、刎颈损伤所致,例如乘坐摩托车、跑马等高速载体,颈部突然撞击电线、绳索而致伤。

(二)胸段气管

胸段气管多在交通车辆突然减速,乘客颈、胸部撞击扶手或方向盘时损伤,常并发颈胸部血管、食管或脊柱椎体等毗邻组织器官损伤,重者或因气管、支气管断裂、出血、错位、缩短、软组织嵌塞窒息立即死亡,轻者胸段气管撕裂,膜部破裂。如果轴线改变不大,除急性出血堵塞或压迫气管有危险外,一般预后较好。

二、发病机制

(一)颈段气管的损伤机制

颈段气管位置表浅,其前方仅有软组织覆盖,后方是颈椎,左右活动度较大。因此颈前锐器伤容易伤及气管,而颈前的突发钝性伤由于气管活动度小可造成气管裂伤。

(二)胸段气管、支气管损伤机制

(1)胸廓突然遭受严重撞击挤压,使胸腔压力剧增,同时伤员常作保护性反射,使声门紧闭、气管内压急剧增高,同时腹肌亦反射性收缩和屏气,使腹内压和膈肌同时升高,气管、支气管在这种内、外双重压力作用下,可导致破裂。

(2)胸廓受挤压时,前后径明显缩短,而左右径突然增大,双肺向两侧后分离,使一侧或另一侧主支气管向外侧过度分开,而气管分叉处(指隆突)较多固定,在这种动与不动剪切力的作用下,容易使一侧主支气管裂伤或横断。80％～86％发生在主支气管离隆突约 2.5 cm 处。右主支气管损伤较左侧的多见。

三、临床表现

患者有突然受撞击伤或挤压伤史,如汽车撞伤、坠落伤以及颈部刀刃刺伤病史。气管、支气管损伤的早期症状及体征取决于损伤的部位、程度,纵隔胸膜是否完整和血胸程度等因素。伤后早期出现呼吸困难,颈、胸部大量皮下积气,有张力性气胸者可见口唇发绀、端坐呼吸、极度呼吸困难,可以伴有多发性肋骨骨折及血气胸。陈旧伤者由于支气管断裂收缩、血凝块堵塞支气管断端,造成断裂支气管所属肺不张。胸部 X 线检查显示气胸、血气胸,纵隔、颈、胸部皮下气肿及肺不张,部分病例可出现典型的"肺坠落征",螺旋 CT 加三维重建和 MRI 可显示支气管断裂。纤维支气管镜检查见气管及支气管大小不等的裂口和裂伤,可伴有出血以及支气管腔内肉芽瘢痕组织堵塞管腔。

四、诊断要点

颈段开放性气管损伤的诊断并不困难。如听到气体进出破口的嘶嘶声或以导尿管试插进入气管后,可立即吸出血痰或出现咳嗽反射,即可确诊。而闭合性气管损伤,由于损伤程度和病理变化的差异,症状、体征、X线表现又无特异性,又多有严重并发伤的掩盖,导致闭合性颈胸段气管、支气管损伤的诊断则多较困难。有作者统计:伤后24小时内确诊不到1/3,1周内确诊率仅增加15%～25%,1个月内确诊率约50%,6个月以上尚有10%难以确诊,甚至有伤后15年在手术探查时才确诊的。

对于胸部外伤史如车祸、从高处跌下等病史者,应警惕胸内气管、支气管断裂的可能性。如表现为气胸经胸腔闭式引流有持续大量气体溢出而肺膨胀不良或X线检查表现为"肺坠落征",应考虑气管、支气管断裂可能。部分病例可以行CT或MRI诊断,必要时可以行支气管镜检查,如发现支气管裂口即可诊断。螺旋CT加三维重建对气管、支气管断裂的早期诊断价值非常大,因为均为无创检查,风险较小,特别适合于一般情况差的患者。陈旧伤者由于支气管断裂收缩、血凝块堵塞支气管断端,造成断裂支气管所属肺不张,纤维支气管镜检查可见断端支气管狭窄阻塞机化。

五、治疗

根据伤员就诊的早晚,临床诊断时常把气管、支气管损伤分为急性期(早期)和慢性期(晚期)损伤。

(一)急性期(早期)诊断和手术探查指征

(1)有严重颈、胸部外伤史和张力性气胸表现,经第1或第2肋间胸腔闭式引流,仍有持续大量漏气及低氧血症难以改善,或加负压吸引时,因对侧气道的有限气体也被吸出而呼吸困难加重,甚至发生窒息,断裂破口越大越易发生,应立即停止负压吸引,或经引流管注入亚甲蓝由气道咳出者,均应即作双腔健侧气管插管,行伤侧或正中切口急诊手术探查。

(2)早期纤维支气管镜检查,是诊断气管、支气管损伤最有效的方法。该方法既可了解损伤的部位、程度和管腔阻塞情况,决定术式、切口径路,又可提供止血、吸痰、排除健侧气管阻塞内容物,还可在内镜外套上气管插管,并在内镜引导下进行健侧麻醉插管,保证气道通畅,减少因头、颈过度后伸加重脊髓损伤的危险,了解声带功能,避免因盲目插管推移气管下断端扩大损伤。但纤维支气管镜检查有一定风险,最好在手术室中进行,以便随时做气管切开和紧急开胸手术。

(3)放射学检查是提示和补充诊断气管、支气管损伤的重要参考和依据。胸片、断层片可见有以下直接、间接征象:①颈深部、椎旁、纵隔气肿,单侧或双侧气胸,经闭式引流后难以消失。②气管、支气管壁影的延续突然中断或有含气或血凝块阴影。③伤侧肺萎陷、肺不张、咳嗽、深吸气,亦不能复张,并下垂于肺门以下,又称"肺坠落征",是诊断气管、支气管完全断裂的重要依据。结合有受伤史、难治性气胸,应当确诊和手术。尚难确定时,宜尽早作纤维支气管镜检查和手术探查。

严重胸部损伤中气管、支气管断裂,多合并胸部其他脏器和其他部位器官损伤,如不能及时明确诊断、早期手术治疗,常危及生命。外伤性支气管断裂早期行重建术在操作上无多大困难,因支气管断面新鲜、解剖结构清晰,清除周围血肿后,断端稍加修整即可吻合。早期接受支气管重建术患者有较好的远期治疗效果。

(二)慢性期(晚期)诊断及手术适应证

1.陈旧性气管、支气管损伤

多为急性期误诊所致,一般指受伤后 7 天以上,原因是伤后断端收缩移位,断裂口被软组织、血块或分泌物完全或部分堵塞,早期经胸腔闭式引流术症状明显改善,支气管断裂处为增生肉芽组织填充。

2.气管、支气管损伤的晚期手术适应证

(1)气管、支气管外伤后有吸气性呼吸困难或喘鸣,气管镜和 CT 断层片发现有肉芽、瘢痕或软组织狭窄,影响正常呼吸者。

(2)支气管外伤后,断端远端堵塞并发肺叶或全肺不张或感染实变完全失去肺功能者。前者即使时间久远,只要在直视下插入导尿管反复灌洗,彻底清创,绝大多数均可复张。将断端清创吻接,预后多较良好。对于感染严重者可行肺切除手术。

(3)胸外伤后出现进食尤其饮水呛咳,或口服亚甲蓝即有气管咳出蓝色痰液,又排除喉返神经损伤,应以内镜和造影确诊内瘘部位、方向、大小,一经确诊,必须考虑外伤性食管、气管、支气管瘘,行手术切除和食管、气管修补手术或行食管覆膜支架置入。

(三)手术时机选择

陈旧性气管、支气管断裂患者,手术目的是争取切除狭窄部分,重建气道,使肺复张。通常应在伤后 6 个月内手术为宜。也有支气管断裂后阻塞 15 年,术后肺功能尚可恢复的报道。作者曾诊治一例因砖窑倒塌致左侧支气管断裂后 6 个月来就诊,手术发现左主支气管根部断裂并肺实变合并感染者,行支气管吻合后肺复张的病例。这种情况少见,对严重肺部感染者应作切除。但一般而言,距外伤时间越近,肺复张的概率越高,肺功能恢复越好,故在病情允许的情况下应尽早手术。

(四)手术方式和技巧

陈旧性气管、支气管断裂的患者,由于胸腔粘连,两断端回缩,加之瘢痕组织形成,寻找断端困难。手术有以下要领。

(1)分离胸内粘连,剥除肺表面的纤维膜至肺门处。

(2)解剖暴露出肺动脉干,在其分支处找到支气管远端,切除狭窄部分及瘢痕组织。判定肺功能恢复与否依下述方法进行:把远端支气管游离后切开支气管,吸去管腔内胶冻状黏液,吸净后用生理盐水反复冲洗干净,用麻醉机气囊加压充气,若肺膨胀良好,说明肺功能可全部或部分恢复,重建气道后仍具有通气和换气功能。完全断裂的主支气管管口立即回缩入纵隔并被血块等堵塞,远侧端的肺完全萎缩,但很少发生感染。

(3)最后,沿肺动脉干找到近端支气管,切除瘢痕及狭窄,与远端吻合。寻找断端和肺功能的鉴定是手术难点及关键。

(五)吻合注意事项

对于陈旧性气管、支气管断裂,一般游离范围应距上下支气管断端 0.15 cm 以上。对于形成瘢痕狭窄的切除范围应超出瘢痕 0.12~0.14 cm,吻合时两端修剪整齐,口径大小接近,膜部稍长,以便吻合时调整,用 3-0 prolene 线缝合,吻合口处再缝 1~2 针减张丝线,同时游离下肺韧带,降低吻合口张力,经张肺试验吻合部位无明显漏气后,用附近带蒂胸膜覆盖吻合口。

由于伤员就诊较晚或急性期损伤较轻，裂口＜1 cm 或横断周径不超过 1/3，或气管远端、支气管两断端被血凝块、分泌物、周围组织封堵，远端为肺不张、肺炎、感染实变，断端局部瘢痕、狭窄，甚至支气管横断，两断端收缩，其间形成软组织隧道通气，也可在短时间内维持平静的呼吸，一旦活动量大，即可出现吸气性呼吸困难和喘鸣。

第六节　　支气管扩张症

一、概述

1919 年，Laennec 首次描述了支气管扩张这一种疾病，并叙述了其特征为支气管永久性的损害，形态学表现为管壁结构的破坏及管腔的扩张。1929 年，Brunn 提出可以手术切除支气管扩张的病变部位，从此手术治疗逐渐成为支气管扩张的重要的治疗方法。1937 年后，Churchill、Belsey 发展了肺的手术技术，采用肺叶切除及肺段切除的方法治疗支气管扩张。随着对疾病认识的进展及手术技术的逐渐成熟，外科手术成为治疗支气管扩张的重要方式。

支气管扩张通常被定义为含有软骨的支气管分支结构的不可逆的永久性扩张，病变可以是局限或是广泛的。近年来，临床表现常为持续的咳嗽，每天大量排痰，反复肺内及胸腔内感染，症状长期存在，迁延不愈。感染反复发作，每天均有气道分泌物排出，气流的梗阻使呼吸做功增加，呼吸不畅，从而降低了生活质量。另一显著临床表现为不同程度的咯血，严重者可危及生命。病变可在任何年龄发生，年轻的患者存在支气管扩张，可能会合并先天性的疾病或免疫缺陷，在成人，相当多的患者具有支气管扩张的病理改变，但无自主症状。有症状的支气管扩张如果不进行处理的话，可引起持续性的气道损害，肺功能的不断丧失。对于支气管扩张的处理均以针对病因，减轻症状，延缓病变进展为目的，外科治疗以消除引起症状的不可逆支气管扩张病变为主。

二、流行病学

支气管扩张总的发病率较难统计，多数数据来自各级医疗中心、保健中心或保险公司。许多患者CT 显示有支气管扩张，但无明显自觉症状，多数的统计结果未包括这部分人群的数据。在一项 HRCT 用于人口普查并作为诊断证据的研究当中，支气管扩张而无症状的患者占支气管扩张患者总数的比例可高达 46%。估计实际的发病率要高于从医疗保健机构得到的统计数字。疾病疫苗对于呼吸道疾病防治具有较大作用。随着疾病疫苗的不断开发，越来越多的呼吸道疾病可以得到及早预防，百日咳等对于呼吸道产生破坏的疾病发病率逐渐降低，这一点尤其对于儿童有显著帮助，根据统计，儿童的支气管扩张在逐年下降。

三、病因与发病机制

除少部分发病早的患者是先天性或遗传缺陷导致，绝大部分支气管扩张为获得性病变。无论自身机体有何种易患因素，大多数支气管扩张的形成都需经历肺部感染的阶段。这一点亦为文献上论及最多的病因，即大多数支气管扩张的形成是微生物与机体互相作用的结果。Angrill 等研究证实 60%～80% 的稳定期患者气道内有潜在致病微生物定植，其中最常见的是流感嗜血杆菌、铜绿假单胞菌。有文献报道称一个急性的感染期即可使肺内支气管结构受到严重破坏,从而产生支气管扩张。目前多数学者认为,支气管扩张为多个因素互相作用的结果。支气管扩张存在的遗传性易感因素包括:先天性的纤毛运动障碍使气道清除能力下降;缺少 IgG、IgM、IgA 使支气管管腔内杀菌能力降低;α_1 抗胰蛋白酶缺乏、营养不良等。有学者总结支气管扩张病变形成的直接原因主要由于 3 个因素的互相影响,即支气管壁的损伤、支气管管腔的阻塞、周围的纤维瘢痕形成的牵拉作用。另有假说综合了遗传因素与环境因素的影响,提出由于基因易感性,引起宿主的纤毛运动障碍,支气管清除分泌物及脓液的功能减弱,残存的细菌及坏死物无法被清除,细菌更易定植在管壁上,气道炎症反应加重,形成支气管壁的薄弱,由于慢性炎症的迁延不愈,管腔反复被阻塞,形成恶性循环。阻塞的管腔远端分泌物潴留,管壁即存在一定的张力,如遇到薄弱的支气管壁,即可形成扩张。儿童时期正在发育过程当中的支气管壁更易受到破坏,支气管扩张发病越早,肺支气管破坏可能越严重。在感染的慢性期,纤维瘢痕的收缩在支气管扩张的发生中占有重要的作用。随着症状的发展,慢性咳嗽使支气管内气体压力增加,亦可占一定因素。

患者具有某些基础疾病时,支气管扩张是基础疾病发展过程中肺部病变的一个表现。在这种情况下,更要注意潜在疾病的处理。这类疾病包括免疫缺陷、肺囊性纤维化、真菌病、结核、淋巴结肿大、异物、肿瘤、肺棘球蚴病等。其致病机制多与支气管部分阻塞相关。但单纯支气管阻塞不会引起支气管扩张,如伴发感染、引流不畅,则为形成支气管扩张制造条件。右肺中叶支气管有其独特的解剖学特点,管径较小,相对走行较长、分叉晚,与中间段支气管及下叶支气管夹角相对较垂直,周边环绕淋巴结,而较易管腔阻塞,引流不畅。当中叶感染,支气管周淋巴结肿大,支气管腔狭窄时,易形成远端的支气管扩张。右肺中叶支气管扩张可为"中叶综合征"的一种表现。上肺叶的支气管扩张通常继发于结核。结核愈合过程中纤维瘢痕收缩,可牵拉已破坏的支气管壁。支气管扩张与以前是否患过肺结核病显著相关,在结核病流行的泰国,结核病是支气管扩张发病最重要的因素。

四、病理及病理生理

支气管扩张病变主要位于中等大小的支气管。病变支气管腔内常无纤毛及柱状上皮等细胞特征,可有鳞状上皮化生,正在受侵及的支气管壁可见溃疡形成,管腔扩大,管腔可充满黏液或脓液,管壁增厚,纤维组织增生,仅残留少量平滑肌及软骨组织,从而失去弹性,远端细小支气管可见堵塞或消失。中性粒细胞等炎症细胞侵犯支气管壁是支气管扩张较为常见的一种表现。病变区域可见炎症反应表现,支气管管腔内中性粒细胞聚集及肺组织内中性粒细胞、单核细胞、$CD4^+$ T 淋巴细胞浸润。支气管扩张部位病肺常有肺感染、肺不张及支气管周纤维化,可见病肺实变、萎缩,部分出血的支气管扩张患者肺部可散有出血斑。在反复感染时期,肺泡毛细血管受破坏,动脉壁增厚,支气管动脉扩张。支气管动脉直径>2 mm 即可被认为异常,支气管动脉增粗、迂曲扩张,支气管动脉瘤样扩张,或动脉瘤形成,或支气管动脉与肺动脉形成吻合血管网,动脉内血流丰富,一旦支气管动脉壁受感染侵蚀,易出现呼吸道出血。局限性的痰中带血主要来源于气管黏膜供血小血管的损伤,而大咯血主要来源于较大血管分支的侵蚀。随着病变进展,支气管动脉及肺动脉间的吻合支增多,形成广泛的侧支循环,体-肺分流严重,肺动脉阻力增加,从而加重心脏负担,导致右心衰竭及左心衰竭。

从解剖学角度来看,左主支气管较长,与气管角度较大,排痰相对困难,特别是左肺下叶基底段易存在引流不畅,左肺上叶舌段与下叶开口相距较近,易受感染。右肺下叶基底段支气管病变亦较多。但双下叶背段病变常较少,可能与体位相关,患者站立时即有助于引流双下叶背段支气管。结核性病变常发生于上叶,故结核相关支气管扩张常在上叶。

有三种不同的支气管扩张形态,即柱状、曲张状、囊状。柱状的支气管扩张标志为单独扩大的气道,囊状的支气管扩张为持续扩大的气道形成像串珠样的结构,曲张状支气管扩张为扩大的气道当中存在缩窄的结构。柱状病变主要位于肺段、肺亚段及其分支,囊状病变多侵犯小支气管,包括终末细支气管及呼吸性细支气管。支气管扩张很少侵及叶支气管。较大的支气管扩张,更可能由于周围纤维瘢痕牵拉所致,而细小的支气管扩张,引流不畅的因素具有重要作用。

有学者根据病变肺组织的血流灌注情况将支气管扩张分为非灌注型支气管扩张及灌注型支气管扩张。前者的主要特点为受累病肺的肺动脉缺少血流灌注,肺动脉通过体循环逆行充盈,支气管多呈囊状扩张。因此病肺毛细血管床遭到破坏,肺毛细血管的阻力增加,迫使体肺循环之间形成旁路,血液经肺动脉流向肺门。在肺血管造影时,患侧肺动脉表现为假性排空的征象。非灌注型的肺组织无呼吸功能和气体交换功能,并由于肺体循环旁路,有可能引起肺源性心脏病。支气管动脉充盈扩张,压力增高时,变薄的支气管血管可发生破裂,患者出现咯血症状。灌注型肺为柱状支气管扩张,仍有呼吸功能和气体交换功能。肺动脉造影时,病肺的肺动脉可见有充足的血流灌注。此型相对病情较轻,多见肺部感染症状。此种分型对支气管扩张病变的供血特点进行了阐述,有助于病情的评估及手术方式的决定。

五、临床表现

支气管扩张患者男性比例高,各年龄段均有发病病例。病程常较长,可迁延数年或数十年。患者可存在幼年呼吸道疾病史,或反复肺部感染病史。症状根据病情轻重,肺部感染加重及减轻,支气管管腔分泌物的多少,有无治疗而不同。呼吸系统的所有症状都可作为支气管扩张的临床表现,而部分患者可仅仅存在影像学表现而无症状。

慢性咳嗽、咳痰为一常见的症状。患者可有刺激性咳嗽,为长期慢性炎症刺激的后果,亦与气道的高反应性有关。仅咳嗽而无痰,称为"干性支气管扩张"。咳痰在晨起时最多,为夜间呼吸道潴留痰液。其次以晚间较多。痰量多者每天可达 400 mL。如痰液较多,咳痰无力,排痰困难,阻塞小支气管,则感胸闷气急。典型患者多为黄绿色脓样痰,如痰液有臭味则考虑存在厌氧菌感染。集大量痰液于玻璃瓶中,数小时后可分为 3 层:上层为泡沫,中层为黄绿色黏液,下层为脓块状物。咳痰的多少与感染程度、感染范围、机体抵抗力、病变支气管是否通畅、药物治疗是否有效等有密切关系。目前由于各类高效抗生素的普遍应用,大量脓痰的情况相对少见,但耐药病菌的存在相对增加。支气管扩张患者如抗生素有效,痰液引流通畅,症状可得到缓解,仅存在咳嗽或存在少量痰液,但因支气管结构发生改变,容易反复感染,症状可重复出现。

咯血为另一常见的症状,可从痰中带血至短时间内咯血数百毫升,程度不等,症状可反复发生。咯血量与病情轻重及病变范围不一定相关。有些患者的首发症状可能仅为咯血。对咯血程度的判定目前尚不统一。一般认为,24 小时内咯血量在 200 mL 以下者为小量咯血,200～600 mL 称为中量咯血,超过 600 mL 则称为大咯血。也有人认为大咯血是指一次咯血

300～500 mL,大咯血常常来势凶猛,病死率极高,可达 60％～80％,故常引起医务人员的重视。一组在医院微创中心进行的统计,以咯血为主要症状的患者中,患支气管扩张的人数占首位,可以从侧面反映在发达国家的疾病现状。影响大咯血患者病死率的最主要因素为出血阻塞气管及支气管,影响正常肺组织的通气而导致窒息,部分患者可见血氧饱和度进行性下降,常低于 90％,病情急重。结核性支气管扩张病变逐渐发展可发生咯血,病变多在上叶支气管。

因病肺组织长期慢性感染,常出现全身毒血症状,患者可有发热、乏力、食欲缺乏、消瘦、贫血等。症状重,病程长的患者常有营养不良,儿童患支气管扩张可影响生长发育。Kartagener综合征患者可具有支气管扩张的症状,同时具有内脏逆位及鼻窦炎。如感染侵及胸膜腔,患者常常发生胸痛、胸闷等胸膜炎、脓胸的表现。当出现代偿性或阻塞性肺气肿时,患者可有呼吸困难、发绀,活动耐力下降等表现。随病情进展,可出现肺源性心脏病的症状。

支气管扩张体征无特征性。早期支气管扩张患者仅有影像学改变,并无阳性体征。一般患者可发现肺部任何部位的持续性湿啰音,局部痰液排出后湿啰音可发生变化。湿啰音的范围随病变范围而不同。也可发现管状呼吸音或哮鸣音部分患者可有杵状指(趾),但目前,支气管扩张患者具有杵状指(趾)的比例明显变低。并发肺气肿、肺源性心脏病、全身营养不良时,可具有相应的体征。

六、支气管扩张的诊断

(一)症状及体征

如果患者具有下列症状,可怀疑其有支气管扩张。

(1)反复肺部感染,迁延不愈,发作次数频繁,存在少量或大量脓痰,痰液可分层,病程可持续数年;可具有胸痛或呼吸困难。

(2)非老年患者,反复咯血病史,可伴有或无支气管反复感染,有时咯血量偏大。

(3)有结核病史,产生较大量的咯血。

(4)局限的肺湿啰音,可有缓解期及持久存在,可伴管状呼吸音或哮鸣音。

支气管扩张的症状及体征相对具有非特异性,仅为临床进一步诊疗参考依据。怀疑具有支气管扩张的患者可进一步行其他检查。

(二)胸部影像学检查

胸部 X 线片为肺部疾病初步筛选的影像学方法,但对于支气管扩张诊断价值有限。X 线片表现不典型,大部分见到的是肺纹理增多、紊乱,不能确定病变的程度和范围,病变轻微则表现无特殊。在过去,支气管造影是确诊支气管扩张较好的方法,但其为一创伤性的检查,操作复杂,有一定的并发症发生率,目前已基本被大部分医疗单位淘汰。普通螺旋 CT 对于支气管扩张的诊断具有一定作用,但敏感性仍不高。在普通螺旋 CT 扫描检查中,可表现为局部支气管血管束增粗、肺纹理紊乱、条索状影和局限性肺气肿等,经 HRCT 证实这些部位的异常影像为支气管扩张的不同表现。因支气管扩张的患者往往在急性期出现肺内炎症、咯血引起肺泡内积血等,螺旋 CT 仅表现为肺组织急性渗出性病变,容易掩盖支气管扩张形态学影像表现而不能确诊,HRCT(高分辨 CT)具有准确、便捷、无创的特点,逐渐成为支气管扩张诊断的金标准。一般认为,HRCT 诊断支气管扩张的假阳性及假阴性为 2％及 1％。主要的诊断依据包括:支气管的内径比相邻的动脉粗,支气管的走行没有逐渐变细,在肺外侧带靠近胸膜的 1～

2 cm 内,可见到支气管。在几项研究当中,HRCT 上肺及支气管的形态学改变与肺功能的变化及肺动脉收缩压的改变是相近的。有条件的单位可做 CT 三维重建,从不同的角度证实支气管扩张,更具有形象性。

柱状扩张的支气管如平行于扫描方向,可显示支气管壁及管腔含气影,呈分支状"轨道征";在横断面 CT 扫描上,扩张的支气管壁即支气管内气体。与伴行的肺动脉的横断面组合形似印戒,称为"印戒征";扩张的支气管走行和扫描平面垂直或斜行时则呈壁较厚的圆形或卵圆形透亮影。囊状扩张表现为大小不等的囊状,多聚集成簇,囊内可见气液平面。混合型扩张兼有柱状扩张和囊状扩张的部分特点,形态蜿蜒多变,可呈静脉曲张样改变。

随着 CT 的广泛应用,我们可以随访支气管扩张的不可逆现象。Eastham 等人提出了一种新的支气管扩张的分级方式,共分三个级别。①支气管扩张前期:由于长期反复感染,HRCT 可以显示出非特异性的支气管管壁增厚的表现,但无管腔扩张。②HRCT 支气管扩张期:HRCT 可显示支气管扩张,但无囊状或柱状的典型改变。在这一期间进行随访。如果 2年后仍然显示支气管扩张,则病变视为不可逆。③成熟支气管扩张:如 HRCT 影像在长时间没有缓解,则为成熟的支气管扩张。这时影像学显示典型的支气管扩张的改变。此分级关注了支气管扩张在发病初期的表现,具有一定价值。

随着应用增加,MRI 也获得了与 CT 相近的结果。但限于对比性不如 CT,MRI 在支气管扩张诊断中的应用较少。

(三)纤维支气管镜检查

纤维支气管镜为比较重要的一项检查,在支气管管腔阻塞的成因及病变定位方面具有较大的作用。具体包括下面几点。

(1)支气管镜可了解支气管管壁的损害程度,为手术方案提供参考依据。如支气管管壁明显受累,溃疡,瘢痕形成,则应选择较为正常的支气管作为手术切除及缝合的部位。

(2)如患者咳痰较多,引流欠佳,支气管镜可了解具体咳痰部位,确定合适的引流部位,并吸除痰液或痰痂,使肺通气好转。同时可留取痰液及分泌物标本,由于从深处采集样本,避免了口腔菌群污染,得到的细菌培养结果更加准确。

(3)可明确支气管阻塞原因。支气管镜可明确支气管内有无肿瘤、息肉、异物、肉芽肿形成、外压性狭窄。部分异物在 CT 上难以显影,通过支气管镜可直接发现。CT 显示部分支气管狭窄改变,应进一步进行纤维支气管镜检查。

(4)部分支气管腔内病变可通过支气管镜治疗。肉芽肿形成可通过支气管镜烧灼使管腔通畅,异物可通过支气管镜取出。可通过支气管镜注入药物,使药物在局部发挥更大作用。

(5)部分咯血的患者可明确出血部位,为支气管动脉栓塞术或肺部手术提供依据,便于栓塞出血血管或切除病变肺组织。支气管镜检可见管腔开口血迹,部分可见活动性出血。大咯血的患者可在咯血间歇期进行检查。栓塞术后或手术后行支气管镜可检验治疗的效果。

(四)其他检查

支气管扩张的肺功能通常表现为阻塞性通气功能障碍,并可能有气道高反应性的证据。在术前,行肺功能可了解是否耐受手术,为手术方案提供依据。术后行肺功能可评估治疗的效果。部分咯血患者行肺功能时会使症状加重,不能或不敢尽力听从指令,致使检查不能进行或数据不真实。这部分患者可进一步应用血气分析辅助评估肺功能情况。

在咳痰较多的患者中,痰培养为应用抗生素提供了重要的依据。在脓性的痰中可能难以找到细菌。流感嗜血杆菌及铜绿假单胞菌是最常培养出的细菌。细菌的菌种变化可能与疾病的严重程度相关。在病情轻的患者,痰培养经常无细菌。在病情较重的患者痰液培养出流感嗜血杆菌,在病情最严重者则为铜绿假单胞菌。其他常见的菌属包括肺炎链球菌、金黄色葡萄球菌、副流感嗜血杆菌等。值得注意的是有时会培养出结核菌,非结核属分枝杆菌,以及真菌。针对病原菌应用有效的抗生素显得尤为重要。

肺通气/灌注检查有助于了解病肺血流灌注情况,对手术切除的范围评估有帮助,无血流灌注的病变肺组织切除有助于改善肺功能。

七、治疗

支气管扩张患者病因、症状各不相同,病情有轻有重,病变部位多变,部分患者亦可合并其他疾病。故支气管扩张患者的治疗需因人而异,充分考虑患者个体病情的前提下,制订合理的治疗计划。

(一)一般治疗

支气管扩张的患者因咳嗽、咳痰症状较多,可影响饮食及睡眠,通常营养条件较差,积极改善营养可为内科及外科治疗创造自身条件。有吸烟习惯的患者必须戒烟。适量运动,呼吸功能锻炼对于支气管扩张患者延缓肺功能损失也具有一定的作用。居住及工作环境空气清新能够减少呼吸道刺激,可能会减轻症状,避免感染发生或加重。

(二)内科治疗

多数情况下内科治疗为支气管扩张患者首先进行的治疗方式。在支气管扩张的内科治疗中,总的目标是阻断感染-炎症反应的循环,阻止气道的进行性损伤,改善症状,阻止恶化,从而提高生活质量。除此之外,寻求并去除支气管扩张的病因也是非常重要的。部分病因如免疫缺陷、遗传病所致支气管扩张只能够保守治疗。

有效清除气道的分泌物是支气管扩张治疗的关键环节之一,可避免痰液滞留于气道,使黏液栓形成,从而引起细菌定植,反复感染和炎症。多年来发明了许多使分泌物排出的物理疗法,包括体位引流,震荡的正压呼气装置,高频率的胸廓敲击,在一定程度上对于气道分泌物清除有效。呼吸肌的锻炼能够改善患者运动耐量及排痰能力,从而改善生活质量。有研究证明利用生理盐水进行雾化对于稀化痰液、清除气道分泌物是有效的,虽然比较药物来说,作用相对较小。

许多患者具有气道阻塞、气道高反应性,并对支气管扩张剂具有较好的反应,临床上支气管扩张剂如β受体激动药,短时效的抗胆碱药经常用于支气管扩张的处理当中。大部分能够达到预期的效果,进一步需要相应的随机对照的临床试验支持。目前尚没有明确的证据证明应用类固醇激素抗炎对于支气管扩张有显著的疗效。最近的小样本的临床试验证明,在支气管扩张的患者中应用抗胆碱酯酶药,可有效改善咳嗽、脓痰及呼吸急促的症状。

抗生素不仅用于感染加重的时期,而且也用于抗感染后维持的治疗,我们应该了解不同的患者具有不同的细菌定植谱,同一患者在不同时期可感染不同的细菌,有的患者还具有多重感染,故根据情况需要应用不同类型的抗生素。痰培养及细菌药敏试验,对于抗生素的应用具有指导意义。应当指出让患者咳出深部的痰,并且重复培养结果,对于治疗的指导意义更大。在经验性治疗当中,应用针对铜绿假单胞菌、金黄色葡萄球菌、流感嗜血杆菌敏感的药物通常对于患者具有较好的疗效。研究证明 14 天一个疗程的静脉抗生素治疗改善了患者的症状、咳痰量、炎性指标,虽然没有改善一秒率及用力肺活量,但对生活质量改善帮助较大。有学者研究了应用雾化吸入抗生素的作用,证明在抗感染方面有一定的疗效,但是支气管痉挛也有一定的发生率。一般情况下,如痰为脓性且较黏稠,可应用针对致病菌的广谱抗生素联合稀释痰液的药物,最少 1~2 周,至痰液性状发生改变。痰呈黄绿色的考虑可能存在铜绿假单胞菌感染,抗生素需选择覆盖假单胞菌的药物。支气管扩张如未去除病变部位为终身疾病,易反复感染,一般主张治疗至痰液转清,症状基本消失,病变稳定即可,不必长期用药。

(三)外科治疗

循证医学方面的研究显示关于支气管扩张的外科治疗尚无随机对照临床研究证据。随着对疾病认识的不断加深及支气管扩张治疗内科的规范化,支气管扩张的内科疗效不断提高。从西方国家的统计数据可看出这种趋势。来自 Ruhrlandklinik 医院的统计,需要手术治疗的支气管扩张占总数的 18.3%,只占支气管扩张的一小部分;在 Mayo Clinic 医院,需手术治疗的比例为 3.9%。但从数十年的外科实践经验来看,手术能够明确消除病变部位,从而改善症状,控制病变进展,解除由于支气管扩张病变引起的生命威胁。因此,手术是支气管扩张的重要治疗方法。支气管扩张的病因不同,病变严重程度及部位各异,手术方式也不尽相同。以病变为导向,支气管扩张的手术治疗涵盖了肺外科手术的多种手术方式,包括各种肺段切除、肺叶切除乃至联合肺段切除、肺叶切除及肺移植。根据症状、病变部位、影像学表现而采取的外科治疗手段不尽相同。

1.手术适应证及禁忌证

外科手术的目的为消除病变,改善患者的生活质量,防治支气管病变可能导致的并发症。文献统计的手术适应证包括反复而局限的支气管扩张合并呼吸道感染,持续脓痰排出,长期慢性咳嗽,上述症状对于内科保守治疗无效,故通过外科途径消除病变。我们认为根据支气管扩张手术的目的分为以下 3 类手术。

(1)为了消除症状进行的手术:支气管扩张常常合并呼吸系统的症状,如长期反复干性咳嗽,反复呼吸道感染,持续脓痰排出,对于内科治疗效果不佳或不愿长期服用药物的患者来说,如病变部位局限,外科手术是一个比较好的选择。手术可切除病变部位,达到根治的目的。

(2)为了处理合并病变进行的手术:如存在明确的由支气管扩张引起的并发症,可判断合并疾病是否能通过手术解决。可见于下列情况:如支气管扩张合并局限性肺脓肿;支气管扩张产生反复肺部感染,可合并有脓胸;长期慢性感染者,肺组织破坏明显,局部存在肺不张、肺纤维化、肺通气减少,肺内分流增加,通气血流比改变,甚至形成毁损肺;支气管异物阻塞及肿瘤阻塞支气管可造成支气管扩张,支气管扩张患者肺内存在结核球、曲霉球。上述情况手术可通过消除病变达到治疗支气管扩张及合并病变的目的。

(3)为了解除生命威胁进行的手术:支气管扩张重要的症状包括咯血。咯血量的多少与影像学或其他症状的病情并不平行。小量咯血后,血块阻塞较大的气道或出血弥散分布于各支气管,严重影响肺换气,有生命危险。一次性咯血量达 1500~2000 mL 可发生失血性休克。

支气管的咯血常反复发生,常常引起患者的重视。手术可通过切除出血部位,解除生命威胁。有时咯血症状较重,其他治疗无效,需急诊切除病变部位。

手术禁忌证主要包括一般状况差,肺、肝、肾功能不全,合并疾病多,不能耐受手术;病变比较广泛,切除病肺后严重影响呼吸功能;合并肺气肿、严重哮喘、肺源性心脏病者。手术后病变仍有残留,考虑症状缓解不明显者,需慎重考虑是否行手术切除。

2.手术切除部位的设计

支气管扩张的外科治疗目的为尽量切除不可逆的支气管扩张病变,尽量减少肺功能的损失。术前病变区域可见肺实变、损毁,对肺功能有影响,而健侧肺叶存在代偿作用,故切除病变肺组织,肺功能损失不大,并不影响患者术后日常活动。手术方式比较灵活,可根据病变决定手术部位,尽量切净病变。可按下列情况选择不同手术方式。

(1)有明显症状,肺部反复感染,肺组织不可逆损害,病变局限于一叶可行肺叶切除,局限于肺段者可行肺段切除。

(2)病变若位于一侧多叶或全肺,对侧的肺功能可满足机体需要,病肺呈明显萎缩、纤维化,肺功能丧失者,可做多叶甚至一侧全肺切除术。

(3)双侧病变者,在不损伤基本肺功能的前提下可切除所有或主要病灶。双侧多段病变者,两侧受累总肺容量不超过 50%,余肺无明显病变,一般情况好,考虑能够耐受手术,则可根据心肺功能一期或分期切除。先行病变较重的一侧,待症状缓解及全身情况改善后行二期手术。分期手术者中间间隔时间应不少于半年,为肺组织功能代偿提供时间。一般认为术后 10 个肺段应当被保留。亦有文献报道支气管扩张分期手术后双侧肺仅剩余 8 个肺段也能维持生活。非局限者手术后可能症状缓解不明显,双侧手术指征宜从严掌握。

(4)大咯血患者如咯血部位明确,为挽救生命,即使其他部位仍有病变,可行咯血部位的切除。术前应尽量明确手术的范围。因急诊手术的并发症及病死率较高,有条件尽量在咯血间歇期做手术或止血后行择期手术。

(5)双侧病变广泛,肺功能恶化较快,内科治疗无效,估计存活时间不超过 1～2 年,年龄在 55 岁以下者,可以考虑行双侧肺移植手术。

3.手术时机

因支气管扩张是一种渐进性疾病,只要诊断确立,考虑肺组织病变已不可逆,患者未出现严重症状时即可进行手术,而不要等到出现大咯血、肺部毁损时再进行手术治疗。早期的手术治疗收效明显,并发症也相对较少。近年来对疾病认识加深,针对病原菌的抗生素逐渐增加,痰液引流充分,支气管扩张患者病变进展较慢,症状不重,对日常生活影响小,患者手术需求减少。因此根据患者自身情况,对症状的耐受性,影像学所示病变部位进行评估,确定手术时机。

4.术前准备

(1)术前常规检查包括血常规、生化、凝血功能等,行肺功能检查,血气分析。对于咳痰的支气管扩张患者,行痰培养及药敏试验。有选择性地行支气管镜检查明确病因、病变范围、支气管病变程度。

(2)进行呼吸训练及物理治疗,以增强活动耐力,改善肺功能。根据病变位置进行体位引流,应用物理震荡方法促进痰排出。

（3）营养支持对于促进术后恢复有重要意义。病程长，反复感染或咯血的贫血患者应给予输血及止血治疗。行支持疗法可增强机体对于手术的耐受性，促进术后恢复。

（4）在手术进行之前，应该有充分的内科药物治疗。术前有脓性分泌物者，选用适当抗生素控制感染，尽可能使痰转为稀薄黏液性。雾化吸入支气管扩张药物及口服化痰药物对于痰液排出具有一定效果。指导患者进行体位引流，使痰量控制在每天 50 mL 之内。考虑有结核存在，术前需规律抗结核治疗。患者病情平稳，可考虑手术。

5.麻醉及手术的注意事项

麻醉时应尽量采用双腔气管插管，以隔离对侧肺组织，使其免受病侧肺脓性分泌物的污染或防止术中病肺出血引起健侧肺支气管堵塞窒息。双腔气管插管也可帮助咯血者定位。有条件者可行术中支气管镜，明确出血部位。部分患者右支气管已变形，如何双腔管插到位是一个考验。对于术中分泌物较多的患者，挤压病肺会在气管中涌出大量脓痰。术中可准备两套吸引器，一套用于手术台上，另一套用于麻醉师随时吸净气道分泌物。麻醉师与手术者配合，必要时停止手术步骤，先清理气道。手术可尽量先暴露钳夹或缝闭支气管，以免血或脓液内灌，然后处理各支血管。病变支气管钳夹后，气管中分泌物及出血大幅度减少，如持续分泌物或血排出，需注意其他部位病变。有时痰液比较黏稠不易吸除，术中气道堵塞，血氧饱和度下降幅度较大，手术风险加大。

由于存在肺部感染，病变常常累及胸膜，粘连紧密，存在体-肺血管交通支，分离粘连后胸壁上可见搏动性小血管出血，应注意止血彻底。术后可能渗血较多，应密切观察引流量。注意肺血管的解剖部位常发生异常，术中支气管动脉周淋巴结钙化，血管及支气管不易暴露。支气管扩张患者的支气管动脉一般都变得粗大甚至发生扭曲，直径可达 5～6 mm，所以应将其分离出来单独处理，或支气管旁的软组织全部缝扎。支气管扩张常有增生血管和异常血管，注意辨认。在剥离肺与胸腔粘连时，应尽量靠胸腔侧分离，以避免肺损伤，造成肺内脓性分泌物污染胸腔。导致胸腔感染和脓胸少见的肝顶棘球蚴囊肿破入支气管，引起胆道支气管瘘，而导致的支气管扩张，因胸腔广泛粘连，肺组织炎症反应重，手术难度大、出血多，可选择肝顶棘球蚴残腔引流术。

6.支气管扩张合并大咯血的手术处理

支气管扩张合并大咯血的出血来源动脉主要为支气管动脉。病变的血供比较复杂。解剖学研究表明右支气管动脉主要起源于右肋间动脉（48.85%）及降主动脉（47.48%），左支气管动脉主要起源于降主动脉（97.84%）。左右支气管动脉主干起源于降主动脉，以前壁最多（74.03%）。支气管动脉起源亦存在较大变异，异位起源包括锁骨下动脉、膈下动脉、甲状颈干、胸廓内动脉等。其中异常起源的胸廓内动脉，可发出迷走支气管动脉及交通支向支气管供血。异常支气管动脉归纳为：①主干型。支气管动脉主干及分支均扩张增粗，周围分支稀少。可见造影剂注入后呈云雾状外溢，出血量大，支气管壁可附着造影剂而显影。②网状型。支气管动脉主干及分支均扩张增粗，有双支或多支支气管动脉向同一病灶供血，构成血管网，造影剂经不同的血管注入均有外渗现象。③多种动脉交通吻合型。肺外体循环参与病变区供血，并与肺内支气管动脉沟通。多见于病变时间长，胸膜粘连明显者。

支气管动脉来源于体循环,血流压力高,出血后不容易止血。大咯血的准确定位主要依靠术前的 HRCT 及支气管镜,HRCT 可见出血病肺广泛渗出,支气管镜可见出血痕迹,有时可直接看到血液自支气管某分支引出。如患者出血量大,各级支气管可能被血液掩盖,无法判断出血部位,虽在术中可见病肺存在出血斑、病肺淤血等情况,定位仍然欠准确。Baue 等认为:单侧肺支气管扩张病变超过 1 个肺叶时,如术中切除病变明显的 1 个或 2 个肺叶后,开放支气管残端检查该肺余肺支气管仍有出血来源,术前检查及术中探查不能判断出血来源于哪一具体肺叶时,可以做一侧全肺切除以挽救生命。有条件者尝试行术中支气管镜或可找出出血的部位。

大咯血时手术病死率及并发症发生率明显提高,故越来越多的学者达成一致即手术应该在大咯血的间歇期进行,在咯血停止或病情稳定时手术。但若大咯血危及生命时应立即手术。双腔气管插管能够隔离病变肺,保护正常肺组织,为下一步处理争取时间。但因隔离气囊压力偏低,出血量大时仍可进入对侧支气管,气道分泌物及出血潴留,对侧肺的通气仍受影响。有研究证据表明咯血时行支气管动脉栓塞为有效的治疗方法,施行快,并发症发生率低。但在非活动性出血的时期出血血管被血凝块堵塞,有时造影无法明确具体的出血血管,影响栓塞的成功率。血管内栓塞术术者的操作水平、介入诊疗设备的好坏、栓塞材料的选择、血管栓塞的程度、病变的病理生理特点及栓塞术后的治疗对手术效果均存在不同程度的影响。结合我国国情,有条件且有经验开展支气管动脉栓塞的单位有限,主要集中在大中型城市的三甲医院,介入治疗的经验及水平不等,所以在咯血期间行手术治疗成为可选择的一种方案。

根据经验,当支气管扩张患者出现危及生命的大咯血,非手术治疗手段无法应用或无效时,可考虑急诊手术。行双腔气管插管,轮替行单肺通气,分别经开放侧气道吸除出血,仔细观察,如一侧刚吸净积血后仍然持续有血自气道涌出或可持续吸引出血液,而对侧吸净残血后不再有血吸出,则可确定该侧为出血侧,选择该侧进行开胸手术探查。进入胸腔后分别依次阻断各叶支气管,该侧气道持续吸引,如不再出血,可确定出血来自阻断支气管所在肺叶,由此可控制出血并进行肺叶切除。总之,支气管扩张合并大咯血病情凶猛,需要判断准确,迅速决策,如决定手术,需手术医师及麻醉师密切配合,才能提高抢救的成功率。

7.支气管剔除术治疗支气管扩张

20 世纪 90 年代中期,有学者开始进行支气管剔除术治疗支气管扩张,并取得了良好的效果。有研究表明,组织解剖学上,相邻肺泡隔上有 1~6 个肺泡孔(Cohn 孔),当年龄增大或支气管阻塞时,肺泡孔数目增多,借此肺泡孔建立旁路通气,此外,细支气管肺泡间 Lambert 通道和细支气管间的侧支通道也参与旁路通气的建立。所以,单纯剔除肺段支气管支而保留所属肺组织,只要有旁路通气来源,就可以部分地保存肺组织的气体交换功能。支气管剔除术有以下优点:切除了病变不可逆的病理支气管,消除了产生症状的根源,保存了病变支气管区域的健康肺组织,通气功能损失少,最大限度地保存了肺功能。肺组织膨胀后基本无残腔,减少术后健肺代偿性肺气肿。术中首要的问题是准确定位病变支气管。首先探查肺表面着色情况,着色差异不明显时应将肺充气膨胀后摆至正常解剖位置,可用手轻触摸,了解支气管走行,在拟定切除的肺段支气管的肺表面沿支气管走行方向切开肺胸膜,然后固定该支气管,钝性分离该支气管表面的肺组织,暴露该支气管。支气管暴露后,应予以探查以进一步证实,如果为柱状扩张,该支气管呈不均匀纤维化,触摸时支气管壁增厚,硬度增加,弹性下降,且不均匀呈节段性;如果为囊性扩张,则可见多个串状分布的支气管囊壁柔软呈葡萄状,囊腔内可见脓痰溢出,囊腔可与肺组织紧密粘连。对于囊性支气管扩张,注意术中吸引,保持术野清晰。可选择从肺段支气管中间部分开始,更利于定位的操作。遇较大的血管和神经跨越支气管时,可在中点处切断肺段支气管,将支气管由血管或神经后方穿出后继续钝性剥离。剥离至远端时,支气管自然离断,断缘不必处理。必要时可嘱麻醉师加压通气,见余肺段膨胀良好,切断病变肺段支气管,残端全层间断缝合。远端肺段支气管管腔内可置入细导尿管接吸引器吸净腔内分泌物,行管腔内消毒,然后用组织钳夹住并提起远侧支气管断端。沿支气管外壁钝性加锐性剥离,将支气管从肺组织内逐步剔除,当剥离到其分支无软骨成分的小支气管处时,钳夹切断小支气管。更远的细小支气管结扎后留于肺组织内。注意剔除支气管时应剥离至近端见正常支气管为止。整个剔除过程中注意保护好肺段肺动脉、肺静脉。手术完成后请麻醉师加压使肺复张,可见已剔除支气管的肺段膨胀。如部分肺段无法膨胀,应寻找原因,必要时进一步处理。最后缝合支气管残端,闭合切开的肺创缘。从理论上考虑,缺少支气管的肺组织仍可能引流不畅,根据实践经验,保留下来的肺组织仍有扩张和回缩的能力,无感染、化脓,具有肺的通气换气不受影响的优点。我们认为柱状支气管扩张较为适用于支气管剔除术,但这种手术在保证支气管附近的肺组织无病变的情况下,如肺组织纤维增生,损毁明显,不宜行支气管剔除术。

8.胸腔镜支气管扩张的治疗

电视辅助胸腔镜手术应用广泛、进展迅速,已有部分研究证明胸腔镜应用于支气管扩张会带来益处,其创伤小、恢复快、疼痛轻、并发症少及对重要脏器功能影响小等明显优点得到一致的认可。目前,胸腔镜肺叶/肺段切除作为治疗支气管扩张的方法之一是安全的,由于粘连严重或肺门结构不清,解剖困难,部分患者不得已中转开胸进行手术治疗。如考虑感染不重,胸腔内粘连局限或无肺门淋巴结的粘连钙化,胸腔镜手术可作为一个选择。

如非广泛、致密的粘连,可耐心应用胸腔镜辅助,电凝或超声刀松解胸膜粘连。胸腔镜有放大作用,可以更细致地显示手术部位的解剖细节,通过吸引器的配合,较易发现在松解粘连后的胸壁出血或肺表面持续出血,从而及时处理;另外,胸腔镜的镜头在胸腔内可自由变动角度,视野覆盖全胸膜腔,对于胸膜顶或肋膈角等开胸手术不易分离的粘连松解有较大的帮助。如探查发现胸膜腔广泛粘连,肺与胸壁间血供交通支形成,或肺表面覆有明显的纤维板,各切口之间均无良好的空间供器械操作,或可能分离后出现肺的广泛漏气及出血,此时选择常规开胸手术较为合适。

慢性炎症反应导致肺门部淋巴结肿大,支气管动脉扩张增粗,肺门结构周围间隙不清,这些都会增加全胸腔镜手术的难度。此时要求术者了解支气管以及动静脉所在方位,正确进行解剖。对增粗的支气管动脉或变异增生的血管要及时处理,避免不必要的出血和视野由于出血而模糊。处理时可使用钛夹或超声刀,对于细小的血管可直接电凝。对于操作路径上的淋巴结,尤其是血管、支气管闭合部位的淋巴结必须去除,否则影响下一步操作,这些淋巴结或由于急性炎症反应,质地脆,易破并导致出血。或由于慢性反应机化,与血管、支气管粘连致密。可在肺根部从近心端游离淋巴结,并将淋巴结推向要切除的病肺。对周围有间隙的淋巴结采用电钩游离。对粘连致密的淋巴结从主操作孔伸入普通剥离剪进行锐性解剖。如遇到腔镜不易解决的困难应及时中转开胸,暴露充分,在直视下处理。

9.肺移植治疗支气管扩张

对于严重的支气管扩张,肺移植是一个可以考虑的选择。这种方法更适合肺囊状纤维化的患者,在非肺囊状纤维化的患者中,相关的研究资料较少。在一个描述性的研究当中,患有肺囊状纤维化及非囊状纤维化的患者的生存率及肺功能是相似的。对于咳痰较少的患者,病变不对称的非囊状纤维化的患者当中,行单肺移植可预期结果较佳。

八、预后

支气管扩张病情波动大,部分患者症状重,围术期的病死率是比较高的。根据大组研究的统计,围术期的病死率波动为$1\%\sim9\%$。在有低氧血症、高碳酸血症、范围较广病变的老年患者当中,对于手术的耐受性较差,病死率也相应增高。

在无抗生素的时代,支气管扩张的自然病死率大于25%。在目前有了较好的抗生素治疗后,支气管扩张的预后有了明显改善。只有小部分患者的病情迅速进展。结核引起的支气管扩张预后稍好,而遗传的囊性纤维化,病死率最高。儿童时期所患支气管扩张,在目前的治疗条件下,能够存活很长时间。手术的效果各家报道不一,在无手术并发症的前提下,大部分患者能够从手术中获益。在一个病例对照研究当中,在随访的间期中,71%的人无症状。术后1年肺功能与术前相比,FVC、FEV_1无显著差异,尽管切除部分正常肺,因切除部分对肺功能影响很小,术后余肺易代偿,从而保证生活质量。在另一项回顾性的分析中,85.2%的患者接受了病变的完全切除,67%的患者症状完全缓解,25.7%的患者症状有改善。即92.7%的患者从手术中获益。作者得出结论,外科治疗支气管扩张具有较好疗效。

外科治疗对于有选择的患者,通过充分的术前准备,详细地制订手术方案,可得到较好的收益。进一步改善预后需要对发病机制的深入了解,以及早期预防疾病的发生。

第七节　　贲门失弛缓症

一、概述

贲门失弛缓症(AC)是病因不明的原发性食管运动功能障碍性疾病之一,又称贲门痉挛、巨食管症,主要是由于抑制性神经介质与兴奋性神经介质之间的平衡失调,造成的食管下端括约肌(LES)高张力与松弛障碍,导致吞咽时食管体部平滑肌缺乏蠕动或收缩、LES弛缓不良或无松弛及食管下端括约肌区压力升高。

William 等于1672年首先报道本病,为1例女性患者,并介绍了该病的治疗方法——食管扩张法。

1821年,Purton记载其在尸检中发现了一例食管扩张的患者,贲门部表现为收缩状态,而其食管内充满潴留的食物。

1881年,Mikulicz首次以"贲门痉挛"命名该病。

1901年,Gottstein提出了以食管贲门黏膜外肌层切开术治疗本病。

德国的医师 Ernest Heller 在 1913 年首先利用切开食管前后壁及贲门肌层治疗本病，即为 Heller 手术或贲门肌层切开术。现在最常用的手术方法 Heller 手术即是由此手术方法为基础演变而来。

1923 年，Zaaijer 在 Heller 手术的基础上进一步改善，只切开食管下段前面肌层的术式，称为改良的 Heller 手术。但在临床上仍习惯称之为 Heller 手术。

1937 年，Lendrum 考虑本病可能是食管下端括约肌功能障碍所致，以希腊语 achalasia 为之命名，意为缺失弛缓。

1967 年，Lelcler 再次对 Heller 手术加以改良，在切开的肌层切口上缝上胃底的胃壁，以防止反流性食管炎。

本病曾称为贲门痉挛、贲门不张、巨食管症、无蠕动食管以及特发性食管扩张、贲门狭窄症等。后来人们认识到本病患者的贲门并非痉挛而是弛缓障碍、不易张开，主要病理改变与功能障碍发生在食管体部，现在统称为贲门失弛缓症。

在发现贲门失弛缓症的很长一段时间内，临床医师用经胃食管扩张或剖腹合式贲门成形术进行治疗，后者类似现在的幽门成形术。

目前本病的治疗多以缓解症状为主，主要治疗方法包括：药物治疗、内镜下治疗及外科手术治疗。多年来的临床实践表明改良后的 Heller 手术治疗贲门失弛缓症安全有效，既能解除吞咽困难症状，又能有效阻止反流；术后 85％以上患者的吞咽困难症状缓解或解除，并发症的发生率和手术死亡率很低，是治疗本病的主要手段。

二、病因、发病机制、病理生理及病理

贲门失弛缓症的病因和病理生理，经过很多作者的实践经验及临床研究，取得了一些成果，但其具体病因还是未能确定。

(一)病因及发病机制

1.神经源性学说

本病目前多数学者认为属于神经源性疾病，而且有临床试验证实该病的发生与精神因素有关。Rake 等在 1927 年通过对 2 例尸检进行分析，首次证明了贲门失弛缓症患者的食管肌肉内 Auerbach 神经丛存在炎症及变性。Higgs 等(1965)的动物实验证实，冷冻刺激或切断双侧胸水平以上的迷走神经，可导致 LES 松弛功能减弱及食管下段蠕动功能降低。Holloway 等(1986)对本病患者的食管下端括约肌胆碱能神经支配完整性的生理学研究过程中发现，其食管下端括约肌的非肾上腺素能神经、非胆碱能神经的抑制作用受到损害，胆碱能神经兴奋的完整性亦遭到损害。Goldblum 等(1996)对本病患者接受食管肌层切开术中的基层标本进行病理检查时发现食管肌层神经丛、神经纤维或神经节细胞的数量均减少，但病因不明。许多作者的研究都表明食管下端括约肌受胆碱能神经和非肾上腺素、非胆碱能神经两种神经的支配，前者可兴奋食管下端括约肌而后者可抑制食管下端括约肌。这两种神经在贲门失弛缓症时的具体作用未能确定。有人认为该疾病患者食管的胆碱能神经支配有缺陷。

2.神经介质作用

目前很多学者认为氮能神经释放的 NO 和肽能神经释放的 VIP、PHI、NPY、CGRP 等多肽类激素是调节 LES 松弛的主要神经介质，在此做一简述。

(1)有些试验结果显示,在切断下段胸水平以下或单侧迷走神经的情况下并不能影响 LES 的功能。所以,食管下段的功能并不是由迷走神经支配的,而是由食管壁肌间神经丛支配,其神经递质为嘌呤核苷酸和血管活性肠肽(VIP;VIP 为非肾上腺素能神经、非胆碱能神经介质,能使食管下端括约肌松弛)。Aggestrup 等(1983)发现贲门失弛缓症患者所含的 VIP-免疫反应神经纤维数量减少,此结果提示 VIP 在贲门失弛缓症的病理生理中发挥着重要的作用,因为在正常的对照组中并未看到 VIP-免疫反应神经纤维数量减少的现象。Aggestrup 等推测贲门失弛缓症患者的 VIP-免疫反应神经纤维数量减少而引起食管下端括约肌松弛障碍是病因之一。

(2)还有些研究发现胆碱能神经释放的乙酰胆碱是调节 LES 收缩的主要神经介质;而 LES 的松弛主要靠氮能神经释放的 NO 来调节;本病的发生也并不是由于 LES 本身的病变,而是由于调节 LES 的神经元大量减少或消失所致,在这些因素中,释放 NO 的氮能神经元的减少与此病的发生关系显得尤为密切。

3.免疫因素

有人发现该病的发生还与某些自身免疫性疾病形成及基因遗传性疾病有关。

Wong 等(1989)在研究中发现有些贲门失弛缓症患者血清中有人类 Ⅱ 级白细胞抗原 DQwl,其阳性率为 83%($P<0.02$)。这项结果提示某些患者的贲门失弛缓症可能为自身免疫性疾病。因为在糖尿病、Sjögren 综合征(Ⅰ 型黏多糖病)及 Hashimoto 甲状腺炎等自身免疫性疾病的患者血清中存在与 DQwl 相似的抗原。Verne 等(1997)也报道在 18 例贲门失弛缓症病例中,7 例的血清中存在抗-肠肌层神经元抗体或神经元抗体。Veme 在 1999 年利用 PCR 技术对患有此病的不同人种进行周围血液的 HLA-DR 和 HLA-DQ 分型,发现本病以种族特异性方式与等位基因 HLA 结合。

4.炎症

1999 年 Raymond 等报道了对 16 例贲门失弛缓症患者的活检标本及部分对照组病例的切除标本的食管壁间神经丛进行免疫组化和超微结构研究的结果,提出了炎症是原发性贲门失弛缓症的病因之一。对照组共有 10 例,包括 5 例无食管疾病的尸检食管标本,3 例弥漫性食管痉挛病例,1 例胃食管反流病例和 1 例食管癌病例。对其切片作免疫染色,观察神经丝 NF70、NF200、S100 蛋白和神经元特异性烯醇酶。对其中有炎症浸润的活检标本用抗体进行免疫染色,观察白细胞共同抗原,CD20、CD43、CD45RO 和 CD68。凡是标本中存在自主神经的,均作电镜检查。结果发现:90% 的贲门失弛缓症病例沿神经束及节细胞周围均有不同程度的炎症反应,所有这些患者均有不同程度的 T 淋巴细胞增生,其自主神经呈现出纤维丢失及退行性病变。而对照组的神经丛却均正常,没有炎症浸润征象。作者据此认为:贲门失弛缓症的自主神经损伤源于炎症。

(二)病理生理

有关贲门失弛缓症的研究结果从不同侧面讨论其病理生理,因其病理生理比较复杂,目前尚有较多问题尚未解决,有待更进一步的研究与探讨。

Dolley 等(1983)和 Eckardt(1989)发现有些贲门失弛缓症患者的胃酸分泌与胰多肽的释放减少,与食物在胃肠道内通过的时间延长有关。因此,他们考虑其原发灶为中枢性迷走神经受累。Qualman 等(1984)注意到贲门失弛缓症患者的食管肌层的神经节细胞减少并有 Lewy 体。Lewy 体存在于帕金森病患者的脑干中,是帕金森的特征性组织病理学表现之一。在贲门失弛缓症患者的食管肌层和脑干中也发现了 Lewy 体,说明其迷走神经中枢部位与局部食管肌层神经丛均受累并有异常改变。

Wood 和 Hagen(2002)认为贲门失弛缓症的病理生理方面存在的一个重要问题是原发灶的定位问题至今未能解决。换言之,贲门失弛缓症的原发灶位于食管肌层神经丛抑或位于迷走神经背核而伴有继发性迷走神经纤维和食管肌层神经丛退行性变的问题尚未解决。

另有一部分作者认为贲门失弛缓症主要是食管肌层的一种炎性过程,在炎症基础上导致继发性食管基层神经节细胞与迷走神经的破坏,其食管下端括约肌区肌层神经丛一般都有炎症表现。

Landres 等(1978)和 Tottrup 等(1989)在严重的贲门失弛缓症患者的食管肌层 Auerbach 神经丛(肠神经丛)中看到嗜酸性细胞浸润,认为这些炎症细胞可能与本病的发病有关。Tottrup等对接受了食管肌层切开术的贲门失弛缓症患者食管肌层组织标本用免疫组织化学测定其嗜酸性细胞阳离子蛋白(ECP)时呈阳性反应。ECP 属于嗜酸性细胞的细胞毒素蛋白和神经毒素蛋白,可能会导致患者食管 Auerbach 神经丛的神经节细胞减少。在食管 Cha gas 病(南美洲锥虫病)患者的食管肌层中也能看到嗜酸性细胞浸润的现象,因此有的作者认为食管肌层中的嗜酸性细胞在清除这种锥虫方面有重要意义,原因是食管Chagas 病能够损害食管神经丛的神经节细胞。除此之外,Fredens 等(1989)报道继发于远端胃癌的贲门失弛缓症患者有严重的食管迷走神经受损现象,病理检查证实其食管下端括约肌有嗜酸性细胞浸润。Fredens 等认为胃癌继发贲门失弛缓症属于副癌综合征,其贲门失弛缓症乃是食管肌层内嗜酸性细胞浸润迷走神经所致。

(三)病理

贲门失弛缓症的基本病理改变为食管的肠肌丛的神经节细胞和迷走神经性背核细胞的变形、退化和数量减少,以及单核白细胞浸润和纤维化。近年来的研究倾向于认为本病的发生源于 LES 肌间神经丛抑制性神经元的减少。其大体病理改变有:①食管壁肥厚;②食管显著或严重扩张;③食管迂曲延长,正常走行方向发生异常改变或者变形。

本病病理改变最突出的区域一般位于食管狭窄与扩张交界处。其术中所见大体病理改变包括:①贲门口的大小及外观均未见明显异常,也没有"痉挛"现象。②贲门上方 2~5 cm 的食管下段管壁萎缩、变薄,管腔直径减小,一般不大于 1~1.5 cm,且此段管壁色泽苍白。③该段病变食管与其周围组织结构并无粘连征象,也没有炎症的征象。④触摸时,可感觉到受累食管壁质地较柔软,无纤维化征象。⑤查看食管裂孔并无明显异常。⑥狭窄段上方的食管管壁增厚、扩张,呈漏斗状。食管扩张的程度随病程的长短而有所不同。在病程早期,食管呈梭形;后期呈烧瓶形;在病程晚期,食管因扩张、延长迂曲而呈 S 形。据有些报道显示:极个别患者病程达十几年甚至二三十年,其食管呈现出极度扩张,呈囊袋状,且该段食管管壁也有纤维化改变。

三、临床表现

贲门失弛缓症在我国并不少见,不是罕见病。本病在国外临床上比较少见,在国外的发病率为0.03~1.1/10 万,该病可发于任何年龄阶段,其中以 20~40 岁的青壮年人多见。有时甚至见于儿童及 1 岁以内的婴儿。男、女性的发病率无明显差异。而关于本病有无遗传性方面，各方面的报道显示差异性较大，意见不一；而综合多数报道显示本病在欧洲和南美国家相对较为多见，发病率为 1/10 万。

贲门失弛缓症患者主要临床症状及其并发症有吞咽困难、食管反流、疼痛、误吸等。严重者可出现消瘦。

(一)吞咽困难

吞咽困难是贲门失弛缓症患者最为突出和最为常见的初发临床表现。据文献报道，本病吞咽困难症状起初为无痛性，吞咽动作无异常，进食时间延长，发生率可达 80%～95%，尤其是当患者情绪剧烈波动及进食冷饮食物时，这一症状显得更为突出。因此有些作者考虑精神障碍与本病的发生有一定关系，有些患者连吞咽唾液都感到困难。

在发病早期，吞咽困难呈现出轻度间断性，而且没有规律性或节律性。有的患者呈突发性吞咽困难，多为情绪激动、进过冷或辛辣等刺激性食物所诱发，患者顿时感觉无法咽下饮食而且一时不能缓解。但亦有少数患者起初只有胸骨后饱胀感，逐渐发展为吞咽困难。到发病后期，吞咽困难症状逐渐变为持续性。进食固体食物及流质食物均难以下咽，但有些患者有咽下流质饮食比咽下固体食物更为困难的感觉。使用抗胆碱能制剂在本病发病早期时能暂时缓解吞咽困难症状。

Henderson 等人在 1972 年将此病按患者的食管直径分为 3 期：Ⅰ期(轻度)：食管直径小于 4 cm；Ⅱ期(中度)：食管直径在 4～6 cm；Ⅲ期(重度)：食管直径大于 6 cm。

本病与食管的器质性病变引起的食管狭窄所导致的吞咽困难症状有一定的差别，食管器质性病变引起的吞咽困难常为进行性，无缓解情况，临床上应注意区别。

(二)疼痛

贲门失弛缓症的病程一般呈现出一个无痛性、进行性的过程。但不排除有些患者在发病早期或者病程后期有间断性偶发胸痛，大部分患者有明显的体重减轻现象。本病的疼痛性质不一，可为针刺痛、灼痛、闷痛或锥痛。疼痛部位多在胸骨后、剑突下、右胸部、胸背部、左季肋部或上腹部。疼痛的机制目前仍然不是很清楚。有些作者认为该病早期的疼痛可能与食管平滑肌痉挛或者食管下端括约肌压力显著升高有关，病程晚期则可能是食物滞留性食管炎所致，而随着吞咽困难的加重，梗阻部位以上的食管进一步扩张，反而可以使得疼痛有所减轻。疼痛的发作没有规律性及节律性。疼痛的发生与饮食没有明显的相关性。

(三)呕吐及食物反流

呕吐及食物反流也是贲门失弛缓症患者常见的症状。85% 的患者有进食后呕吐或食物反流现象，反流物一般混有大量黏液及唾液，但不会有胃内容物的特点，因为进食的食物潴留在食管而没有进入胃内。食物反流与患者的体位有一定的关系，食物反流在夜间显得更为多见，大约 1/3 患者发生在夜间，表现为夜间阵发性咳嗽或气管误吸，易造成反复肺部感染、肺脓肿或支气管扩张症等肺部并发症，个别患者甚至可以因为突发的大量食物反流引起误吸而导致窒息。

食管反流的内容物通常为未经消化的隔夜食物或几天之前所吃的食物，可闻及腐败臭味，混有多量黏液与唾液。因患者的食管下端括约肌处于非弛缓性高压状态，所以其反流的内容物多是在食管中存留的腐败变质食物,而非胃内容物。如果在贲门失弛缓症的基础上并发食管炎或食管溃疡,反流出的内容物可见血液,个别患者发生大呕血。

(四)消瘦及其他症状

消瘦或体重减轻是吞咽困难长期影响患者的正常进食及丢失水分所致。贲门失弛缓症患者病程长者还可有营养不良、贫血或维生素缺乏症的临床表现,在病程后期尚可出现食管炎症所致的出血,但因此而导致恶病质的病例极为罕见。贲门失弛缓症后期病例,可因潴留大量食物受累的食管高度扩张迂曲而压迫周围器官而出现相应的症状:如果病变食管压迫上腔静脉,患者可有上腔静脉综合征(SVC 综合征)的临床表现;如果病变食管压迫气管,患者可出现呼气困难、发绀、哮喘或者咳嗽等症状与体征;如果进展至晚期,形成巨大囊袋,压迫到喉返神经,患者还会出现声音嘶哑。

四、诊断方法

贲门失弛缓症的诊断主要根据病史结合临床表现特征,如吞咽困难、疼痛、食物反流及其他症状;辅助检查主要依靠 X 线、内镜、食管动力学检查及放射性核素检查等。其中食管 X 线检查和内镜检查在本病的诊断中应用最多。

X 线检查在本病的诊断及鉴别诊断中应用最多。

(一)上消化道 X 线钡餐造影检查

上消化道 X 线钡餐造影检查是临床上诊断贲门失弛缓症最为常见并具有诊断意义的检查方法。

早期贲门失弛缓症的患者因为 LES 失弛缓并不是很严重,X 线表现为食管下端括约肌间断性开放。有少量钡剂由食管腔内逐渐缓慢流入胃腔内,有时钡剂完全滞留在食管括约肌区上方的食管腔内,长时间不能排空到胃内;但食管扩张并不是很明显。

后期贲门失弛缓症患者随着食管的逐渐扩张,导致其 X 线钡餐图像表现与近端正常的食管阴影形成鲜明对比,其典型的表现为食管下端或中下段呈程度不等的扩张、迂曲与延长,食管的正常蠕动波明显减弱或者消失。虽然上消化道 X 线钡餐造影检查对本病的诊断很有价值,但是部分表面光滑的贲门癌患者的上消化道 X 线钡餐造影也可出现与之类似的现象,应注意鉴别。

本病的上消化道 X 线钡餐造影表现特点:①食管扩张,边缘清晰,密度中等。②扩大的阴影经常会变化。③有些可以见到液平面。④斜位片上可见食管扩张影像。⑤吞钡可见食管充盈,管腔扩大,黏膜皱襞紊乱。⑥贲门部狭窄如萝卜根状、鸟嘴状或漏斗状。

(二)胸部 X 线平片

贲门失弛缓症患者在病程早期胸部 X 线平片检查一般没有明显异常。随着食管的扩张,当病程发展到后期及晚期阶段时,在 X 线胸部后前位片上可见纵隔右缘膨出或纵隔阴影增宽,该阴影即为扩张的食管,因有食物潴留,形成纵隔阴影增宽的影像,可能会误诊为纵隔肿瘤、肺门阴影增大或肺大疱等。在胸部侧位片上,当扩张的食管腔内有大量食物及液体潴留时可见明显的气液平面。由于食管梗阻,大部分患者的胃泡往往消失不见。当高度扩张的食管压迫气管时,在 X 线胸部侧位片上可有气管前移的征象。

(三)食管镜检查

贲门失弛缓症患者行食管镜检查的主要目的是排除恶性肿瘤。因为单凭上消化道 X 线钡餐造影检查所显示的 X 线表现有时很难与发生于食管-胃结合部的恶性肿瘤、高位胃癌相鉴别。该项检查尚可与食管良性肿瘤、食管良性狭窄、食管裂孔疝等疾病相鉴别。

在贲门失弛缓症患者病程早期阶段,内镜检查多无异常表现,有的患者因食管下端括约肌区张力较高,内镜通过时可有阻力感;但大部分患者检查时内镜可无明显阻力地通过食管-胃结合部。随着病程的进展食管-胃结合部可能会有变形、成角及迂曲,但该部位的食管上皮及贲门区的黏膜在内镜下一般无任何病变。

在贲门失弛缓症患者病程晚期阶段,因其内容物长期无法排空而引起食管扩张,食管壁无张力,贲门口关闭等现象,导致内镜很难通过,但少数患者可出现内镜无明显阻力地通过狭窄口。内镜下可见食管管腔宽畅,黏膜水肿、增厚,并伴有不同程度的炎症改变及分泌物。由于长时间的食物刺激,可导致狭窄处形成黏膜糜烂、浅溃疡及出血等症状。

在内镜下于病变处取活检行病理检查,即可明确该病诊断及与其他疾病相鉴别。

(四)食管测压及超声诊断

食管测压近年来被视为诊断贲门失弛缓症的"金标准",因其对本病的诊断具有高度的特异性和敏感性,其特征性表现为:①食管远端中下部蠕动减弱或消失,而出现低幅同步收缩波。②食管体部常见同时性等压压力波出现。③患者食管下段括约肌静息压比正常人高出 2～3 倍,可达 40～60 mmHg(5.33～7.99 kPa);使用 24 小时床旁食管运动功能测定有利于该病不同类型之间的鉴别。

超声诊断与其他检查相比,简便、安全、无痛苦,准确、可靠、无损害,而且超声可以观察贲门及下段食管管壁的结构层次与腔外器官组织的关系,动态观察食管及贲门的动力学特点。

五、鉴别诊断

贲门失弛缓症主要需要与下述几种疾病相鉴别,如食管癌、贲门癌、反流性食管炎、食管神经官能症、弥漫性食管痉挛、食管锥虫病等。

(一)食管癌、贲门癌

贲门失弛缓症与食管癌及贲门癌的鉴别最为重要,在一般情况下鉴别并不困难,但是有些癌症患者的狭窄段黏膜较为光滑规则,可使本病的鉴别变得困难。

(二)弥漫性食管痉挛

该病属于原发性食管肌肉紊乱疾病,其病因不明,可因进食过冷或过热食物引起,胸痛是本病患者最具特征性的症状之一,多见于中老年人,在我国比较少见。病变累及食管中下 2/3 部分,食管、胃连接部运动功能正常,食管测压显示上 1/3 蠕动正常,X 线钡餐可见此段呈节段性痉挛收缩,其食管-胃吻合部舒缩功能正常,无食管扩张现象。

(三)反流性食管炎

胃灼热和反酸是反流性食管炎患者最常见的症状,胃灼热症状常由胸骨下段向上延伸。贲门失弛缓症患者虽然也会出现反流现象,但其反流物的酸度常较低,相比之下,反流性食管炎患者的反流物酸度接近胃液酸度。依据 X 线钡餐即可将两病相鉴别。

(四)食管神经官能症

食管神经官能症又称为癔症,患者会有喉部持续或间断的无痛性团块或异物感,但是却并没有进食哽咽感。X线检查无明显异常表现。

总之,在临床工作中遇到疑似贲门失弛缓症患者时,要考虑到其鉴别诊断问题,特别是要注意与食管下段癌、贲门癌及高位胃癌引起的假性贲门失弛缓症的鉴别诊断,防止误诊误治。

六、治疗

贲门失弛缓症的治疗目的在于降低食管下端括约肌的张力和解除梗阻,改善食管的排空障碍,解除患者的吞咽困难症状,恢复正常饮食与全身营养状况。因病因及发病机制至今仍未确定,目前本病的治疗多以缓解症状为主,主要的治疗方法包括:药物治疗、内镜下治疗及外科手术治疗。

(一)非手术治疗

贲门失弛缓症患者的非手术治疗主要用于发病初期或不考虑手术治疗的老年患者和不适合手术治疗的患者。可供选择的主要治疗手段有以下几种。

1.一般治疗

早期轻症患者可通过斜坡卧位休息、少量多餐、避免过快进食、仔细咀嚼后下咽、避免进食过冷和刺激性食物等方法改善症状。

2.内科药物治疗

(1)肉毒杆菌毒素注射:肉毒杆菌毒素是一种强力的类细菌毒剂,它能够选择性地作用于胆碱能神经元,在突触前神经末梢处抑制乙酰胆碱的释放。因此通过食管镜下注射肉毒杆菌毒素,可以阻断贲门括约肌的神经肌肉接头处突触乙酰胆碱的释放,进而使括约肌松弛,以缓解症状。内镜下注射治疗从1995年开始应用于临床,凭其操作简单,安全有效,创伤及不良反应小,越来越得到广泛的应用。应用时,每次注射本品100 U,分别于贲门上0.5 cm,3、6、9、12点方向四个位点分别注射本品20 U,剩余量分两点注射至贲门部,并于1个月后重复。由于本治疗方案不能长期控制症状,一年后有效率仅为53%~54%,故一年后应每隔6~12个月重复注射。本方案优先应用于无法外科手术或球囊扩张治疗的贲门失弛缓症患者,或经外科手术或球囊扩张后复发以及正准备外科手术的术前贲门失弛缓症患者。

(2)硝酸酯类药物:硝酸酯类药物通过活化鸟苷酸环化酶,增加平滑肌环鸟苷酸cGMP的生成,鸟苷酸和硝酸相互作用活化的蛋白激酶改变了平滑肌的磷酸化进程,结果肌球蛋白的轻链去磷酸化,抑制了平滑肌的正常收缩,使LES松弛,达到治疗贲门失弛缓症的目的。餐前15~45分钟舌下含服5~20mg硝酸异山梨酯可以解除痉挛,还可以预防食管痉挛引起的胸痛。Gelfond等在1982年对应用硝酸异山梨酯治疗本病进行了相关的报道。

(3)钙离子拮抗剂等:有些学者发现,钙离子拮抗剂主要通过选择性阻滞Ca^{2+}经细胞膜上的电压依赖性Ca^{2+}通道进入细胞内,减少胞质Ca^{2+}浓度,进而产生负性肌力作用,引起LES的松弛。钙离子拮抗剂硝苯地平及维拉帕米可以降低患者的LES静息压,起到缓解症状的作用。但有部分学者报道用此药后症状虽有缓解,但放射性核素检查结果显示患者的食管排空并无明显改变。虽然口服药物在理论上能够显著降低LES压力,使LES松弛,但是调查表明其治疗贲门失弛缓症在临床上应用的疗效甚小,只有个别的患者能得到初期改善;另外,这些药物引起的不良反应众多,如低血压、头痛、下肢水肿等。因此现口服药物治疗贲门失弛缓症只应用于早期轻度的贲门失弛缓症患者或者拒绝其他治疗方法的患者。

3.内镜下食管扩张疗法

扩张治疗的历史可以追溯到 1674 年 William 等用鲸骨做的"扩张器",其原理是通过外力强行过度扩张,将 LES 肌纤维延伸拉长,造成部分平滑肌松弛或断裂而失去张力,从而降低食管下端括约肌静息压(lower esophageal sphincter pressure,LESP),改善食管下端括约肌松弛力,达到治疗目的。目前常用气囊、水囊或探条扩张,使食管与胃的连接处括约肌得以松弛。该方法操作简单,有效率较高,对患者的损伤小、痛苦少,并且可以反复扩张。

(1)内镜下气囊扩张治疗:它是治疗贲门失弛缓症的一线疗法,强行用外力扩张失弛缓的括约肌,使其部分肌纤维断裂,疗效确切,有效率可达 60%～85%。目前最常用的有经内镜通道气囊(TTC 气囊)、穿过内镜气囊(TTS 气囊)及经过导线气囊(OTW 气囊)3 种。该技术的优点为微创,无 X 线辐射,操作简单,单次扩张费用低,近期疗效确切,不需手术易被多数医患接受,同时内镜直视下可随时观察扩张过程中食管贲门黏膜有无撕裂及出血,必要时可施行内镜下止血处理,减少了扩张相关性并发症的发生。气囊扩张的关键是扩张器直径的选择(成人选用直径 35 mm,儿童及有 Heller 肌切开术者选用 30 mm)与正确的操作方法(气囊正好位于痉挛的 LES 部位,压力 100～150 kPa,持续 3～5 分钟,放气 2～3 分钟,再次充气,共 2～3 次),其疗效国外报道为 60%～85%,国内达到 95% 以上。但瘢痕体质的患者相对禁忌。气囊扩张疗法近期疗效确切,对其远期疗效,Eckardt 等研究发现年龄是影响扩张治疗远期效果的一个因素,小于 40 岁的患者对单次扩张的应答较差,随访 5 年其有效率仅有 16%,而大于 40 岁的患者 5 年有效率可达 58%。其原因可能为:青年患者贲门括约肌的弹性更好,组织修复能力也比老年患者更强。该疗法常见并发症有食管局部黏膜的擦伤、撕裂、渗血,胸痛,食管血肿及吸入性肺炎等,严重时可发生上消化道大出血、穿孔。食管穿孔发生率为 1%～3%,并且和内镜医师技术熟练度有关。内镜医师通过熟练技术,谨慎操作可以预防上述严重并发症的发生。一旦发生穿孔等严重并发症必须早期诊断,早期处理。

(2)内镜下金属支架置入治疗:该方法通过放置支架,扩张食管贲门狭窄段,使食物能够顺利通过,并造成贲门肌层慢性撕裂,从而达到治疗目的。其机制是放置到位的特制记忆合金支架,随患者体温逐步上升到 36 ℃,在此过程中支架逐步扩张,整个支架扩张达预定直径时,需 12～24 小时;由于支架是缓慢扩张至预定直径,所以食管贲门区肌撕裂较为规则,疗效较好。支架置入治疗可分为永久性和暂时性 2 种。De Palma 等最早使用可扩张金属内支架,对贲门失弛缓症进行治疗,国内程英升等最早应用永久性贲门支架成形术治疗患者,该手段短期疗效好,但后期会发生严重频繁的胃食管反流和肉芽组织增生导致食管狭窄等,因此,永久性金属支架扩张不适合贲门失弛缓症。暂时性贲门支架是由永久性支架改良而成。特制可回收防反流食管支架是近年研制的一种新型支架。Z 形双被膜支架无金属骨架的裸露,不宜与食管组织粘连,便于回收,另外支架末端安置有防反流瓣膜,能防止治疗期间的胃食管反流症状。可见,利用特制可回收防反流食管支架治疗贲门失弛缓症具有很强的探讨价值。郑荣浩等用可回收全覆膜抗反流食管支架治疗 24 例贲门失弛缓症,随访观察 3～36 个月,结果所有患者支架置入一次成功,16.67% 患者治疗期间发生支架移位,治疗后随访期间患者吞咽困难都明显缓解,未出现严重不良反应和并发症。可见可回收抗反流支架治疗贲门失弛缓症具有操作简便、并发症少、回收方便、疗效好的优点,但治疗价格高,且目前支架在体内最佳放置时间及其长期疗效相关研究较少,其远期疗效有待进一步观察。

(3)内镜下微波治疗:该方法利用微波的作用破坏部分 LES,使之松弛达到治疗目的。操作时选齿状线近端 1.5～2.0 cm 为治疗区,选取 3、6、9 和 12 点位为治疗点。切开食管下括约肌的长度与深度不可过量。Lantis 等采用内镜下微波治疗 25 例贲门失弛缓症患者,总有效率达 100%,一次治愈率为 88%。由于微波治疗同时具有凝固止血作用,所以术中及术后均未发生出血。理论上微波治疗存在穿孔的并发症,但由于微波治疗贲门失弛缓症临床应用例数较少,目前尚未见严重并发症的报道,且其确切疗效尚有待研究。

(二)手术治疗

外科手术治疗在技术上更为可靠,疗效优于食管扩张疗法,是治疗贲门失弛缓症的首选方法,也是常规治疗手段。

为贲门失弛缓症患者施行食管贲门肌层切开术,可以有效地解除食管下端括约肌区的功能性梗阻和吞咽困难,但不破坏食管下端括约肌防止胃-食管反流的正常机制。手术可以选择经胸、经腹途径完成,也可以选择腹腔镜或电视辅助胸腔镜完成。无论选择何种手术途径,手术技术操作原则都相同,即纵行切开食管下段和贲门部的肌层(纵行肌和环行肌)避免损伤食管黏膜,必要时施行同期抗反流术。

1.发展简史

Heller 于 1913 年首次经腹施行食管肌层切开术治疗贲门失弛缓症,后来有些作者相继报道了各种经过改良的术式。

Ellis 等在 1984 年指出,为贲门失弛缓症患者施行食管肌层切开术时无须行抗反流术。Pai 等根据采用改良的 Heller 食管肌层切开术治疗贲门失弛缓症 20 年的临床经验总结,认为只要贲门肌层切开的范围不大,不必再做抗反流术。这些作者强调,在食管肌层切开术的基础上增加胃底折叠术,有可能增强食管排空的阻力,进而导致进行性食管扩张,最后导致手术失败。

Topart 等人 1992 年在报道中称:为贲门失弛缓症患者在施行食管肌层切开术的基础上结合正确的胃底折叠术、全胃底折叠术后,长期疗效观察结果显示,大多数术前食管运动功能差或者食管肌层肌力差的患者术后出现吞咽困难症状。因此他们认为对这些患者不应施行抗反流术。

Malthaner 等人在 1994 年用外科手术治疗贲门失弛缓症的经验表明,施行肌层切开术的过程中要很准确地在贲门上 5 cm 处扩大切开食管肌层,技术上存在较大困难。食管肌层切开术的方向不正确,食管下段纵行肌与环行肌的切开不彻底,患者术后仍有吞咽困难的症状;如果食管肌层切开的范围过大,导致术后胃食管反流。为预防此类并发症,Malthaner 等提出为贲门失弛缓症患者进行改良的 Heller 食管肌层切开术时应彻底切断食管下端括约肌,同时完成抗反流术。

多年以来,外科手术治疗贲门失弛缓症的标准术式或最常用的术式为改良的经胸 Heller 食管肌层切开术加部分抗反流术。经胸途径施行食管肌层切开术,可以扩大(延长)食管肌层切开术的范围,避免因食管肌层切开的范围不足、肌纤维断离不完全而造成术后食管出口梗阻,也可以预防因切断食管-胃结合部的肌层而并发胃-食管反流术及反流性食管炎。

2.手术适应证

(1)进行过正规的内科药物治疗无效的病例。

(2)经反复食管扩张治疗后患者的临床症状不见缓解,或出现并发症者。

(3)患者症状较重和出现大量食物滞留的。

(4)小儿和儿童病例因食管下端伸展延长,食管扩张治疗存在很大风险的。

(5)贲门部有溃疡或有瘢痕形成者。

(6)并发膈肌裂孔疝或膈上膨出型憩室者。

(7)疑有食管癌或贲门癌癌变者。

有些早期贲门失弛缓症的患者不应急于进行手术治疗。手术风险较大的老年患者如若能缓解吞咽困难并能保持较为满意的全身营养状况,不应强调外科手术治疗,在手术前要慎重考虑手术的利弊。

3.开放手术操作

胸外科治疗贲门失弛缓症多采用改良的 Heller 食管肌层切开术(包括食管下端括约肌的切开)加部分抗反流术。具体手术操作方法如下。

(1)患者取右侧卧位,行左胸后外侧切口,经第 7 或第 8 肋间进胸。

(2)切断左侧下肺韧带,将左下肺向胸腔上方牵拉,充分暴露纵隔胸膜下部与食管下三角区。

(3)在食管下三角区沿食管下段走行方向纵行剪开纵隔胸膜,显露食管下段并触摸管腔内的胃管;钝性游离出食管下段,游离要充分,认清位于其前后壁的迷走神经,不能损伤。

(4)将膈食管膜沿食管下段分离一周后经食管裂孔进入腹腔。用手指分离法适当扩大食管裂孔,显露食管-胃结合部;在麻醉师的协助下经胃管吸除胃内容物,使胃得以减压。

(5)经食管裂孔将贲门与胃底上提到左胸腔内;按手术需要酌情处理几支胃短血管以增加胃底部的显露与游离;切除食管-胃结合部的脂肪垫。

(6)在食管下段行食管肌层切开术:用左手示指、中指和拇指握食管下端,再次触摸并确定胃管在食管腔内的位置及其在食管腔内的活动度,了解食管壁的厚度与食管腔的位置,以免在切开食管肌层时误伤食管黏膜;在食管下段前壁中 1/3 左、右迷走神经之间先缝合两针,做一牵引线,在两针中间做一纵行切口切断食管肌层(纵行肌与环行肌)直达食管黏膜下层。肌层切开时,用肠钳钳夹胃底部,从胃管内适当注入气体使食管下段贲门处稍隆起,以利于肌层的切开。若使用电刀切开,应将电刀适当调至小功率,以免切破黏膜。

(7)准确辨明食管肌层切口与食管黏膜层之间的解剖间隙及层次,逐渐扩大(延长)食管肌层切口:向食管近端延长 6～8 cm 达左下肺静脉平面,向下延伸到食管-胃结合部下方 1～2 cm。

(8)切开食管肌层后,从食管黏膜表面向食管下段内、外两侧逐步游离切开的食管肌层,游离的范围应大于食管周径的 50%,使食管黏膜在肌层切口之间自然膨胀出。在切开、游离食管肌层的过程中要注意避免损伤食管黏膜,尤其在切开食管-胃结合部的肌层时更要小心仔细,因为此处的黏膜更容易损伤。如食管黏膜被损伤,要用小圆针细线丝或 5-0 可吸收缝线予以缝合修补,同时用胃管充气试验证实修补是否完全。膨出的食管黏膜不需要用其他组织覆盖,有的作者则用膈肌瓣、胃壁或大网膜进行覆盖。

(9)用胃底折叠术重建贲门:切开腹膜后,切开肝三角韧带将左肝叶拉向内侧,横行切开食管-胃接合部上面的腹膜。伸延切口,在左侧切断胃膈韧带和它与胃脾韧带的结合部分,在右侧打开大网膜囊后,分开胃肝韧带的上部。所遇到的胃左动脉、胃短动脉和膈动脉的各个分支要牢固结扎,以免出血。向上推开腹膜、结缔组织和膈食管膜,游离4~6 cm下段食管,小心避免损伤迷走神经。用食管布带套过食管胃贲门部,向下牵拉。将胃底后壁由左向右方向,在下段食管后拉过,到达右侧时,此后壁只包裹住食管而非近段胃。第一针缝线穿过胃底前壁,食管下段的肌层和黏膜下层及胃底后壁。将此缝线拉紧,松紧度以缝合部分能通过拇指或示指。为稳定此胃底包裹,再用2~3根缝线,将其下缝固于胃前壁。

(10)合并有食管膈上憩室的病例,在切开食管肌层之前要首先切除憩室;仔细游离憩室颈部,用 TLH30 机械订合器沿食管纵轴将其订合后切除,憩室顶部订合线近侧切缘用食管肌层覆盖、间断缝合固定后再将食管下段顺纵轴旋转 90°~180°并行肌层切开术。

(11)将食管下段恢复到原食管床。切开的纵隔胸膜一般不需要缝合。左胸腔安装闭式引流管并接水封瓶。常规方法关胸。

4.胸腔镜下贲门失弛缓症的治疗

(1)麻醉:采用双腔管气管插管静脉复合麻醉。

(2)体位及切口:右侧卧位。术者站在患者背侧,一般行 3 个切口。第 1 切口于左腋后线第 10 肋间,第 2 切口位于第 7 肋间腋前线与锁骨中线之间,第 3 切口位于第 7 肋间腋中线,各长 1 cm。

(3)手术操作。

术者站在患者背侧,先从第 1 切口放入胸腔镜,探查胸腔。探查完毕后从第 2 切口放入胸腔镜,第 1 切口与第 3 切口为操作孔,分别置入内镜弯钳及电钩。

切断下肺韧带,打开纵隔胸膜。将肺向上牵拉。然后游离食管并用一硅胶管绕过食管并轻轻提起,将整个食管下段暴露在胸腔镜监视器中央,注意保护迷走神经。

轻轻上提食管,可使食管胃接合部的一小段被拉入胸腔内。在食管下段前壁中 1/3 左、右迷走神经之间做一纵行切口切断食管肌层(纵行肌与环行肌),内镜弯钳提起食管纵行肌层,电钩顺肌纤维方向将肌层向外勾起,顺行切开,直达食管黏膜下层。准确辨明食管肌层切口与食管黏膜层之间的解剖间隙及层次,将直钳和电钩直接放入肌层和黏膜之间,上下游离,逐渐扩大(延长)食管肌层切口:向食管近端延长6~8 cm达左下肺静脉平面,向下延伸到食管-胃结合部下方 1~2 cm。切开食管肌层后,从食管黏膜表面向食管下段左右两侧逐步游离切开的食管肌层,游离的范围应大于食管周径的 50%,使食管黏膜在肌层切口之间自然膨胀出,断开的肌层自然分开 2~3 cm 以上,避免重新粘连。

手术完成后,用胸腔镜检查食管黏膜是否有损伤,温盐水冲洗,浸泡食管下段,将胃管拉至食管中段,注入气体,观察是否有漏气。亦可胃管内注入亚甲蓝,观察是否渗出。如食管黏膜被损伤,可用4-0Prolene线予以缝合修补,同时再次胃管充气试验证实修补是否完全。膨出的食管黏膜不需要用其他组织覆盖。完成上述操作,将食管放回纵隔内,使食管-胃接合部恢复到正常的腹内位置。止血满意后,放入胸腔引流管 1 根。

（4）术后处理：手术后恢复一般都比较顺利。术后第 1 天就可以拔除胸管，进流食，一般患者在手术后 4～5 天可以出院。

(三)术后并发症及其处理

改良的 Heller 食管肌层切开术的手术并发症有下列几种。

1.食管黏膜穿孔

此并发症多因术中电凝止血或切开食管下段括约肌时不小心致使黏膜破损所致，也可因术后剧烈呕吐造成。术后持续胃肠减压可以起到一定的预防作用，疑有该症时应当严密观察并及时确诊，24 小时以内可以开胸或开腹修补。若在术后 24 小时以后发现，除继续胸腔闭式引流之外，进行积极的内科保守治疗，挽救患者的生命。

2.吞咽困难

出现该并发症的原因有以下几种：①肌层切开不完全；②肌层切开后黏膜剥离不足周径的 1/2，胃底悬吊不当影响贲门张开。出现此种情况时可以反复进行定期的食管扩张术，缓解症状。

3.反流性食管炎

反流性食管炎属于术后长期并发症，与食管下端括约肌的解剖性断裂与薄弱有关。可出现反酸，胃灼热感，胸骨后、上腹部或者剑突下疼痛。系抗反流失败或未行抗反流手术造成。

4.食管裂孔疝

食管裂孔疝系术中损伤食管裂孔致使食管裂孔过大所致。

5.巨食管

虽然贲门失弛缓症患者经手术治疗可以解除食管下段的梗阻，但是有些存在严重食管扩张的患者食管体已失去正常的动力学功能，无蠕动及排空功能，导致术后食管仍然扩张。如果症状严重，且患者体质允许，可考虑进一步手术治疗。

(四)疗效

贲门失弛缓症的疗效及评定主要根据术后患者症状的变化结合上消化道 X 线钡餐、食管镜检查。综合全国各地医院的报道，手术疗效大多数还是肯定的，患者术后一般都可以顺利进食，体重较前增加，反流症状消失；也有部分患者进食过急或精神紧张时仍有吞咽困难，但是平时无反流症状；但有少部分患者术后仍有进食后胸闷、胃灼热感，极少数患者出现术后症状复旧，并逐渐加重。口服药物多作用轻微，作用时间短暂，仅应用于早期轻度的贲门失弛缓症患者或者拒绝其他治疗方法的患者。内镜下 Botox 注射操作简便，并发症少，近期疗效肯定，但远期容易复发，需重复注射，目前优先应用于无法外科手术或球囊扩张治疗，经外科手术或球囊扩张治疗后复发的贲门失弛缓症患者。内镜下气囊扩张是性价比最高的贲门失弛缓症一线疗法，其操作简便，疗效优于内镜下 Botox 注射，费用相对外科手术低，但存在食管穿孔的风险。近年来腔镜技术的发展使得腔镜下 Heller 肌切开术成为最有效的贲门失弛缓症治疗措施，减少了传统开放式 Heller 术的手术风险，国外荟萃分析更表明腹腔镜下 Heller 术联合抗反流措施是当前治疗贲门失弛缓症的最佳选择，与各种内镜治疗疗法相比其疗效更持久有效，与其他外科手术疗法相比术后症状复发率相似或更低。因此，我们认为在不考虑患者经济基础的情况下，其为首选治疗方法。其他如内镜下探条扩张、内镜下微波治疗临床应用病例较少，另外，内镜下食管支架置入治疗近年来也被逐渐广泛应用，其操作简便、并发症少、回收方便、费用介于气囊扩张和外科手术治疗之间,近期疗效优,其中远期疗效具有很强的探讨价值。不同治疗方法的联合可能起到协同治疗效果,但是对其疗效和联合治疗可能存在的风险需做进一步的评估。

第七章　骨外科

第一节　脊髓损伤

一、脊髓损伤的定义与分类

(一)定义

脊髓损伤(spinal cord injury,SCI)是指由于外界直接或间接因素导致脊髓损伤,在损害的相应阶段出现各种运动、感觉和括约肌功能障碍,肌张力异常及病理反射等的相应改变。

脊髓损伤的程度和临床表现取决于原发性损伤的部位和性质。脊髓损伤是脊柱骨折的严重并发症,由于椎体的移位或碎骨片突出于椎管内,使脊髓或马尾神经产生不同程度的损伤。胸腰段损伤使下肢的感觉与运动产生障碍,称为截瘫,而颈段脊髓损伤后,双上肢也有神经功能障碍,为四肢瘫痪,简称"四瘫"。

(二)病理生理

脊髓损伤后病理过程分为3期:①急性期。伤后立即出现组织破裂、出血,数分钟即出现水肿,1~2小时肿胀明显,出血主要在灰质,毛细血管内皮肿胀,致伤段缺血、代谢产物蓄积,轴突变性、脱髓鞘。②中期:损伤中心区坏死碎片被巨噬细胞移除,胶质细胞和胶原纤维增生。③晚期:大约半年后,胶质细胞和纤维组织持续增生,取代正常神经组织,完全胶质化。

病理上按损伤的轻重可分为脊髓震荡、脊髓挫裂伤和出血、脊髓压迫、脊髓横断伤。

1.脊髓震荡

脊髓震荡与脑震荡相似,是最轻微的脊髓损伤。脊髓遭受强烈震荡后立即发生弛缓性瘫痪,损伤平面以下感觉、运动、反射及括约肌功能全部丧失。因在组织形态学上并无病理变化发生,只是暂时性功能抑制,在数分钟或数小时内即可完全恢复。

2.脊髓挫伤与出血

脊髓挫伤与出血为脊髓的实质性破坏,外观虽完整,但脊髓内部可有出血、水肿、神经细胞破坏和神经传导纤维束的中断。脊髓挫伤的程度有很大的差别,轻的为少量的水肿和点状出血,重者则有成片挫伤、出血,可有脊髓软化及瘢痕的形成,因此预后极不相同。

3.脊髓压迫

骨折移位,碎骨片与破碎的椎间盘挤入椎管内,可以直接压迫脊髓,而皱褶的黄韧带与急速形成的血肿亦可以压迫脊髓,使脊髓产生一系列脊髓损伤的病理变化。及时去除压迫物后,脊髓的功能可望部分或全部恢复;如果压迫时间过久,脊髓因血液循环障碍而发生软化、萎缩或瘢痕形成,则瘫痪难以恢复。

脊髓压迫可分为原发性脊髓损伤与继发性脊髓损伤。前者是指外力直接或间接作用于脊髓所造成的损伤,后者是指外力所造成的脊髓水肿、椎管内小血管出血形成血肿、压缩性骨折以及破碎的椎间盘组织等形成脊髓压迫所造成的脊髓的进一步损害。

(1)原发性脊髓损伤。

脊髓休克:当脊髓与高位中枢断离时,脊髓暂时丧失反射活动的能力而进入无反应状态的现象称为脊髓休克。临床上主要指脊髓损伤的急性期,表现为弛缓性瘫痪,出现肢体瘫痪、肌张力减低、腱反射消失、病理反射阴性,休克期一般持续 2～4 周,随后肌张力逐渐增高,腱反射活跃,出现病理反射,但是脊髓功能可能无恢复。

脊髓挫伤:①血管损伤;②神经细胞损伤;③神经纤维脱髓鞘变化。有不同程度瘫痪表现,有后遗症,程度不同,表现不同。

脊髓断裂:伤后 4 小时断端灰质出血、坏死,白质无改变;24 小时断端中心损害,白质开始坏死;伤后72 小时达到最大程度,3 周病变结束成为瘢痕。

(2)继发性脊髓损伤。①脊髓水肿:创伤性反应、缺氧、压迫均可造成脊髓组织水肿,伤后3～6 天最明显,持续 15 天。②脊髓受压:移位的椎体、骨片、破碎的椎间盘均可压迫脊髓组织,及时解除压迫后,脊髓功能有可能全部或大部恢复。③椎管内出血:血肿可压迫脊髓。

4.脊髓断裂(脊髓横断伤)

脊髓的连续性中断,可为完全性或不完全性。不完全性常伴有挫伤,又称挫裂伤。脊髓断裂后恢复无望,预后恶劣。

(三)病因分类

脊髓损伤是因各种致病因素(外伤、炎症、肿瘤等)引起的脊髓的横贯性损害,造成损害平面以下的脊髓神经功能(运动、感觉、括约肌及自主神经功能)的障碍。脊髓损伤可根据病理情况、致病因素及神经功能障碍情况进行分类。

1.外伤性脊髓损伤

外伤性脊髓损伤是因脊柱脊髓受到机械外力作用,包括直接或间接的外力作用造成脊髓结构与功能的损害。脊柱损伤造成了稳定性的破坏,而脊柱不稳定是造成脊髓损伤,特别是继发性损伤的主要原因。

(1)直接外力:刀刃刺伤脊髓或子弹、弹片直接贯穿脊髓,可造成开放性的脊髓损伤。石块或重物直接打击于腰背部,造成脊柱骨折而损伤脊髓。

(2)间接外力:交通事故、高处坠落及跳水意外时,外力多未直接作用于脊柱、脊髓,但间接外力可引起各种类型不同的脊柱骨折、脱位,导致脊髓损伤。间接外力作用是造成脊柱、脊髓损伤的主要原因。

2.非外伤性脊髓损伤

非外伤性脊髓损伤的发病率难以统计,有的学者估计与外伤性脊髓损伤近似。非外伤的脊髓损伤的病因很多,Burke 与 Murra 将非外伤性脊髓损伤的原因分为两类。

(1)发育性病因:发育性病因包括脊柱侧弯、脊椎裂、脊椎滑脱等。脊柱侧弯中主要是先天性脊柱侧弯,易引起脊髓损伤;而脊椎裂主要引起脊髓栓系综合征。

(2)获得性病因:获得性病因主要包括感染(脊柱结核、脊柱化脓性感染、横贯性脊髓炎等)、肿瘤(脊柱或脊髓的肿瘤)、脊柱退化性、代谢性、医源性等疾病。

(四)临床分类

1. **完全性脊髓损伤**

损伤后在病理上损伤平面的神经组织与上级神经中枢的联络完全中断。临床上表现为损伤的神经平面以下:①深、浅感觉完全丧失,包括鞍区感觉;②运动功能完全丧失;③深、浅反射消失;④大小便功能障碍,失禁或潴留。急性脊髓损伤的早期,常常出现脊髓休克,主要表现为肢体瘫痪、肌张力减低、腱反射消失、病理反射阴性。休克期长短各异,短则 2 周,长则可达 2 个月。休克期过后,损伤平面以下脊髓功能失去上运动神经元的抑制,表现出损伤平面以下肌张力增高、腱反射亢进、病理征阳性,即痉挛性瘫痪。但是患者仍然表现为全瘫,不能自主活动,感觉障碍,括约肌功能障碍。

2. **不完全性脊髓损伤**

损伤后损伤平面以下感觉与运动功能,或者括约肌功能不完全丧失。如损伤平面以下可以无运动功能,但是存有感觉,包括鞍区感觉,也可以保留部分肌肉的运动功能。而无感觉功能。包括以下 4 个类型:脊髓半侧损伤综合征(Brown-Sequard 综合征)、中央型脊髓损伤、前侧型脊髓损伤、脊髓局部损伤。

(1)脊髓半侧损伤综合征:常见于颈椎或胸椎的横向脱位损伤,亦可见于锐器刺伤半侧脊髓,损伤了同侧的下行运动纤维(皮质脊髓束),也损伤了对侧传过来上行的感觉束(丘脑脊髓束)。临床表现为伤侧平面以下运动功能及深感觉障碍,对侧浅感觉和皮肤痛、温觉障碍。

(2)中央型脊髓损伤综合征:常见于颈椎后伸损伤和颈椎爆裂性骨折,脊髓受到前后方挤压,导致中央部位缺血(或出血)损伤,而周边相对保留。临床表现为运动感觉障碍,上肢瘫痪症状较下肢重,近端重于远端;圆锥部位神经功能大多保留,浅感觉多保留。

(3)前侧型脊髓损伤综合征:常见于颈椎爆裂骨折或者颈椎后伸损伤,损伤了脊髓前部,而脊髓后方未受到损伤。临床表现为损伤平面以下深感觉、位置觉保存,浅感觉和运动功能受到不同程度的损伤。

(4)脊髓后侧损伤:较少见,常见于椎板骨折向内塌陷压迫脊髓后部,而前侧脊髓未受到损伤,临床表现为脊髓深感觉障碍或者丧失,运动功能保留或轻度障碍。

3. **无骨折脱位脊髓损伤**

(1)颈椎无骨折脱位脊髓损伤:颈椎无骨折脱位脊髓损伤多见于中老年人,跌倒或者交通意外等导致头部碰撞,致头颈部过伸(或者过度屈曲)损伤。这类患者通常既往有颈椎病史或颈椎管狭窄的病理基础。临床多为不全性脊髓损伤的表现,严重时也可能出现完全性脊髓损伤。因为患者既往有颈椎病史,所以部分患者有肌张力增高、腱反射亢进、病理征阳性的上运动神经元损伤的表现。MRI 能够显示狭窄的椎管和脊髓损伤的表现。儿童在车祸伤或者高处坠落伤时,颈椎过度屈曲和拉伸,也可能出现脊髓损伤,但是较少见。

(2)胸椎无骨折脱位的脊髓损伤:胸椎无骨折脱位的脊髓损伤主要发生于儿童和青壮年,多数因为严重的外伤、碾压伤和砸伤直接作用于胸腰部脊髓导致损伤,也可见于儿童的过度训练致伤。临床表现为损伤平面以下的脊髓功能障碍,多数为完全性脊髓功能障碍,可能与损伤时脊髓直接受损、脊髓血管缺血、脊髓内压力增高有关。

4.圆锥损伤

脊髓圆锥在第一腰椎平面水平,故腰第一腰椎体骨折脱位是圆锥损伤最常见的原因。损伤后出现鞍区、肛周、阴茎的感觉障碍,肛门括约肌和尿道括约肌功能障碍,球海绵体反射、肛门反射消失,患者出现大小便功能障碍。

5.马尾神经损伤

第二腰椎以下为马尾神经损伤,由于马尾神经相对耐受性好,而且是周围神经,故损伤的表现多数为损伤神经的支配区感觉、运动功能障碍或者大小便功能障碍。

二、脊髓损伤病理机制

目前普遍认为急性脊髓损伤包括原发和继发损伤两个阶段。既然原发性损伤已经发生,那么对于到医院治疗的患者。医师的目的就在于尽最大可能减少继发性损伤。

在原发损伤基础上发生的多种因素参与的序列性组织自毁性破坏的过程称为继发性损伤。脊髓继发损伤是脊髓组织对创伤所产生的组织反应,组织反应可加重脊髓原发损伤。其程度取决于原发损伤的大小,一般不会超过原发损伤的程度。

(一)脊髓原发与继发损伤的定义

1.脊髓原发损伤

脊髓原发损伤指受伤瞬间外力或骨折脱位造成脊髓的损伤。根据损伤的程度,临床可见脊髓组织破碎或断裂,亦可见脊髓外形完整,但由于血管和组织细胞损伤,常导致出血、血管闭塞、循环障碍、组织细胞水肿等。

2.脊髓继发损伤

脊髓继发损伤指组织遭受外力损伤后,组织细胞对创伤发生的系列反应与创伤的直接反应分不开,包括出血、水肿、微循环障碍等。此外,还包括组织对创伤发生的生化分子水平反应等,如钙通道改变、自由基蓄积、神经递质内源性阿片增加、细胞凋亡加快、一氧化氮及兴奋性氨基酸增加等。组织的这些变化,使该处的组织细胞受到损伤,加重损伤。对继发损伤的两点说明:①继发损伤是在组织受伤后发生的生化分子水平的反应,是在受伤的失活组织中发生,组织破碎、细胞死亡,则无从发生反应。②脊髓原发损伤程度决定脊髓继发损伤程度。组织受伤重,其组织反应也重;组织受伤轻,其组织反应也轻。

(二)完全脊髓损伤的原发与继发损伤

1.完全脊髓损伤的组织病理学改变

在实验中,完全脊髓损伤模型的脊髓组织并未破裂,但损伤不可逆转。伤后30分钟,可见伤段脊髓灰质出血,有多个出血灶;伤后6小时,灰质中神经细胞退变、坏死;伤后12小时,轴突退变,白质出血,灰质开始坏死;伤后24小时,白质也坏死,致该节段脊髓全坏死,失去神经组织,以后则由吞噬细胞移除坏死组织,并逐渐由胶质组织修复,大约6周,达到病理组织改变的终结。这一完全脊髓损伤的过程是进行性加重的过程。

Tator将此过程分为损伤期、继发反应损伤期和后期。

Kakulas(1999年)将人体完全脊髓损伤的组织病理学改变归纳为3期。①早期:即急性期,伤后即刻发生组织破裂出血,数分钟出现水肿,1~2小时肿胀明显。出血主要在灰质,尚存的毛细血管内皮细胞肿胀,伤段血供障碍,细胞缺血坏死,轴突溃变。②中期:即组织反应期,在伤后数小时开始,代谢产物蓄积,白细胞从血管壁中移出成吞噬细胞,移除坏死组织及发生一系列生化改变,24 小时胶质细胞增多,断裂轴突溃变,5～7 天胶质增生。③晚期:即终期,坏死组织移除后遗留囊腔,胶质增生,有的囊腔内有胶质细胞衬里,有的伤段脊髓完全胶质化,约 6 个月后组织改变结束。

在临床上,24～48 小时内手术常见的脊髓伤段改变:脊髓和硬膜断裂、硬膜破口、豆腐状脊髓组织溢出,说明脊髓伤段碎裂。亦可见脊髓和硬膜的连续性存在,伤段硬膜肿胀,触之硬,硬膜下脊髓呈青紫色出血、苍白缺血或脊髓稍肿胀,外观近于正常,背侧血管存在。

2.继发损伤与原发损伤的关系

发生完全脊髓损伤后,继发损伤的反应主要在脊髓伤段的两端紧邻失活组织处,可发生退变甚至坏死。

如脊髓断裂或碎裂节段原始有 2 cm 长度者,由于两端组织坏死,坏死长度可达 3 cm。

(三)不全脊髓损伤的原发与继发损伤

1.不全脊髓损伤的病理组织学改变

不论实验观察、Kakulas 人体不全脊髓损伤解剖所见,还是临床手术所见,不全脊髓损伤后脊髓伤段外观正常或稍肿胀,早期可见灰质中出血灶,从伤后即刻至伤后 24 小时,出血灶虽有所扩大,但未导致大片白质出血;晚期可见囊腔形成。严重的不全脊髓损伤,灰质发生坏死,部分白质保存;轻度不全脊髓损伤,灰质中神经细胞退变,大部分白质保存。因此,不全脊髓损伤多可恢复,但不能完全恢复。

2.不全脊髓损伤的继发损伤

在脊髓伤段及其邻近部位可发生继发损伤的组织反应,由于脊髓组织原发损伤轻,其组织反应也轻,继发损伤的程度也轻,并未超过脊髓原发损伤程度。这主要表现在:①在组织学上,伤后 24 小时,未见组织损伤加重;②继发损伤的动物实验模型均为不全脊髓损伤,伤后未治疗均有脊髓功能恢复,未见加重成完全脊髓损伤;③临床治疗的不全脊髓损伤,如治疗得当,患者均有不同程度恢复。

(四)继发性损伤的发生机制

研究较多的参与机制有血管机制、自由基学说、氨基酸学说、钙介导机制、电解质失衡及炎症等。

1.血管学说

在所有脊髓二次损伤机制中,血管学说的地位相对重要。其中比较明确的机制有微循环障碍、小血管破裂出血、自动调节功能丧失及氨基酸介导的兴奋毒性作用。脊髓损伤后损伤区域局部血流量立即降低,此时若不经治疗,则会出现进行性加重的缺血。脊髓损伤后进行性缺血的确切机制还不清楚,目前认为全身性因素及局部因素均参与了这一过程。严重脊髓损伤导致交感神经兴奋性降低,血压下降,从而使脊髓不能得到有效的局部血液供应。Akdemir 等通过实验性脊髓损伤后发现,损伤后几小时内脊髓血流量进行性下降,可持续 24 小时,且以脊髓灰质最为明显。他们经过病理学检查提示损伤区早期中央灰质出血,之后范围逐渐扩大并向周围蔓延,伤后 24～48 小时出血区及其周围白质发生与周围界限清楚的创伤后梗死。有研究显示,有强烈而持久缩血管作用的内皮素(ET)可能在急性脊髓损伤的继发性损伤中起重要作用,而利用药物改善局部血流,随着血流的恢复,坏死面积及功能丧失均明显减少。

2.自由基学说

脊髓损伤后由于局部缺血、缺氧,导致能量代谢障碍,兴奋性氨基酸积聚,自由基的增加,通过脂质过氧化损伤细胞膜的结构、流动性和通透性,使 Na^+-K^+-ATP 酶活性下降,细胞能量代谢失常,细胞内钙超载,最终导致组织坏死和功能丧失。普遍认为脊髓损伤急性期产生的自由基是引起继发性坏死的主要原因。自由基对细胞膜双磷脂结构进行过氧化作用,生成多种脂质过氧化物,损伤细胞膜,并引起溶酶体及线粒体的破裂。脊髓损伤后内源性抗氧化剂明显减少或耗竭,基础及临床研究认为预先给予抗氧化剂如维生素 E、MP 等可明显减轻组织损害。

3.电解质失衡学说

电解质的平衡对于维持机体生理功能有极为重要的作用,而脊髓损伤后局部内环境破坏,引起离子失衡,诱发脊髓的继发性损害。Ca^{2+} 是脊髓继发损伤连锁反应过程中的重要活性离子之一,发挥着极大的作用。脊髓损伤后,脊髓局部血流量进行性下降,脊髓缺血、缺氧,组织细胞膜上的 Ca^{2+} 通道超常开放,Ca^{2+} 大量内流并聚集在细胞内,而细胞内钙超载,会激活多种蛋白酶及磷脂酶 A_2,经过一系列生化反应,产生大量自由脂肪酸,通过脂质过氧化反应损害细胞器及膜结构,致细胞自溶,后者复又加重微循环障碍,形成恶性循环。

脊髓损伤后病理生理变化是一个由多种因素参与的复杂过程,众多机制均起作用。随着脊髓损伤基础与临床研究的不断深入,对损伤机制的不断明确,最终会探索出比较完善的脊髓损伤治疗方案,进一步改善患者的预后。

三、脊髓损伤诊断与治疗

(一)脊髓损伤的临床表现

在脊髓休克期间表现为受伤平面以下出现弛缓性瘫痪,运动、反射及括约肌功能丧失,有感觉丧失平面及大小便不能自解,2～4 周后逐渐演变成痉挛性瘫痪,表现为肌张力增高、腱反射亢进,并出现病理性锥体束征。

胸段脊髓损伤表现为截瘫,颈段脊髓损伤则表现为四肢瘫,上颈椎损伤的四肢瘫均为痉挛性瘫痪,下颈椎损伤的四肢瘫由于脊髓颈膨大部位和神经根的毁损,上肢表现为弛缓性瘫痪,下肢仍表现为痉挛性瘫痪。

(二)脊髓损伤的神经学检查

1."瘫痪"的定义和术语

(1)四肢瘫:指由于椎管内的颈段脊髓神经组织受损而造成颈段运动和(或)感觉的损害或丧失。四肢瘫导致上肢、躯干、下肢及盆腔器官的功能损害,即功能受损涉及四肢。但本术语不包括臂丛损伤或者椎管外的周围神经损伤造成的功能障碍。

(2)截瘫:指椎管内神经组织损伤后,导致脊髓胸段、腰段或骶段(不包括颈段)运动和(或)感觉功能的损害或丧失。截瘫时,上肢功能不受累,但是根据具体的损伤水平,躯干、下肢及盆腔脏器可能受累。本术语包括马尾和圆锥损伤,但不包括腰骶丛病变或者椎管外周围神经的损伤。

(3)四肢轻瘫和轻截瘫:不提倡使用这些术语,因为它们不能精确地描述不完全性损伤,同时可能错误地暗示四肢瘫和截瘫,仅可以用于完全性损伤。相反,用 ASIA 残损分级较为精确。

（4）皮节：指每个脊髓节段神经的感觉神经（根）轴突所支配的相应皮肤区域。

（5）肌节：指受每个脊髓节段神经的运动神经（根）轴突所支配的相应一组肌群。

（6）感觉平面：通过身体两侧（右侧和左侧）各 28 个关键点（图 7-1）的检查进行确定。根据身体两侧具有正常针刺觉（锐或钝区分）和轻触觉的最低脊髓节段进行确定。身体左右侧可以不同。

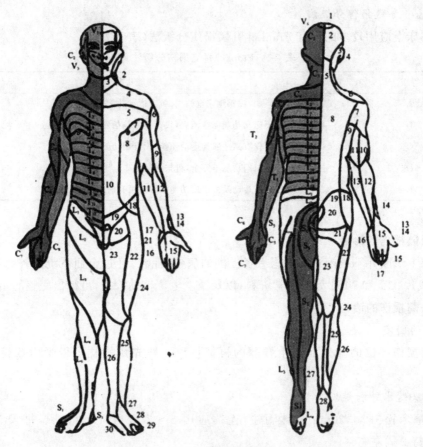

图 7-1　感觉关键点示意图

2.感觉检查

感觉检查的必查部分是检查身体左右侧各 28 个皮节的关键点（C_2～$S_{4～5}$）。关键点应为容易定位的骨性解剖标志点。

3.运动检查

肌肉的肌力分为 6 级。①0＝完全瘫痪。②1＝可触及或可见肌收缩。③2＝去重力状态下全关节活动范围（ROM）的主动活动。④3＝对抗重力下全 ROM 的主动活动。⑤4＝肌肉特殊体位的中等阻力情况下进行全 ROM 的主动活动。⑥5＝（正常）肌肉特殊体位的最大阻力情况下全 ROM 的主动活动。最大阻力根据患者功能假定为正常的情况进行估计。⑦5*＝（正常）假定抑制因素（即疼痛、失用）不存在情况下，对抗重力和足够阻力情况下全 ROM 的主动活动，即认为正常。

应用上述肌力分级法检查的肌肉（双侧）如下。①C_5 屈肘肌（肱二头肌、肱肌）。②C_6 伸腕肌(桡侧伸腕长和短肌)。③C_7伸肘肌(肱三头肌)。④C_8中指屈指肌(指深屈肌)。⑤T_1小指外展肌(/b指外展肌)。⑥L_2屈髋肌(髂腰肌)。⑦L_3伸膝肌(股四头肌)。⑧L_4踝背伸肌(胫前肌)。⑨L_5足踇长伸趾肌(足踇长伸肌)。⑩S_1踝跖屈肌(腓肠肌和比目鱼肌)。

选择这些肌肉是因为它们与相应节段的神经支配相一致,至少接受2个脊髓节段的神经支配,每块肌肉都有其功能上的重要性,并且便于仰卧位检查。

4.Frankel脊髓损伤分级法

目前临床上应用较多的还有Frankel脊髓损伤分级法(表7-1)。

表7-1　Frankel脊髓损伤分级法

等级	功能状况
A	损伤平面以下深、浅感觉完全消失,肌肉运动功能完全消失
B	损伤平面以下运动功能完全消失,仅存某些包括骶区感觉
C	损伤平面以下仅有某些肌肉运动功能,无有用功能存在
D	损伤平面以下肌肉功能不完全,可扶拐行走
E	深、浅感觉,肌肉运动及大小便功能良好。可有病理反射

(三)脊髓损伤的诊断

在临床上诊断并不很困难。根据患者提供的病史、症状,经过全面系统的神经功能检查,再结合X线片、CT和MRI等影像学资料,以及诱发电位辅助检查,可得出完整的结论。

(四)脊髓损伤的治疗

1.合适的固定

防止因损伤部位的移位而产生脊髓的再损伤。一般先用颌枕吊带牵引或持续的颅骨牵引。

2.减轻脊髓水肿和继发性损害

(1)地塞米松:10～20mg静脉滴注,连续应用5～7天后,改为口服,每天3次,每次0.75mg,维持2周左右。

(2)甘露醇:20%甘露醇250 mL静脉滴注,每天2次,连续5～7次。

(3)甲泼尼龙冲击疗法:每千克体质量30mg剂量一次给药,15分钟静脉注射完毕,间隔45分钟后,再以5.4 mg/(kg·h)维持。脊髓损伤3小时内维持23小时。脊髓损伤3～8小时内维持47小时。

(4)高压氧治疗:据动物实验,伤后2小时进行高压氧治疗效果最好,这显然不适合于临床病例根据实践经验,一般伤后4～6小时内应用也可收到良好的效果。

3.促进神经恢复药物

(1)神经营养因子(neurotrophic factor):目前临床较为常用的为鼠神经生长因子(恩经复):18μg肌内注射,1次/d,4周1个疗程。

(2)神经节苷脂(Ganglioside,GM-1):每天20～40mg,遵医嘱一次或分次肌内注射或缓慢静脉滴注。在病变急性期(尤急性创伤):每天100mg,静脉滴注;2～3周后改为维持量,每天20～40mg,一般6周。

4.手术治疗

手术治疗的目的是解除对脊髓的压迫、减轻神经的水肿和恢复脊椎的稳定性。手术的途径和方式视骨折的类型和致压物的部位而定。如果外伤后诊断明确，有明确的骨折脱位压迫神经，原则上无绝对手术禁忌证的情况下急诊手术，可以尽可能挽救患者的神经功能，即便患者神经严重损伤，估计无恢复的希望，也可以稳定脊柱，便于术后护理，大大减少术后并发症。

5.陈旧性脊髓损伤的治疗

实际上是陈旧性脊椎损伤合并脊髓损伤。临床上超过 2 周甚至 3 周，除非手术切开，已不能通过间接整复骨折脱位者为陈旧性脊椎骨折脱位合并脊髓损伤。

陈旧性脊髓损伤分为稳定型和不稳定型，功能障碍主要由不稳定所致。不稳的发生可以是急性、亚急性或慢性，并可引起临床症状和影像学异常进行性加重。不稳定型损伤伴有临床症状者一般需要手术治疗，其目的是：①解除疼痛症状；②改善神经功能；③维持脊柱稳定性，在可能情况下纠正畸形。

四、早期药物治疗与预后评估

(一)脊髓损伤与早期药物治疗的关系

1.脊髓损伤早期药物治疗

治疗的时间窗非常短暂。从病理组织改变看，伤后 12 小时灰质坏死，24 小时伤段脊髓坏死，因此用甲泼尼龙（MP）治疗的时间应控制在伤后 8 小时之内，此时组织的反应已开始，用药可减轻继发损伤。

2.完全脊髓损伤早期药物治疗效果

美国国家急性脊髓损伤研究所（NASCIS Ⅲ）对 499 例脊髓损伤进行治疗，其中完全脊髓损伤占51.5％，分别用 MP 24 小时、48 小时治疗，在 6 个月时，按 ASIA 运动评分，MP 24 小时组为 1.7 分，MP 48 小时组为 4.6 分，TM 组在两者之间，可见完全脊髓损伤，早期药物治疗的效果非常有限，仅有 1 块肌肉功能有所恢复。

据临床观察，完全脊髓损伤早期药物及手术治疗后，颈脊髓损伤可见到 1 个神经根恢复，胸腰段可见腰丛神经根恢复，而胸脊髓伤未恢复。这也说明完全脊髓损伤的药物治疗效果有限。这是因为脊髓已受到完全程度的损伤，继发损伤的作用已经很小。在颈脊髓，同序数神经根是从同序数颈椎的上缘离开颈椎，当颈椎骨折致脊髓损伤时，同序数颈脊髓与其神经根不在损伤的中心而在损伤的上部，损伤相对较轻，故可能恢复。在胸腰段，腰丛（$L_2 \sim L_4$）的脊髓在 T_{12} 平面内，L_1 椎体平面为骶髓，当 T_{12}、L_1 骨折脱位时，L_1 骨折，T_{12} 向前脱位，损伤了 T_{12}、L_1 之间的 L_5 与骶髓及其间的腰丛神经根。因为神经根为纤维组织，较脊髓更耐受损伤，所以当脊髓完全损伤时，神经根不一定完全损伤。另外，由于 $L_2 \sim L_4$ 脊髓在 T_{12} 椎管内，它们同时向前移位，不一定损伤，故 $L_2 \sim L_4$ 神经根有可能恢复。

3.不全脊髓损伤早期药物治疗效果

NASCIS Ⅲ 对 48.5％的不全脊髓损伤患者进行治疗，治疗后 6 个月 ASIA 运动评分：MP 24 小时组为 25.4 分，MP 48 小时组为 28.9 分，TM 组在两者之间，较完全脊髓损伤好。这主要由于脊髓损伤较轻、可逆，抑制继发损伤，有利于脊髓功能恢复。我们在临床中见到较重的不完全脊髓损伤患者（仅保留骶区肛门感觉，上下肢伤平面以下皆瘫），经 MP 24 小时治疗及手术减压后 1 年,上下肢感觉和运动均恢复,排尿功能正常,但遗留病理反射。需要说明的是,虽然在实验研究中许多继发损伤因素分别被抑制后,脊髓功能恢复较对照组佳,但在临床中许多继发损伤因素被抑制后并未见到功能改善,这可能与继发损伤的因素多而我们仅抑制其中一部分,且所占比例或所起作用又较小有关。因此,治疗脊髓继发损伤应采用多方法联合治疗。

(二)脊髓损伤的预后

一般情况下,完全性四肢瘫患者如果损伤超过 1 个月时感觉和运动仍完全丧失,则下肢运动功能几乎没有恢复的可能。也有学者认为患者伤后完全性截瘫 48 小时而无丝毫恢复者,其功能将永久丧失。完全性脊髓损伤患者的大部分神经恢复发生在损伤后 6～9 个月,损伤后 12～18 个月则为进一步恢复的平台期,随后恢复的速度则迅速下降。不完全性截瘫患者损伤 1 个月后肌力 1 或 2 级的肌肉在 1 年后有 85% 肌力提高到 3 级。故目前的临床上,不管是颈椎还是腰椎或者胸椎,对于不完全瘫痪的患者预后较为乐观,而完全性瘫痪的患者,L_2 以下的损伤,可能有部分恢复,也可能由于神经损伤严重无任何恢复。

五、脊髓损伤的展望

脊髓损伤的发病率高,给患者和家属带来严重的身体负担和经济负担,也消耗了大量的医疗资源。目前,对于脊髓损伤的治疗是全世界迫切需要解决的问题。从研究损伤的机制,到干细胞治疗,到转基因治疗,投入了大量的人力和资金。另外,为了脊髓损伤的康复治疗,各种先进的支具也逐渐得到研究发展。我们相信,经过不断地完善和改进,伴随着科学技术的发展,在治疗脊髓损伤上必将取得更大的突破,使更多的截瘫患者站起来成为可能。

第二节　锁骨骨折

一、功能解剖

锁骨属长管状骨,连接于肩胛骨与胸骨之间,内侧向前突出成弓状,外侧向后弯曲,如弓的末端凹进。锁骨中 1/3 以内的截面呈棱柱状,外 1/3 截面扁平状。中 1/3 段直径最细,是薄弱之处,若纵向或横向暴力作用于此,其弓状突出部位容易发生骨折。中 1/3 与外 1/3 交界处是棱柱状与扁平状的交接处,这种生理解剖的改变也是骨折的好发部位。

锁骨内端与胸骨的锁骨切迹构成胸锁关节,外端与肩峰形成肩锁关节。锁骨外端被喙锁韧带、肩锁韧带、三角肌及斜方肌附着而稳定。

锁骨与下后方的第 1 肋骨之间有肋锁间隙、间隙中有锁骨下动脉、静脉及臂丛神经通过。锁骨骨折内固定时应小心保护血管和神经。

锁骨的功能和作用较多:①锁骨桥架于胸骨与肩峰之间,使肩部宽阔、壮实而美观,如果锁骨缺如,肩部就会狭窄而下垂。②锁骨通过韧带和软组织作用牵动肩胛带上举,带动肋骨上移,有协同呼吸和保护肺脏的作用。③为肌肉提供附着点;胸锁乳突肌附着在锁骨内 1/3,胸大肌附着在锁骨前缘,三角肌和斜方肌附着在锁骨外 1/3。④锁骨的骨架支撑作用不仅串联内侧的胸锁关节和外侧的肩锁关节,而且通过韧带辅助肩胛带和肩关节进行相关活动。⑤锁骨中段的前凸和外侧的后凹,宛如动力机的曲轴,锁骨纵轴发生旋转时(可在纵轴上旋转 50°),

可带动肩胛带发挥旋转和升降作用。⑥为通过锁骨下方的血管和神经提供支撑和保护作用。

二、损伤机制及分类

间接与直接暴力均可引起骨折,以间接居多。体操运动员跌倒时手掌支撑肩部着地,自行车运动员在运动中突然翻车,双足不能及时抽出,肩部着地跌倒,地面的反作用力与撞击力相互作用造成锁骨骨折,大多为斜形或横断骨折(图 7-2)。直接暴力即运动员肩部直接撞击在器械或物件上,形成斜形或粉碎性骨折。幼儿或青少年大多为横断或青枝骨折,如检查不仔细,容易漏诊。竞技运动所发生的锁骨骨折,研究损伤机制要重视运动员摔倒的速度和体重作用于着力点的力量。摔倒时手掌先行撑地,但如速度很快,惯性力量带动体重使肩部直接撞击物件或地面而损伤。

锁骨骨折的分类若按部位可分为内 1/3 骨折、中 1/3 骨折及外 1/3 骨折。锁骨内侧半向前凸,外侧半向后迂回,交接处正是力学上的薄弱之处,所以中 1/3 骨折最多见,占所有锁骨骨折的75%～80%。

锁骨中段骨折近侧端因受胸锁乳突肌牵拉可向上、向后移位,远侧端因上肢的重量和肌肉牵拉而向下前内移位(图 7-3)。

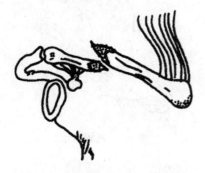

图 7-2　锁骨外 1/3 斜形骨折

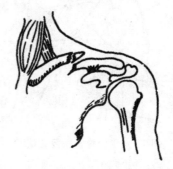

图 7-3　锁骨中段粉碎骨折,骨折端移位

三、症状与诊断

(一)受伤史

摔倒时一侧上肢撑地或肩锁部位直接撞击损伤史。

(二)肩锁部位疼痛、肿胀、畸形

锁骨骨折后肩锁部位疼痛明显,骨折处有肿胀,且有向前突起畸形。患肢不敢活动,患者常用健手托住患肢肘部以减少肩部疼痛。

(三)骨擦音

于锁骨骨折处触诊时有骨折端移动的骨擦音,表示骨折端有错位。

(四)X 线检查

X 线拍片检查多能显示骨折形式和移位状况。锁骨骨折后,由于胸锁乳突肌的牵拉,近折端向上向后移位,远折端因为上肢的重力作用和韧带的牵拉大多向下向内移位。

四、治疗

(一)悬吊

儿童青枝骨折、不完全骨折或成人无移位骨折,可用三角巾或颈腕吊带悬吊 1～2 周即可自愈。

(二)绷带固定

对常见的中1/3段移位骨折可采用闭合复位绷带固定。

复位方法：以1%～2%普鲁卡因局部麻醉。伤员取坐位，双手叉腰挺胸，双肩后伸。医师立于伤员背后，双手握住伤员两肩向后上扳提，同时以一侧膝部顶住其背部起对抗作用，一般大多能复位(图7-4)。有时需术者将两骨折端向前牵拉方能复位。为使骨折端维持对位，以适当厚度的棉垫压住骨折近侧端，用胶布固定在皮肤上(图7-5)。复位后双侧腋窝棉垫保护，以"∞"字绷带固定。"∞"字绷带的松紧度要恰当，太松不起作用，形成骨折移位，太紧压迫损伤神经血管，应恰如其分(图7-6)。

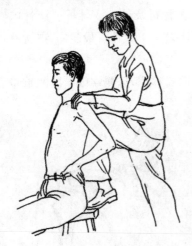

图7-4 锁骨骨折整复方法

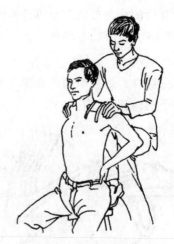

图7-5 放置棉垫

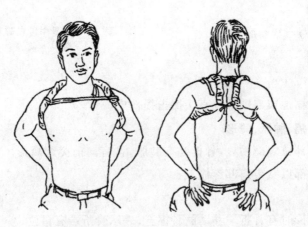

图7-6 锁骨骨折"∞"字绷带固定法

(三)手术切开复位

手术切开皮肤遗留瘢痕不雅观，且切开骨膜后需延迟愈合时间，所以一般多不采用。但严重粉碎骨折合并神经血管损伤者可谨慎选用。锁骨位于皮下，血液循环并不十分丰富，骨折愈合所需要的血液供应主要依靠骨膜。锁骨骨折行钢板内固定如骨膜剥离太多，容易发生延迟愈合与不愈合。锁骨骨折内固定方式较多，主要有克氏针交叉内固定、钢板内固定及张力带钢丝内固定等(图7-7)。其中克氏针交叉内固定不必剥离骨膜,其他各种方式也应尽一切努力减少剥离骨膜的范围,使术后的骨折愈合能得以顺利进行。

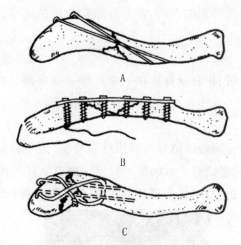

图7-7　锁骨骨折内固定

A.克氏针内固定;B.钢板螺钉内固定;C.张力带钢丝内固定

第三节　肩胛骨骨折

肩胛骨位于两侧胸廓后上方,周围有丰厚的肌肉覆盖,骨折较为少见。肩胛骨对上肢的稳定和功能起着重要的作用,骨折后如不能得到正确治疗,可能会对上肢功能造成严重影响。

一、骨折分类

(一)按部位分类

肩胛骨骨折按解剖部位可分为肩胛体骨折、肩胛骨骨折、肩胛颈骨折、肩胛盂骨折、喙突骨折和肩峰骨折等。肩胛体和肩胛骨骨折最为常见,其次为肩胛颈骨折,然后是肩胛盂骨折、肩峰骨折、喙突骨折,不少骨折属于上述各类的联合骨折。另外,还有肌肉和韧带附着点的撕脱骨折、疲劳或应力骨折。

1.肩胛盂关节内骨折

此类骨折可进一步分为6型。①Ⅰ型盂缘骨折:通常合并肩关节脱位。②Ⅱ型骨折:是经肩胛盂窝的横形或斜形骨折,可有肩胛盂下方的三角形游离骨块。③Ⅲ型骨折:累及肩胛盂的上1/3,骨折线延伸至肩胛骨的中上部并累及喙突,经常合并肩锁关节脱位或骨折。④Ⅳ型骨折:骨折线延伸至肩胛骨内侧。⑤Ⅴ型骨折:是Ⅱ型和Ⅳ型的联合类型。⑥Ⅵ型骨折:是肩胛盂的严重粉碎性骨折。

2.喙突骨折

根据骨折线与喙锁韧带的位置关系,可进一步分成两型。①Ⅰ型骨折:位于韧带附着点后方,有不稳定倾向。②Ⅱ型骨折:位于韧带前方,稳定。

(二)按关节内外分类

根据骨折是否累及肩盂关节面,肩胛骨骨折可分为关节内骨折和关节外骨折。关节外骨折根据稳定性,又可进一步分为稳定的关节外骨折和不稳定的关节外骨折两种。

1.关节内骨折

此类骨折为涉及肩胛盂关节面的骨折,常合并肱骨头脱位或半脱位。肩胛盂骨折中只有10%有明显的骨折移位。

2.稳定的关节外骨折

此类骨折包括肩胛体骨折、肩胛骨骨折和一些肩胛骨骨突部位的骨折。单独的肩胛颈骨折,一般较稳定,也属稳定的关节外骨折。

3.不稳定的关节外骨折

此类骨折主要指合并锁骨中段移位骨折的肩胛颈骨折,即"漂浮肩"(图 7-8)损伤,该损伤常由严重暴力引起,此种骨折造成整个肩胛带不稳定。由于上臂的重力作用,它有向尾侧旋转的趋势。常合并同侧肋骨骨折,也可损伤神经血管束,包括臂丛神经。

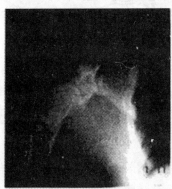

图 7-8 "漂浮肩"损伤

二、临床表现及诊断

肩胛骨骨折根据外伤史、症状、体征及 X 线检查,可明确诊断。

(一)病史

1.体部骨折

常为直接暴力引起,受伤局部常有明显肿胀,皮肤常有擦伤或挫伤,压痛也很明显,由于血肿的刺激可引起肩袖肌肉的痉挛,使肩部运动障碍,表现为假性肩袖损伤的体征。但当血肿吸收后,肌肉痉挛消除,肩部主动外展功能即恢复。喙突骨折或肩胛体骨折时,当深吸气时,由于胸小肌和前锯肌带动骨折部位活动可使疼痛加剧。

2.肩胛盂和肩胛颈骨折

多由间接暴力引起,即跌倒时肩部外侧着地,或手掌撑地,暴力经肱骨传导冲击肩胛盂或颈造成骨折。多无明显畸形,易于漏诊。但肩部及腋窝部肿胀、压痛,活动肩关节时疼痛加重,骨折严重移位者可有肩部塌陷,肩峰相对隆起呈方肩畸形,犹如肩关节脱位的外形,但伤肢无外展、内收、弹性固定情况。

3.肩峰骨折

肩峰突出于肩部,多为自上而下的直接暴力打击,或由肱骨突然强烈的杠杆作用引起,多为横断面或短斜面骨折。肩峰远端骨折,骨折块较小,移位不大;肩峰基底部骨折,远侧骨折块受上肢重量的作用及三角肌的牵拉,向前下方移位,影响肩关节的外展活动。

(二)X 线检查

多发损伤患者或怀疑有肩胛骨骨折时,应常规拍摄肩胛骨 X 线平片,常用的有肩胛骨正位、侧位、腋窝位和穿胸位 X 线平片。注意肩胛骨在普通胸部正位片上显示不清,因为肩胛骨与胸廓冠状面相互重叠。此外,还可根据需要加拍一些特殊体位平片,如向头侧倾斜 45°的前后位平片可显示喙突骨折。CT 检查能帮助辨认和确定关节内骨折的程度和移位,以及肱骨头的移位程度。因为胸部合并损伤的发生率高,胸片应作为基本检查方法的一部分。

(三)并发损伤

诊断骨折的同时,应注意检查肋骨、脊柱以及胸部脏器的损伤。肩胛骨周围有肌肉和胸壁保护,所以只有高能量创伤才会引起骨折。由于肩胛骨骨折多由高能量直接外力引起,因此合并损伤发生率高达 35%～98%。并发损伤常很严重,甚至危及生命。然而,在初诊时却常常漏诊。最常见的并发损伤是同侧肋骨骨折并发血气胸,其次是锁骨骨折、颅脑闭合性损伤、头面部损伤、臂丛损伤。肩胛骨合并第 1 肋骨骨折时,因可伤及肺和神经血管,故特别严重。

三、治疗

绝大多数肩胛骨骨折可采用非手术方法治疗,只有少数患者需行手术治疗。由于肩胛骨周围肌肉覆盖多,血液循环丰富,骨折愈合快,骨折不愈合很少见。

(一)肩胛体和肩胛骨骨折

肩胛体和肩胛骨骨折一般采用非手术治疗,可用三角巾或吊带悬吊制动患肢,早期局部辅以冷敷,以减轻出血及肿胀。伤后 1 周内,争取早日开始肩关节钟摆样功能锻炼,以防止关节粘连。随着骨折愈合,疼痛减轻,应逐步锻炼关节的活动范围和肌肉力量。

(二)肩峰骨折

如肩峰骨折移位不大,或位于肩锁关节以外,用三角巾或吊带悬吊患肢,避免做三角肌的抗阻力功能训练。如骨折块移位明显,或移位到肩峰下间隙,影响肩关节运动功能,则应早期手术切开复位内固定。手术取常规肩部切口,内固定可采用克氏针张力带钢丝,骨块较大时也可选用拉力螺钉内固定。如合并深层肩袖损伤,应同时行相应治疗。

(三)喙突骨折

对不稳定的 Ⅰ 型骨折应行手术治疗。对单纯喙突骨折可以保守治疗,因为喙突是否解剖复位对骨折愈合及局部功能没有影响。但如合并有肩锁分离、严重的骨折移位、臂丛受压、肩胛上神经麻痹等情况,则需考虑手术复位,松质骨螺钉固定治疗。

(四)肩胛颈骨折

对无移位或轻度移位的肩胛颈骨折,可采用非手术方法治疗。用三角巾制动患肢 2～3 周,4 周后开始肩关节功能锻炼。

肩胛颈骨折在冠状面和横截面成角超过 40°或移位超过 1 cm 时,需要手术治疗。根据骨折片的大小和骨折的类型,内固定物是在单纯的拉力螺钉和支撑接骨板之间选择。使用后入路,单个螺钉可从后方拧入盂下结节。骨折片很大时,应在后方使用 1/3 管状接骨板支撑固定,使带有关节面的骨片紧贴于肩胛骨近端的外缘。接骨板与直径为 3.5 mm 的皮质骨拉力螺钉的结合使用,增加了固定的稳定程度。合并同侧锁骨骨折的肩胛颈骨折,即"漂浮肩"损伤,由于肩胛骨很不稳定,移位明显,应采用手术治疗。通常先复位固定锁骨,锁骨骨折复位固定后,肩胛颈骨折常常也可得到大致的复位,如肩胛骨稳定就不需切开内固定肩胛颈骨折;如锁骨复位固定后肩胛颈骨折仍不能有效复位,或仍不稳定,就需进一步手术治疗肩胛颈骨折。

(五)肩胛盂骨折

肩胛盂骨折只占肩胛骨骨折的 10%,而其中有明显骨折移位者占肩盂骨折的 10%。对大多数轻度移位的骨折可用三角巾或吊带保护,早期开始肩关节活动范围的练习。一般制动 6 周,去除吊带后,继续进行关节活动范围及逐步开始肌肉力量的锻炼。

1.Ⅰ型盂缘骨折

如骨折块面积占肩盂面积的 25%(前方)或 33%(后方),或移位>10 mm 将会影响肱骨头的稳定并引起半脱位现象,应考虑手术切开解剖复位和内固定。目的在于重建骨性稳定,以防止慢性肩关节不稳。以松质骨螺钉或以皮质骨螺钉采用骨块间加压固定(图 7-9)。如肩盂骨块粉碎,则应切除骨碎片,取髂骨植骨固定于缺损处。小片的撕脱骨折,一般是肱骨头脱位时由关节囊、唇撕脱所致。前脱位时发生在盂前缘,后脱位时见于盂后缘。肱骨头复位后,采用三角巾或吊带保护3~4 周。

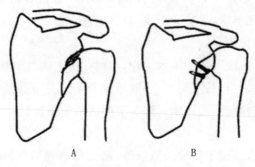

图 7-9　盂缘骨折松质骨螺钉内固定

A.盂缘骨折;B.松质骨螺钉内固定

2.Ⅱ型骨折

如果出现台阶移位 5 mm 时,或骨块向下移位伴有肱骨头向下半脱位,应行手术复位固定。可采用后方入路,复位盂下缘骨折块,以拉力螺钉向肩胛颈上方固定。也可采用易调整外形的重建钢板,置于颈的后方或肩胛体的外缘固定。

3.Ⅲ~Ⅴ型骨折的手术指征

骨折块较大合并肱骨头半脱位,采用肩后方入路,复位盂下缘骨折块,以拉力螺钉向肩胛颈上方固定。也可采用易调整外形的重建钢板,置于肩胛颈的后方或肩胛体的外缘固定(图 7-10);关节面台阶≥5 mm,上方骨块向侧方移位或合并喙突、喙锁韧带、锁骨、肩锁关节、肩峰等所谓肩上部悬吊复合体(SSSC)损伤时,可采用后上方入路复位骨折块,采用拉力螺钉,将上方骨折块固定于肩胛颈下方主骨上。手术目的是防止肩关节的创伤性骨关节炎、慢性肩关节不稳定和骨不愈合。

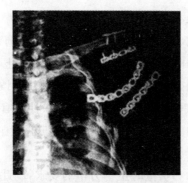

图 7-10　肩胛骨骨折合并肩锁关节脱位,切开部位重建钢板、锁骨钩钢板内固定术后

4.Ⅵ型骨折

较少见,也缺乏大宗病例或对照研究结果指导治疗。由于盂窝严重粉碎,不论骨块移位与否或有无肱骨头半脱位的表现,一般都不行切开复位。可采用三角巾悬吊制动,或用外展支架制动,也可采用尺骨鹰嘴牵引,早期活动锻炼肩关节。如果肩上方悬吊复合体有严重损伤,可行手术复位、固定,如此可间接改善盂窝关节面的解剖关系。

(六)上肩部悬吊复合体损伤

上肩部悬吊复合体(SSSC)是在锁骨中段和肩胛体的外侧缘间组成的一个骨和软组织环,由肩盂、喙突、喙锁韧带、锁骨远端、肩锁关节和肩峰组成。SSSC 的单处损伤,不会影响其完整性,骨折移位较小,只需保守治疗;两处损伤则会影响其完整性,可能会引起一处或两处明显移位,对骨折愈合不利,影响其功能。对这种骨折,只要有一处或两处存在不能接受的移位,就应行切开复位内固定。即使只固定一处,也有利于其他部位骨折的间接复位和稳定。

第四节　骨盆骨折

一、概述

骨盆是由骶骨、尾骨和两侧髋骨(髂骨、耻骨、坐骨)接连而成的坚强骨环,形如漏斗。两髂骨与骶骨构成骶髂关节;髋臼与股骨头构成髋关节;两侧耻骨借纤维软骨构成耻骨联合;三者均有坚强的韧带附着。骨盆上连脊柱,支持上身的体重,同时又是连接躯干和下肢的桥梁。躯干的重力通过骨盆传达到下肢,下肢的运动必须通过骨盆才能传达到躯干。

骨盆环的后方有两个负重主弓,骶骨是两个主弓的汇合点。股骶弓由两侧髋臼向上,通过髂骨的加厚部分到达骶骨称为股骶弓。此弓在站立时支持体重。坐骶弓由两侧坐骨结节向上,经过坐骨体从髂骨的加厚部分到达骶骨。此弓在坐位时支持体重。

前方上下各有一个起约束作用的副弓,上束弓经耻骨体及耻骨上支,防止股骶弓分离;下束弓经耻骨下支及坐骨下支,支持坐骶弓,防止骨盆向两侧分开。副弓远不如主弓坚强有力。受外伤时副弓必先分离或骨折,当主弓有骨折时,副弓很少不发生骨折(耻骨联合分离时可无骨折),耻骨上支较下支更易骨折。

骨盆外围是上身与下肢诸肌的起止处。如外后方有臀部肌肉(臀大、中、小肌)附着,坐骨结节处有股二头肌、半腱肌、半膜肌附着;缝匠肌起于髂前上棘,股直肌抵止于髂前下棘,在耻骨支、坐骨支及坐骨结节处有内收肌群附着;骨盆的上方,在前侧有腹直肌、腹内斜肌、腹横肌分别止于耻骨联合及耻骨结节和髂嵴上;在后侧有腰方肌抵止在髂嵴。这些肌肉的急骤收缩均可引起附着点的撕脱骨折,同时也是骨盆骨折发生移位的因素之一。

骨盆对盆腔内的脏器和组织(如膀胱、直肠、输尿管、性器官、血管和神经)有保护作用。严重的骨盆骨折,除影响其负重功能外,常可伤及盆腔内脏器或血管神经,尤其是大量出血会造成休克,管腔脏器破裂可造成腹膜炎,能危及生命。

骨盆结构坚固,适应在活动和负重时生物力学的要求,因此在骨关节损伤中骨盆伤的发生率相对较低。骨盆损伤多系高能量外力所致,交通伤是骨盆伤的重要原因,重物砸伤和高处坠落伤是造成骨盆损伤的另一重要原因。

近 20 年来资料表明,造成骨盆骨折的主要原因是伴发的严重损伤。骨盆开放性损伤死亡率则高达30%～50%。

(一)病因病理

骨盆骨折多由强大的直接外力所致,也可通过骨盆环传达暴力而发生他处骨折。如车轮碾轧、碰撞、房屋倒塌、矿井塌方、机械挤压等外伤所造成,个别是由摔倒或由肌肉强力牵拉而致骨折。如骨盆侧面受挤压时,可造成耻骨单侧上下支骨折、耻骨联合分离、骶髂关节分离、骶骨纵形骨折、髂骨翼骨折。如暴力来自骨盆前、后方,可造成耻骨上下支双侧骨折、耻骨联合分离,并发骶髂关节脱位、骶骨骨折和髂骨骨折等,并易引起膀胱和尿道损伤。如骨盆超过两处以上骨折,且骨盆环断裂,则骨折块会有上下较大的移位,引起骨盆腔内大出血。如急剧的跑跳、肌肉强力收缩,则会引起肌肉附着点撕脱性骨折,常发生在髂前上棘和坐骨结节处。

(二)分类

骨盆骨折的严重性,决定于骨盆环的破坏程度及是否伴有盆腔内脏、血管、神经的损伤。因此在临床上可将骨盆骨折分为三大类。

1.骨盆边缘骨折

这类骨折不影响骨盆的完整性,病情较轻。如髂前上棘、髂前下棘、坐骨结节、尾骨等骨折。

2.骨盆环单弓断裂无移位骨折

这类骨折影响到骨盆环,但未完全失去连接,基本保持环状结构的完整。如一侧耻骨上支或下支或坐骨上支或下支单独骨折、髂骨翼骨折、骶骨骨折等。骨折仅表现为裂纹骨折,或有轻度移位,但较稳定,预后良好。

3.骨盆环双弓断裂移位骨折

这类骨折均由强大暴力引起,多为挤压伤,由于骨折移位和伴有关节错位,而致骨盆环的完整性遭到破坏,不但导致功能的严重障碍,而且常损伤盆腔内脏器或血管、神经,产生严重后果。常见有以下几种:一侧耻骨上下支或坐骨上下支骨折伴耻骨联合分离;双侧耻骨上下支或坐骨上下支骨折;髂骨骨折伴耻骨联合分离;耻骨或坐骨上下支骨折伴骶髂关节错位;耻骨联合分离并骶髂关节错位及骨盆环多处骨折。上述骨折共同特点是折断的骨块为骨盆环的一段,处于游离状态,移位较大而且不稳定。

根据骨折后局部骨折块的移位及骨盆环是否稳定可分为稳定性骨折和不稳定性骨折。骨盆环稳定性骨折和脱位即骨折与脱位后不影响骨盆环的稳定者,如耻骨单支骨折、髂骨翼骨折、髂前上下棘骨折、坐骨结节骨折、髋臼底骨折、骶尾骨折、耻骨联合分离等,为轻伤。骨盆环非稳定性骨折和脱位即骨折与脱位后骨盆变形,骨折上下移位严重,影响了骨盆环的稳定者,可并发脏器损伤、血管损伤,给治疗带来麻烦,如双侧耻骨上下支骨折、单侧耻骨上下支骨折合并骶髂关节脱位或骶骨骨折、耻骨联合分离合并骶髂关节脱位和骶骨骨折或髂骨骨折等,均属重伤。

二、临床表现

单处骨折且骨盆环保持完整者,除局部疼痛及压痛外,常无明显症状。但骨盆环的完整性遭到破坏后,患者多不能起坐、翻身,下肢活动困难。用手掌按住左右两侧髂前上棘,并向后外轻轻推压,盆弓连接不完整时,骨折处因分离而发生疼痛,称为骨盆分离试验阳性。用手掌扶托两侧髂前上棘并向内相对挤压,盆弓连接不完整时,也可产生疼痛,称为骨盆挤压试验阳性。直接挤压耻骨联合,不但耻骨支骨折处和耻骨联合分离处可以产生疼痛,髂骨翼骨折因受牵拉,亦可产生疼痛。骶尾椎骨明显压痛,肛门指检有压痛、异常活动、不平骨折线,系骶尾椎骨折。髋关节活动受限且同侧肢体短缩,系髋臼骨折合并股骨头中心性脱位。

三、并发症

骨盆骨折多由强大暴力所造成,可合并头、胸、腹及四肢的复合性损伤,而且较骨折本身更为严重。常见的并发症有以下几种。

(一)血管损伤

骨盆各骨主要为松质骨,盆壁肌肉多,其邻近又有较多的动脉和静脉丛,血管供应丰富。骨折后可引起广泛出血,甚至沿腹膜后的疏松结缔组织间隙蔓延至肾区和膈下,形成腹膜后血肿。髂骨内外动脉或静脉或其分支,可被撕裂或断裂,引起骨盆内大出血。患者可有腹胀及腹痛等腹膜刺激征;大血管破裂可因出血性休克迅速死亡。为了鉴别腹膜后血肿与腹腔内出血,须行诊断性穿刺,即让患者侧卧一分钟后,取下腹部髂前上棘内上方 2~3 cm 处穿刺,然后向另一侧侧卧,再按上法穿刺。若针尖刚进入腹腔即很容易抽出血液,为腹腔内出血,若无血液抽出,为腹膜血肿。

(二)膀胱或尿道损伤

骨盆骨折时,骨折断端可刺破膀胱,在膀胱膨胀时尤易发生。如破裂在前壁或两侧未被腹膜覆盖的部位,尿渗入膀胱周围组织,可引起腹膜外盆腔蜂窝织炎,直肠指检有明显压痛和周围软组织浸润感;如破裂在膀胱顶或后壁腹膜覆盖部位,尿液进入腹膜腔,可引起明显腹膜刺激症状。患者除有休克、下腹部疼痛外,可有排尿障碍。膀胱破裂诊断有困难时,可经尿道插入导尿管,并经导尿管注入 50~100 mL 的生理盐水,如不能抽出等量液体,则明确膀胱已破裂。尿道损伤更为常见,多发生在后尿道。患者有尿痛、尿道出血、排尿障碍、膀胱膨胀和会阴部血肿。渗尿范围随损伤部位而不同。后尿道膜上部破裂时,因有尿生殖膈的限制,外渗尿液局限于膀胱周围;尿道球部破裂时,外渗的尿液可随会阴浅筋膜蔓延至阴茎、阴囊、前腹壁。尿外渗容易引起组织坏死和感染。

(三)直肠损伤

直肠上 1/3 位于腹膜腔内,中 1/3 仅前面有腹膜覆盖,下 1/3 全无腹膜。如破裂在腹膜反折以下,可引起直肠周围感染,常为厌氧菌感染;如损伤在腹膜反折以上,可引起弥漫性腹膜炎。

(四)神经损伤

多因骨折移位牵拉或骨折块压迫所致。伤后可出现括约肌功能障碍,臀部或下肢某些部位麻木,感觉消退或消失,肌肉萎缩无力,多为可逆性,一般经治疗后能逐渐恢复。

四、诊断

根据病史、临床表现及辅助检查多可确诊。X线检查能够明确骨折的部位及移位。根据情况,可进行骨盆的前后位、入口位、出口位以及髂骨斜位和闭孔斜位的投照,可以清晰地显示骨盆各部位的损伤。对于骨盆有严重创伤以及怀疑是否有不稳定分离的患者,应考虑做 CT 检查。CT 能弥补 X 线片的不足,能清楚地显示骨盆的移位平面和立体方向,能详细地显示髋臼的情况。

五、治疗

(一)急症处理

骨盆骨折可以引起严重的并发症,死亡率较高。及时合理的早期救治是减少骨盆骨折患者疼痛,控制出血,预防继发的血管神经损伤、脂肪栓塞综合征,凝血障碍等晚期并发症的首要环节。在现场和转送途中即院前阶段,根据患者伤情进行基本生命支持,即初级 ABC 和止血、包扎、固定、搬运四大技术;对病情严重者要施行生命支持,即上述急救内容加上气管插管输液和抗休克等措施。

首先应把抢救创伤性出血休克放在第一位,应抓紧时间进行抢救。对于失血过多造成失血性休克者,应迅速补足血容量。对骨盆骨折合并休克,采取以下抢救措施:①立即建立静脉输液通路,必要时同时建立3～4条。②在 20 分钟内输入 2000～2500 mL 液体后再补全血。③氢化可的松 20～50mg/kg,亦可达50～150mg/kg。④经大剂量补液、补血不能纠正休克时要积极考虑髂内动脉结扎术。

如有较大的血管损伤,患者陷于严重的休克状态,估计出血量已接近或超过总量的 1/2,在有效抗休克的治疗下,血压不稳而且逐渐下降,血红蛋白和红细胞继续降低,同时腹膜后血肿也逐渐增大,则应考虑手术探查,及时结扎髂内动、静脉止血,可挽救生命。如合并盆腔内脏损伤者,应立即进行手术修补。

(二)非手术治疗

非手术治疗是传统的治疗方案,包括卧床、手法复位、下肢骨牵引和骨盆悬吊牵引。

1.复位手法

(1)骨盆边缘骨折:髂前上、下棘骨折,骨折块有移位者,应予以手法复位。患者仰卧,患侧膝下垫高,使髋膝关节呈半屈曲位,术者以捏挤按压手法将骨折块推回原位。坐骨结节骨折,患者侧卧位,使髋伸直膝屈曲位,术者以两手拇指按压迫使骨折块复位。复位后保持患肢伸髋、屈膝位休养,以松弛腘绳肌防止再移位。

(2)骨盆环单弓断裂无移位骨折:骨盆环虽有骨折但无移位,骨盆环保持完整而稳定。如髂骨翼骨折,一侧耻骨上、下支或坐骨上、下支单独骨折,骶骨裂纹骨折等。一般无须整复。

(3)盆环双弓断裂移位骨折有以下 3 种情况。

双侧耻骨上、下支与坐骨上、下支骨折:此骨折致骨盆环的前方中间段游离,由于腹肌的牵拉而往往向上向右移位。整复时患者仰卧屈髋,助手把住腋窝向上牵拉,术者双手扣住耻骨联合处,将骨折块向前下方扳提,触摸耻骨联合之两边骨折端平正时,表示已复位。整复后,术者以两手对挤髂骨部,使骨折端嵌插稳定。一侧耻骨上、下支与坐骨上、下支骨折伴耻骨联合分离者,触摸耻骨联合处整齐无间隙,则表示复位。

髂骨骨折并发耻骨联合分离:骨块连同伤侧下肢多向外上方移位,并有轻度外旋。此时患者仰卧,上方助手把住腋窝向上牵引,下方助手握患肢踝部向下牵引同时逐渐内旋。术者立于患侧,一手扳住健侧髂骨翼部,一手向前下方推按骨折块,触摸耻骨联合平正无间隙,提示已复位。

耻骨或坐骨上、下支骨折伴同侧骶髂关节错位:伤侧骨块连同下肢常向上移位并有外旋,因骶髂关节错位而不稳定。整复时患者仰卧,上方助手把住腋窝向上牵拉,下方助手握伤肢踝部向下牵引并内旋,术者立于患侧向下推按髂骨翼,测量两侧髂嵴最高点在同一水平时,再以对挤手法,挤压两髂翼及两髋部,使骨折块互相嵌插,触摸骨折处无凹凸畸形,即已复位。耻骨联合分离并一侧骶髂关节错位复位手法亦基本相同。

2.固定方法

对于髂前上下棘骨折,复位后可采取屈髋屈膝位休息,同时在伤处垫一平垫,用多头带或绷带包扎固定。3~4周去固定,即可下床活动。骶尾部骨折,一般不需固定,如仰卧位可用气圈保护。4~5周即可愈合。

(1)骨盆环单弓断裂无移位骨折:可用多头带及弹力绷带包扎固定,4周解除固定。

(2)骨盆环双弓断裂有移位骨折:必须给予有效的固定和牵引。对于双侧耻骨上下支和坐骨上下支、一侧耻骨上下支或坐骨上下支骨折伴耻骨联合分离者,复位后可用多头带包扎固定,或用骨盆兜带将骨盆兜住,吊于牵引床的纵杆上,4~6周即可。对于髂骨骨折合并耻骨联合分离、耻骨上下支或坐骨上下支骨折伴同侧骶髂关节错位、耻骨联合分离并一侧骶髂关节错位者,复位后多不稳定,除用多头带固定外,患肢需用皮肤牵引或骨骼牵引,床尾抬高。如错位严重行骨骼牵引者,健侧需上一长石膏裤,以作反牵引。一般6~8周即可去牵引。

3.下肢骨牵引和骨盆悬吊牵引

采用胫骨结节或股骨髁上持续骨牵引,使骨盆骨折逐渐复位,是最基本、常用和安全的方法。若需牵引力量较大,最好用双侧下肢牵引,可以更好地使骨盆固定,防止骨盆倾斜。牵引重量一般为体重的$1/7$~$1/5$,注意开始时重量要足够大,3~4天后,摄片复查骨折复位情况,再酌情调整,直至复位满意为止。维持牵引至骨折愈合,一般需8~12周,不宜过早去掉牵引或减重,以免骨折移位。具体应用时还需根据骨折类型、骨盆变位情况,给予相应牵引。

垂直型骨盆骨折、单侧骨盆向上移位及轻微扭转变形者,可选用单纯持续骨牵引;骨盆变形属分离型者,可同时加用骨盆兜悬吊骨盆,使外旋的骨盆合拢复位。但也需注意防止过度向中线挤压骨盆,造成相反畸形;压缩型骨盆骨折,禁用骨盆兜牵引,可在牵引的同时辅以手法整复,即用手掌自髂骨嵴内缘向外挤压,以矫正髂骨内旋畸形。少数内旋畸形严重者,必要时,牵引前亦可先用"4"字形正复手法矫正,即髋关节屈曲、外展,膝关节屈曲,使患侧足放置于对侧膝关节前面,双腿交叉呈"4"字形,术者一手固定骨盆,一手向下按压膝关节,使之向外旋转复位,然后行骨牵引。若半侧骨盆单纯外旋,同时向后移位,亦可采用90°-90°-90°牵引法。即行双侧股骨下端骨牵引,将髋、膝和踝3个关节皆置于90°位,垂直向上牵引,利用臀肌作兜带,使骨折复位。此种方法的优点是便于护理,并可减少对骶部的压迫,避免发生压疮。对骨盆多发骨折,可根据 X 线片所示骨盆变形及骨折移位情况,给予相应的牵引,力争较好的复位。一般牵引 6 周内不应减量,以防止再移位,直至骨愈合,一般约 12 周,如位置理想,疼痛消失,可去牵引活动。

4.练功活动

骨盆周围有坚强的筋肉,骨折复位后不易再移位,且骨盆为骨松质,血运丰富,容易愈合。未损伤骨盆后部负重弓者,伤后第 1 周练习下肢肌肉收缩及踝关节伸屈活动,伤后 2 周练习髋膝关节伸屈活动,3 周后可扶拐下地活动。如骨盆后弓损伤者,牵引期间应加强下肢肌肉收缩锻炼及踝关节活动,解除固定后,应抓紧时间进行各方面的功能锻炼。

5.药物治疗

由于骨盆骨折并发症多,对全身影响较大,故药物治疗更为重要。如因出血过多引起休克时,可内服独参汤加附子、炮姜,同时冲服三七粉或云南白药。若局部肿胀、疼痛严重者,应活血化瘀,消肿止痛,可选用复元活血汤或活血止痛汤。如伤后肠胃气滞,腹胀纳呆,呕吐,二便不通者,治宜活血顺气、通经止痛,可选用顺气活血汤或大成汤。如伤后小便不利,黄赤刺痛,小腹胀满,口渴发热等,治宜滋阴清热解毒,通利小便,可应用导赤散合八正散加减。中期以续筋接骨为主,内服接骨丹。后期应以补肝肾、养气血、舒筋活络为主,可选用生血补髓汤,健步虎潜丸、舒筋活血汤,外用 2 号洗药或活血止痛散,水煎外洗。

(三)骨盆外固定器固定

外固定器的适应证有以下几方面。

(1)在急诊科用于有明显移位的 B_1、B_2 和 C 型不稳定骨盆骨折,特别是并发循环不稳定者,以求达到固定骨盆和控制出血的目的并有减轻疼痛和便于搬动伤员的作用。

(2)旋转不稳定(B_1)的确定性治疗。

(3)开放性不稳定型骨折。外固定器品种多样,多数不能保持有半盆向头侧移位的骨折,对此应加用患侧骨牵引,以防止半盆上移。Riemer(1993)等将外固定器列入救治循环和骨折均不稳定的骨盆骨折救治方案,结果使此类损伤的死亡率自 22% 下降到 8%。Meighan(1998)明确指出,外固定是急诊处理严重骨盆骨折最为恰当的措施。此外,为了控制出血和稳定后环 Ganz 推出了抗休克钳,亦称 AOC 形钳,用于急诊科作为临时固定并取得相应效果。骨盆外固定器的并发症主要是针道感染。

(四)手术治疗

切开复位内固定的适应证尚不统一,Tile 提出:前环外固定后,后环移位明显不能接受者,需要坐位的多发伤者和经选择的开放骨折是切开复位内固定的对象。Matta 主张经非手术治疗后,骨折移位超过 1 cm,耻骨联合分离 3 cm 以上合并髋臼骨折以及多发伤者应行内固定。Romman 主张 B、C 型骨折和多发伤者是适应证。由于骨盆骨折形式多样,即使同一分型中亦不尽相同,且伤员全身伤情不同,术者对内固定方法的选择不同,因而内固定的方法繁多,手术入路亦不同。

第五节　骶骨骨折

　　骶骨骨折因为它的发生部位在解剖上连接了两种非常不同的学科——脊柱外科和创伤骨科(骨盆骨折外科)。骶骨本身为脊柱节段的最下端,内部包含了神经组织并构成腰骶间的脊柱结合部位。也就是最后一个可以活动的脊柱关节。同时骶骨也是参与构成骨盆后环的重要结构,通过牢固的骶髂关节连接着双侧半骨盆和下身附肢骨骼。在人体这个区域的创伤和病理机制还没有完全弄清楚,一部分原因是因为脊柱外科医师看待骶骨时本着脊柱的力学、排列和功能认为它是一个椎体节段;而创伤骨科专家们则认为骶骨就是构成骨盆环后方的中心结构,因此创伤科医师处理骨盆骨折时是本着骨盆和髋关节力学原理和功能及排列关系。因为每个不同的附属专业都只专注于本专业生物力学及生理原理,而忽略了其他学科的问题。

　　本节内容用一种整合了两个学科的思想体系的方法概述了骶骨的损伤。并提出了一种对于诊断和治疗骶骨骨折有用的方法。

一、解剖

　　尽管有关骶骨的解剖问题在文献中都有了详尽的叙述,还有几个重要的地方需要回顾一下。骶骨是一块倒置的三角形骨骼,从侧面看上去并不平坦反倒很凸凹有致。通过骶髂关节连接两侧的髂骨。骶髂关节由于其骨性解剖结构具有天生的不稳定性而完全依靠其关节韧带组织(骶髂前、骶髂后和骶髂关节间韧带)维持其稳定。骶髂后韧带是维持关节稳定的主要稳定结构,也是人体中最坚固的稳定结构,抵抗由于负重导致的髂骨向头端及向后的趋势。骶结节韧带和骶脊韧带为其次的稳定结构(图 7-11)。

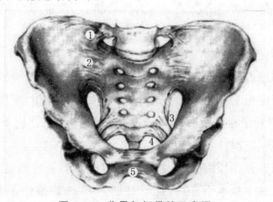

图 7-11　盆骨与韧带的示意图

1.髂腰韧带;2.S_1 韧带;3.骶棘韧带;4.骶结节韧带;5.耻骨联合韧带

　　骶骨同时还通过前方的 $L_5 \sim S_1$ 椎间盘及后方的一对 $L_5 \sim S_1$ 小关节与第 5 腰椎构成腰骶关节。与其他椎体关节不同,$L_5 \sim S_1$ 节段有一个和水平面将近 $30°$ 的倾角,它继发于前方骨盆的倾斜(矢状面向前的旋转或者是骨盆的伸展)。L_5 椎体则由从 L_5 横突发出达髂后上棘上方的髂嵴的坚固髂腰韧带固定在骨盆上。

　　因为腰骶关节是移行区,分割不全和畸形经常发生,所以在外科手法复位和器械操作之前诊断必须明确。分割不全经常发生在 L_5 椎体部分地或者全部与 S_1 椎联合,可以存有或者根本没有残存的椎间隙。有时 L_5 椎体的横突增大,单侧与髂骨或者骶骨翼形成关节。在其他情况下,S_1 椎体与 S_2 椎体可以是完全分割的,好像一块"第 6 腰椎"。其他几种影像学标志也可以提示这种异常分割。$L_4 \sim L_5$ 椎间隙通常在髂骨水平。如果可以拍摄胸部 X 线的话,也可以从 T_1 椎体(颈胸结合部位第一个拥有朝向头端横突的椎体)往下数。

脊髓一般终止于 $L_1 \sim L_2$ 水平,因此骶骨骨折并不会引起脊髓损伤。硬膜囊在这个水平包含有马尾神经和骶神经根。L_5 神经根发出于椎间孔,刚好走行于骶骨翼上并加入骨盆的腰骶神经丛。在这个节段的神经损伤决定于骨折的位置和分型。表 7-2 描述了腰骶神经丛的神经支配情况。

表 7-2　腰骶神经丛分布

神经根	运动功能	感觉功能
L_5	长伸肌,趾长伸肌	小腿外侧,足背,足底中心
S_1	外侧腘绳肌、腓肠肌复合肌群	大、小腿后外侧,足底外侧
S_2	长屈肌,趾长屈肌,括约肌	大、小腿中后侧,足底外侧
S_3	长屈肌,趾长屈肌,括约肌	臀部,会阴部
S_4	括约肌	会阴部,肛周
S_5	尾骨肌	会阴部,肛周

二、诊断与分型

骶骨骨折可以由很多因素导致。根据患者的人群类型和骶骨承受的能量大小一般将这类骨折分为三大类:①低能量作用在有骨质疏松的骨骼上造成的不完全骨折;②正常骨受到持续循环的低能量作用导致的疲劳性骨折或者应力性骨折;③高能量作用于任何骨质上导致的创伤性骨折。

骨质疏松患者的不完全骨折常发生于 3 类患者人群:老年患者(年老衰弱的患者,或者患有绝经后骨质疏松症的患者);药物应用相关的患者(糖皮质激素、肝素、苯妥英类药物)或者放射治疗诱发的骨质疏松症患者;还有孕期及产后的妇女。在美国,骨质疏松是一种迅速增长的临床问题。4400 万人有发生这种情况的危险。每年骨质疏松骨折发病率为 1500 万人次,其中大多发生在髋部、手腕和脊柱。

尽管通过放射学检查脊椎压缩骨折、髋部及腕骨折很容易诊断,但骶骨不完全骨折很难诊断。这个诊断以前在文献中根本不存在,直到 1982 年有一篇描述了 3 例"骶骨自发性骨质疏松骨折"。骶骨不完全骨折的诊断很困难。患者通常并没有明确相关的创伤史,他们会诉运动相关(承重相关)的下腰部及臀部的疼痛。通常患者会把压痛点定位在骶骨上。如果骨折是单侧的,那么单腿站立的姿势会导致患者疼痛;一般在患者将重量转移至健侧下肢时疼痛可以缓解。骶髂关节压力活动试验(Patrick's 试验和 Gaenslen's 试验)很可能是阳性的。神经症状很少发生,大约占 2% 的患者,其中更多是与括约肌功能障碍(尿失禁伴或不伴随大便失禁)后出现的下肢感觉异常和乏力相关。而一些患者主诉小腿外侧,足背,足底中心大、小腿后外侧,足底外侧大、小腿中后侧,足底外侧臀部,会阴部,肛周的根性症状则是继发于骶骨翼骨膜骨痂形成或者骶孔内压迫导致的 L_5 或者 S_1 的神经根刺激征。

骶骨和脊椎 X 线片上的正常所见使骶骨不完全骨折的诊断变得更为复杂。在患有严重骶骨不完全骨折的患者中,侧位片可能提示患者有压缩、前方位移、后凸畸形;但是这并不是绝对的。CT 可以显示出骶骨翼前方的骨痂或者骨膜反应,但同样也不是绝对的。

为了明确诊断,还需要做 MRI 扫描/骨扫描。骶骨不完全骨折的一个典型特征是骶骨翼的高信号/高摄取表现(有时是双侧的),呈"H"形。尽管并不是所有的患者都具有这个特征,但是不伴有身体其他部位高摄取的某些变异的征象也同样高度提示可能有骶骨骨折存在。而因为骨扫描检查需要大量的放射剂量(大约等于做 200 个胸片的放射剂量),所以 MRI 检查为首选方法。在有癌症病史的老年患者,疼痛和 MRI 上的高信号/高摄取则通常需要作更多的病情检查和活检以排除癌症的转移。但是孤立的骶骨转移灶很罕见。而 MRI 诊断中的压脂技术则有助我们除外新生物的诊断。

骶骨的应力性或者疲劳性骨折一般发生在一些年轻患者身上,他们的骨骼都正常但是却处于一种不正常的持续循环受力状态下。典型的患者可以是年轻职业运动员或者是部队的新兵。临床主诉通常和那些骶骨不完全骨折患者的主诉很相似,活动相关的下腰部和臀部疼痛。病史一般是疼痛始发于运动之后,随着病情的进展,先是重体力劳动后疼痛,然后是一般运动后疼痛。神经症状很罕见,如果有的话,通常为骨痂形成导致的 L_5 或 S_1 神经根刺激征。

骶骨应力性骨折与不完全骨折的不同在于:应力性骨折是由于骨骼反复承受阈值应力以下的力而造成的不愈合的微骨折和损害所导致的;而在不完全骨折患者诊断过程中,需要的是医师高度的临床预测和通过 MRI/骨扫描检查确诊的能力。

根据骨折的类型和部位,高能量致创伤性骶骨骨折又可以细分为几组。Denis 分型法是现在最常用的方法,它通过骨折线的方向和位置划分骨折类型(图 7-12)。

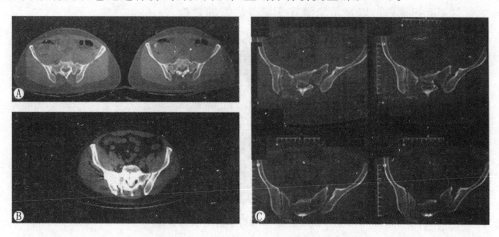

图 7-12 Denis 分型法骨折轴位 CT 像

A.1 区骨折的轴位 CT 像;B.2 区骨折的轴位 CT 像;C.3 区骨折的轴位 CT 像

在所有骨盆环的损伤中,创伤性骶骨骨折占了大约 30%。1 区垂直或斜行并经骶孔外侧的骨折,占了骶骨骨折的 50%,其中有 6% 的患者出现神经损伤。2 区垂直或斜行并经过一个或多个骶孔的骨折,占了骶骨骨折的 36%,其中有 30% 的患者出现神经损伤。3 区的骨折更加复杂,可以是水平的或是垂直的,但是全部在骶孔内侧并进入骶管内。3区骨折仅占骶骨骨折的16%,但是神经根和马尾神经损伤的风险却高达60%。

1区和2区的骶骨骨折影响了骨盆环的稳定性。但除非骨折线向头端延伸到$L_5 \sim S_1$关节,并不影响脊柱的稳定性。3区骨折由于本身骨折的类型,既打破了骨盆环的稳定性也影响了脊柱本身的稳定性。

垂直正中的劈裂骨折是伴有骨盆环前后压缩型的不稳定骨折。而水平骨折类型则不影响骨盆环的稳定性,但是根据骨折位置与骶髂关节的关系则可能影响到脊柱的稳定性。骶髂关节水平以下的水平骨折属于稳定型损伤,但却有继发于骨折块突入骶管导致骶管闭塞造成马尾神经损伤的风险。

在骶髂关节平面的水平骨折总是存在双侧垂直的劈裂(多数经过骶孔)造成一种U型或者是H型的骨折类型。各种各样的骨折结构形态在文献中都已描述过。与其他骶骨骨折(1型和2型)垂直的剪切力伴或不伴对骨盆环的内外旋损伤机制不同,这种骨折类型是由于骨盆和腰骶结合部位快速、极度过屈导致的损伤。这种不稳定的骨折类型导致脊柱与骨盆的分离二者之间机械连续性消失,造成脊柱的后凸畸形并对骶管造成破坏(图7-13)。骶骨骨折想要立即做出诊断是很困难的,尤其是3型骨折。患者多会有明显的创伤性病史,像高空坠落或者车祸,当然也有下腰部疼痛。

1型和2型骨折患者都有骨盆环的损伤。根据能量吸收的大小和受力方向情况,这些患者可能有外侧的压缩、前后的压缩、垂直剪切,或者某些损伤类型的综合伴有轻度的移位。或者广泛开放的不稳定的骨盆骨折。骶骨微小的移位或者撞击骨折在骨盆前后位X线平片上很难看到,但是如果有创伤病史的患者诉下腰部及臀部疼痛,要高度怀疑骶骨骨折。因为骨盆是一个环形结构,骨盆环前方的微小移位就为骨盆环后方的破坏提供了一些线索。而通过3 mm的骨盆CT扫描则可以显示出潜在于骶骨后方的骨折。

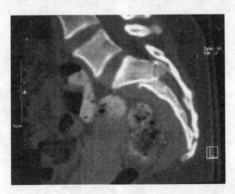

图7-13　骶骨U型骨折的矢状片重建

患者如果是承受更高能量的骨折和破坏,则会因为不稳定的半骨盆受到垂直剪切力导致肢体长度的不等长。在开书型(open-book,即骨盆开口型)骨折患者中可见患侧下肢外旋,伴有阴囊/阴唇的皮下血肿。为了排除因骨折断端导致的黏膜穿通,肛诊和阴道检查也是必要的。另外还必须行膀胱造影检查以排除膀胱和尿道的损伤。

如果没有高度可疑损伤的征象,3型骨折患者的诊断常被延误。横行和U形的骶骨骨折在创伤造成的骨折骨盆前后位 X 线平片中很不明显(图 7-14)。典型的 X 线特征是在骶骨近端入口位与远端出口位上。骨盆和骶骨的侧位片提示有骶骨锐性成角伴或不伴前后移位是诊断的关键。这类损伤在轴向扫描的 CT 上有可能被漏诊,因为骨折部位很可能在扫描断层之上而没有被扫到。而矢状位的重建则有助于诊断,所以应同时行 CT 平扫加矢状位重建。CT 图像还有助于评估继发于骨折块和畸形造成的骶孔和骶管狭窄。

如果患者怀疑有骶骨骨折的话,为了排除马尾神经综合征必须要行肛门指诊。对于有骨盆环骨折的患者,通常需要做一个简单的下肢神经损伤查体,最好评估一下 $L_4 \sim S_1$ 的神经损伤。当然即便患者可能因为马尾神经受压或骶神经根嵌压导致有 $S_2 \sim S_4$ 节段的感觉完全丧失,这些查体也可能没有什么异常。肛诊时的神经查体可以着重检查是否有肛周感觉损害。直肠肌张力消失,能否自主收缩肛门括约肌,还有球海绵体肌反射。要引出球海绵体肌反射可以通过挤压男性患者的龟头或者轻轻牵拉女性的尿道。

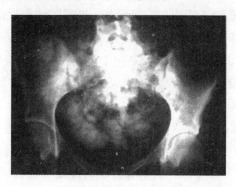

图 7-14 U 形骨折患者的前后位 X 线平片。注意近端入口和远端出口部细微之处

三、治疗

(一)骶骨不完全骨折

骶骨不完全骨折的治疗,一般来说是经过 3～5 周的卧床休息同时应用止痛药物后,再进行活动和理疗。如果需要的话,可以开始治疗骨质疏松。但是老年患者长期卧床引起的并发症仍然是需要考虑的。有些医师发现在经过即刻的活动、适当镇痛药物的应用和骨质疏松症治疗后,对患者大有益处。大多数患者在经过 3 个月的卧床休息和活动的保守治疗后,症状有所缓解。也有一小部分患者的症状并没有缓解,而感到活动时持续的疼痛,影响了他们的日常生活。对于这部分患者,一些作者建议应行骶骨成形术。

骶骨成形术涉及经皮注射聚甲基丙烯酸甲酯(骨水泥)到骨折区域使之增强。过程类似于脊柱椎体压缩骨折的骨水泥注射(椎体成形术/后凸成形术)。2002 年,在通过治疗骶骨转移病灶并取得显著成效后,骶骨成形术才第一次作为治疗骶骨不完全骨折的治疗方法在文献中出现。在过去的几年里,有大量报告报道了经骶骨成形术治疗后患者症状几乎立刻减轻或者是明显缓解。

(二)骶骨应力性或疲劳性骨折

骶骨应力性或疲劳性骨折治疗起来要更加困难一些,因为这类骨折的患者多为年轻、运动性很强的运动员,而他们的依从性很差,常不能配合固定或者制动的医嘱。一般来讲,如果患者可以做到 6 周内避免造成骶骨受力的活动,然后再逐渐进行 6 周的身体调理、力量锻炼,并给予产生应力的运动的指导,骶骨疲劳性骨折是可以自愈的。期间为了保持有氧运动的状态。可以做一些水中的活动和骑车运动。

如果患者的症状是慢性的,常在日常活动后发作,就需要制动。与老年人因为有骨质疏松多为双侧疲劳性骨折相比,年轻患者的疲劳性骨折通常为单侧骨折。在指导下逐步恢复体力活动和负重运动之前,建议有长期症状的患者挂拐一段时间来减轻身体负重,这可以起到明显的治疗作用。随着骨折治愈和骨痂缩小,根性症状可以消退。而骶骨成形术并不适用于年轻患者骶骨疲劳性骨折的治疗。

(三)创伤性骶骨骨折

创伤性骶骨骨折合适的治疗方案取决于骨折的部位和类型、是否存在骨折嵌插、$L_5 \sim S_1$ 小关节的完整性以及是否存在神经功能损伤(神经根病或者马尾神经综合征)。任何纵行的嵌插型骶骨骨折如果没有垂直移位和下肢不等长的话都可以首先尝试保守治疗,因为嵌插骨折本身也为骨折部位和骨盆环提供了一定的稳定性。卧床休息 3~5 天后再在有支具保护的情况下活动是比较安全的,并在刚开始活动的第一个星期内重复检查骨盆出口、入口和骨盆前后位 X 线平片。如果骨折部位没有发生移位,建议在影像学检查随访的条件下,继续在支具保护下负重治疗 12 周时间。

对于一个没有骨折移位的卧床患者来说,能否保守治疗,患者的主诉起到很好的指导作用。如果患者没有严重的下腰部疼痛,但是靠一侧扶手仍不能翻身的话,很可能存在不稳定的损伤,这就需要在全身麻醉下行 X 线检查对骨盆环的稳定性进行评估。如果患者全麻后评估仍存在有明显的不稳定,建议手术治疗,重建稳定,并早期活动。为了骨盆血肿和凝血的稳定而推迟手术 3~5 天以减少患者手术时的出血也是可以的。患者应该绝对卧床行骨牵引术来减轻远期下肢不等长的影响。

(四)1 型骶骨骨折:有移位但无嵌插

对于仅有轻度移位的 1 型骶骨骨折患者,骨盆前环(耻骨联合或耻骨支骨折)的切开复位内固定术有助于前半骨盆复位,并间接地整复骶骨骨折,利于经皮骶髂螺钉置入。这个手术可在患者仰卧位下进行。但是,如果骶骨骨折有比较大的移位,那么为了能使后骨盆环可以自行复位,切开复位内固定术就应该经后路完成。当然仍然可以应用骶髂螺钉固定。如果必要的话可以重摆体位为仰卧,经前路切开复位内固定(图 7-15)。

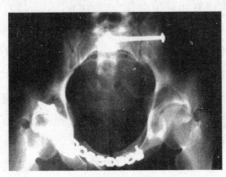

图 7-15　1 区骨折骶髂螺钉固定

(五)2型骶骨骨折:有移位无嵌插

从定义上说2型骶骨骨折都是经过骶孔的。这类损伤的治疗和固定方法上必须要重视其可能潜在的、由医源性造成的 L_5 和骶神经根的损伤。因此,术前要做仔细的神经科查体并记录骶神经根功能。CT扫描一定要仔细评估,以排除由于骨折块或任何损伤,包括 L_5～S_1 小关节面潜在的不稳定造成残余的骶神经根的神经压迫。如果确实发现了残余神经根压迫,患者且存在由于该压迫导致的神经功能缺失症状,该患者应行骶神经根减压性的椎板切开,并复位与固定。

对于那些仅有一侧 L_5～S_1 小关节面微小或没有粉碎性骨折的患者(这类骨折仅有很小的概率发生垂直移位),如果患者可以保持患侧肢体减轻负重10～12周,应采用髂骶螺钉固定并附加前方的固定。而对于那些 L_5～S_1 小关节面有着明显粉碎性骨折或者移位很大的患者,甚或 L_5～S_1 小关节面发生破坏,骶髂关节螺钉的固定就没有那么可靠了。因为不论是临床还是生物力学研究都报道了这种骨折固定的高失败率(图7-16)。对于这种特殊的骶骨骨折类型应用螺钉内固定技术会导致骶骨丧失了对于垂直剪切致变形力的抵抗力。

脊柱骨盆固定术(又称腰椎骨盆固定术或三角区接骨术)已用于这些特殊类型骨折的临床治疗。腰椎椎弓根螺钉和一枚固定在髂后上棘的髂骨螺钉连接起来。这种连接构成一种固定角度的夹具,可以允许内固定垂直方向的移动,从而对垂直剪切力起到抵抗作用。这种内固定经常会配一个固定位置的髂骶螺钉(并不是压入髂骨的)以抵抗环绕髂骶螺钉的旋转力。生物力学研究和临床研究已经证实了这种内固定技术治疗这种特殊损伤类型的骶骨骨折要优于单纯骶髂关节螺钉固定技术(图7-17)。

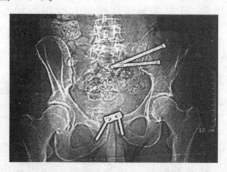

图7-16　应用髂骶螺钉治疗2区不稳定的粉碎骨折失败,螺钉松动,半侧骨盆垂直移位

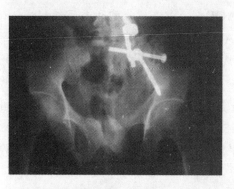

图7-17　脊柱骨盆固定用于治垂直剪力所致的2型骨折

(六)脊柱骨盆固定术的利与弊

因为脊柱骨盆固定技术是坚强与角度固定,早期(6周内)的负重锻炼是允许的。而与传统的骶髂螺钉内固定术相比,很少有术后复位丢失或不良报道。但是,对于比较瘦的患者来说在髂后上棘上的内固定的突出过于明显。这个内固定跨过两个潜在的正常关节即骶髂关节和腰骶关节,使这两个关节的正常活动受限。大多数患者都会抱怨活动后下腰部痛或是内固定植入物处不适,几乎所有人在骨折愈合后都要求取出内固定。术后6个月行CT扫描可以明确骨折是否痊愈。

(七)3 型骶骨骨折

3型骨折通常牵扯到一种开书型骨折。即前方骨骼分离造成骶骨后方的裂缝,它继发于半侧骨盆的外旋。由于 L_5 椎体和 $L_5 \sim S_1$ 小关节的支撑作用,使得骨折很少继发垂直的剪切或者移位。当然如果能量过大并且 $L_5 \sim S_1$ 小关节也被破坏的话,还是有可能出现垂直的劈裂骨折。这种骨折可以经前路将骨盆环关闭。如果骶骨还存在残留的骨折缝隙,可前后位(A)、侧位(B)术后X线片,显示"U"骨折在减压,复位和固定之后的形状。以穿过对侧髂骨翼打一根长骶髂螺钉加压使骨折闭合以防纤维性骨折不愈合。如果同时存在垂直劈裂和粉碎性骨折并伴有小关节面的破坏,则应考虑是否行脊柱骨盆固定术。

第六节　踝关节骨折

踝关节骨折是一种常见损伤,可有多种损伤机制和骨折模式。踝关节骨折常见于扭伤、交通事故、坠落伤,运动损伤等。踝关节骨折多由于间接暴力引起踝部扭伤后发生。根据暴力方向、大小及受伤时足的位置的不同可引起各种不同类型的骨折。踝关节骨折是骨科常见的损伤,约占全身骨折总数的3.92%,其发病率占各个关节内骨折的首位。踝关节骨折的治疗要求根据不同骨折分型进行治疗,强调解剖复位,坚强固定。

一、损伤机制

在损伤瞬间,足的位置和在此位置上变形力的方向会影响损伤的类型,而足的位置有旋前和旋后,变形力的方向有内收、外展和外旋。通常,变形力作用是内收、外展、外旋和垂直。

二、分型

踝关节骨折分型常用 AODanis-Weber 分型和 Lauge-Hansen 分型。虽然2种分型系统都很常用,但也都不完美。AO分型对手术治疗有一定指导意义。Lauge-Hansen 分型主要基于踝关节的间接损伤机制,常用来指导骨折的闭合复位。

(一)AO 分型

AO分型(Danis-Weber 分型)基于腓骨骨折线和下胫腓联合的位置关系,将踝关节骨折分为3型和相应亚型(图7-18)。

(1)A型:下胫腓联合平面以下腓骨骨折。①A1:单纯腓骨骨折。②A2:合并内踝损伤。③A3:合并后内侧骨折。

(2)B型:下胫腓联合平面腓骨骨折。①B1:单纯腓骨骨折。②B2:合并内侧损伤。③B3:

合并内侧损伤及胫骨后外侧骨折。

（3）C型：下胫腓联合平面以上腓骨骨折。①C1：单纯腓骨干骨折。②C2：复合性腓骨干骨折。③C3：近端腓骨骨折。

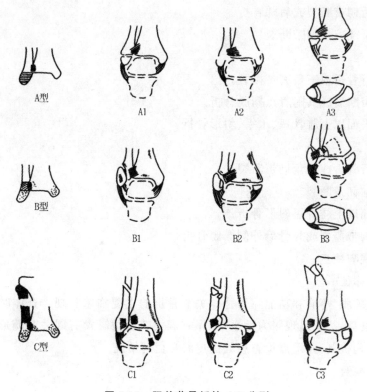

图 7-18　踝关节骨折的 AO 分型

（二）Lauge-Hansen 分型

Lauge-Hansen 根据受伤时足部所处的位置、外力作用的方向以及不同的创伤病理改变主要分为 4 型（图 7-19）。

1.旋后-内收型

（1）腓骨在踝关节平面以下横行撕脱骨折或者外侧副韧带撕裂。

（2）内踝垂直骨折。

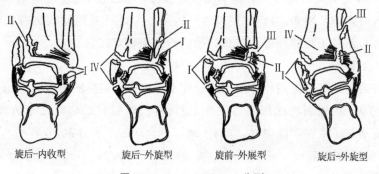

图 7-19　Lauge-Hansen 分型

2.旋后-外旋型

(1)下胫腓前韧带断裂。

(2)腓骨远端螺旋斜形骨折。

(3)下胫腓后韧带断裂或后踝骨折。

(4)内踝骨折或三角韧带断裂。

3.旋前-外展型

(1)内踝横行骨折或三角韧带撕裂。

(2)联合韧带断裂或其附着点撕脱骨折。

(3)踝关节平面以上腓骨短、水平、斜形骨折。

4.旋前-外旋型

(1)内踝横行骨折或三角韧带断裂。

(2)下胫腓前韧带断裂。

(3)踝关节面以上腓骨短斜形骨折。

(4)后胫腓韧带撕裂或胫骨后外侧撕脱骨折。

三、临床表现与检查

(一)症状和体征

踝关节局部肿胀、疼痛和功能障碍是踝关节骨折的主要临床表现。查体时可见小腿正常皮纹消失,表皮发亮,甚至出现张力性水疱,伴有踝关节脱位时常有踝关节畸形。接诊时应详细询问患者的受伤机制,并重点检查患处的皮肤和血运情况。

(二)影像学检查

1.X线片

踝关节骨折的X线检查应包括3个方面:前后位、侧位、内旋15°～20°的前后位(踝穴位),X线检查范围应包括膝关节,以防止漏诊腓骨头骨折。

2.CT检查

当骨折较粉碎或合并有后踝骨折时,三维重建技术的应用可以立体、直观地显示骨折,准确地显示骨折类型及移位程度,为临床医师制订术前计划提供参考。

3.MRI检查

MRI在诊断踝关节周围韧带和肌腱损伤方面具有重要价值,且能准确地诊断出隐形骨折和骨挫伤。检查时强调采用薄层摄影(层厚3～5 mm)。MRI对距腓前韧带损伤的检出率最高(90%～100%),而对于跟腓韧带和三角韧带的检出率相对较低。

4.快速成型技术

基本步骤是通过计算机专用软件对三维重建CT扫描所获得的图像数据信息逐层进行转换,变成数控加工命令,控制机床依次逐层加工制作内、外部三维结构完全仿真的生物模型。该技术的出现更增加了直观和准确性,有利于制订更合理的手术方案,节省手术时间。

四、踝关节骨折的治疗

(一)非手术治疗

稳定性骨折可以考虑保守治疗,如石膏、支具等固定踝关节于中立位6～8周,但在早期,每隔1~2周应复查X线片,如发现骨折移位,应及时处理。

(二)手术治疗原则

手术适应证:如果踝关节骨折后不能得到稳定的解剖复位,则考虑行切开复位内固定。

1.急诊手术时机

闭合性骨折急诊的内固定手术应在伤后6~8小时进行;否则,可能产生严重的软组织水肿;此时应延迟手术至伤后3~7天,皮肤重新出现皱褶等消肿迹象出现时。

2.手术治疗

应先对骨折进行手法复位并临时石膏固定或跟骨牵引、抬高患肢、冰敷、足底静脉泵等治疗。如果伴有距骨严重脱位而手法复位失败,应进行紧急的切开复位。

3.术前抗生素的应用

为防止踝部骨折术后感染,应常规于切皮前半小时应用抗生素。但因踝部骨折的感染率很低,尚没有明确的证据表明抗生素可以有效降低感染率。

五、踝关节旋后(内翻)内收损伤

(一)损伤特点

损伤时足部处于旋后位,距骨内翻,首先造成外踝撕脱骨折,骨折线呈横行,且位于踝关节平面以下。在外侧结构破裂后若伤力继续作用,则距骨继续内翻,与内踝撞击产生内踝骨折,骨折起自胫骨远端关节面与内踝相连处,骨折线倾向于垂直。这时可以有踝穴内上角关节软骨下骨质的压缩或软骨面的损伤。

(二)诊断要点

旋后(内翻)内收型骨折,诊断的关键是外踝典型的横行骨折,骨折线在关节面或以下,而内踝骨折线为斜行或垂直型。如外踝孤立性骨折,则距骨无移位和半脱位,或极少移位。

(三)治疗

1.闭合复位

在麻醉下进行,膝关节屈曲90°,放松腓肠肌,胫骨远端向内推挤,另一手握住后侧足跟,把足向前拉,并外展,背屈踝关节到90°,小腿石膏固定。因有时外踝骨折可伴有胫腓下联合前韧带及后韧带断裂。石膏固定踝关节,背屈不应超过90°,不然踝穴会增宽。

2.手术治疗

闭合复位不满意者,应切开复位内固定。

(1)外踝撕脱骨折的手术:①"8"形张力带钢丝内固定,外踝横行骨折适宜张力带钢丝固定。先在骨折线近侧1 cm处,由前向后钻孔,将外踝复位,平行穿入两根克氏针,克氏针自外踝尖端骨折线进入近端腓骨髓腔。用另一根钢丝穿过腓骨之孔,钢丝两端在骨折线之外侧面交叉,再绕经外踝尖端之克氏针,然后在腓骨后面,两钢丝端扭紧固定。克氏针尖端弯成L形。②髓内固定,可以用三角针或Rush杆或螺丝钉作髓内固定,主要维持骨折对线,但不能克服旋转及缩短。③纵向螺丝钉固定,直视下将骨折复位,自外踝尖端向外面钻孔,经骨折线后,由腓骨近端向内穿出,螺丝钉长5~8 cm。螺丝钉末端固定于腓骨的皮质骨,骨折片间有一定压力,但抗旋转作用小。④接骨板螺丝钉固定,多数用于骨干骨折,可使用半管状接骨板或普通接骨板螺丝钉固定。

(2)内踝固定:内踝骨折片较大时,用2～3枚粗纹螺丝钉固定。如固定垂直型和斜形骨折,使用加压螺丝钉或抗滑接骨板固定(图 7-20),防止骨片向近端移位。

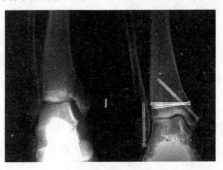

图 7-20　旋后(内翻)内收损伤的手术治疗

六、踝关节旋后(内翻)外旋损伤

(一)损伤特点

旋后(内翻)外旋损伤在踝关节损伤中最为常见,占 40%～70%。这类损伤的过程如下:当足处在旋后位时,三角韧带松弛,这是由于伤力的作用距骨外旋推挤外踝,迫使腓骨外旋,致胫腓下联合前韧带撕裂(Ⅰ度)。胫腓下联合前部分增宽 2～3 mm。若伤力停止,腓骨可自行恢复到正常位置。骨折线非常特殊,起自胫腓下联合前韧带附着点或其上面,然后向后向上延伸至不同距离。外旋伤力如仍继续,外踝不仅外旋,而且同时向外向后及近侧移位。此时胫腓下联合牵拉,产生胫腓下联合后韧带撕裂或胫骨后唇骨折,即Ⅲ度损伤。胫骨后唇骨折片借胫腓下联合后韧带牢固地与腓骨相连。骨折片一般很小,但也可能很大,甚至可累及胫骨远端关节面。此时,常伴有一定程度的前关节囊或前内关节囊撕裂,如伤力继续作用,则三角韧带紧张。紧张的三角韧带牵拉内踝,使其旋转和受半脱位距骨的后内部分撞击,产生内踝骨折,亦可以是三角韧带损伤(Ⅳ度)。

(二)诊断要点

外踝的螺旋形骨折常在胫腓下联合的附近,且骨折线起自前下方向后上方延伸。

(三)治疗

1.闭合复位

应于伤后立即复位。复位可在麻醉下进行。膝关节屈曲 90°,放松小腿三头肌,按骨折移位相反方向使用外力。首先将患足内翻外旋,解脱骨折面嵌插,患足跖屈位牵引,恢复腓骨长度。再将足牵向前方,纠正距骨向后移位及胫骨后唇的移位。另一助手同时将外踝推向前,然后患足内旋纠正距骨及外踝外旋,并由助手向内推挤外踝。最后患足置 90°,并内旋位,石膏固定。足后部置于内翻位。

2.切开复位内固定

首先固定外踝在治疗Ⅳ度内翻外旋损伤中,先修复外侧损伤,然后治疗内侧的内踝或三角韧带损伤。将外踝解剖复位并牢固地固定,往往内踝也随之被整复。当然在外踝固定前、内踝骨折端应同时暴露,清除嵌入软组织及关节内碎骨片。

(1)腓骨远端长螺旋形骨折的治疗:①骨折片间压缩和非压缩接骨板,如果术后不用外固定,在按骨片间压缩固定方法用螺丝钉固定后,附加 5～6 孔的非压缩接骨板,此接骨板起支持作用,消除骨片间扭转应力,保护骨片间的固定。此接骨板称为中和接骨板,也可用 1/3 管型接骨板固定。②钢丝固定,指钢丝环扎固定。暴露到骨折端足以复位。钢丝在骨膜外穿过,于骨折线的范围将腓骨扎紧。

(2)三角韧带治疗:内踝与距骨间隙增宽,常表示软组织被嵌顿在其间,应切开复位,如有外踝骨折并需切开复位内固定,应探查和修补三角韧带。如内踝近基底部骨折,注意清除软组织碎片,清除嵌入骨折端之间的软组织。如系三角韧带损伤,为了手术方便及显露清楚,先将缝线穿过韧带深层,暂不打结扎紧,待外踝骨折牢固地固定后,修补韧带将缝线穿过内踝孔道。而当三角韧带在距骨附着点撕裂,缝线可穿过距骨的孔道结扎固定。近期有很多学者认为治疗踝关节骨折时如果不重视三角韧带损伤的修复容易引起复位不良,韧带松弛造成慢性踝关节不稳定,这也是引起踝部慢性疼痛的重要之一。

(3)胫腓下联合治疗选择:在内翻外旋损伤中,如胫腓下联合韧带未完全断裂,因在近端腓骨与胫骨之间有骨间韧带及骨间膜连接,固定重建腓骨的连续性后,胫腓骨即恢复正常解剖关系。因而无必要常规地固定胫腓下关节,但偶尔在手术时,因广泛剥离腓骨片近端,将导致明显的胫腓下联合不稳定,或某些病例的腓骨骨折较高,伴胫腓下联合损伤。在腓骨固定后,胫腓下联合稳定性必须作一试验,其方法是用巾钳夹住外踝向外牵拉,外踝有过度移动,表示胫腓下联合分离,且不稳定,因而必须固定胫腓下联合。胫骨后唇的治疗在胫腓下联合后韧带损伤的病例中,多数胫骨后唇发生撕脱骨折。胫骨后唇骨片与距骨仅有关节囊相连,而腓骨与胫骨后唇有胫腓下联合后韧带牢固地连接。腓骨外踝良好的复位,胫骨后唇也随之自动复位。虽然后踝骨折块一般较小,不会引起踝关节应力分布的明显改变,但后踝固定后通过附着的下胫腓后韧带的作用能够明显恢复下胫腓的稳定性。但如果后唇骨片大于关节面的 1/3,经闭合复位又失败者,则必须切开整复并做内固定,手术时要在腓骨固定前先固定胫骨后唇(图 7-21)。

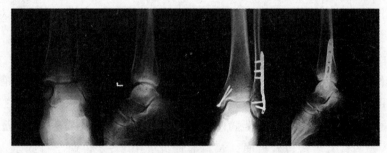

图 7-21 旋后(内翻)外旋损伤的手术治疗

七、踝关节旋前(外翻)外旋损伤

(一)损伤特点

旋前(外翻)外旋损伤占踝关节损伤的 7%～19%,损伤过程如下:足在外翻(旋前)位置,三角韧带处于紧张状态,这时因伤力作用,距骨外旋,三角韧带遭受牵拉的力更增加了,导致三角韧带撕裂或内踝撕脱骨折(Ⅰ度)。伤力继续作用,则同时可引起胫腓下联合的前韧带、骨间膜和骨间韧带撕裂,胫腓骨下端分离(Ⅱ度)。损伤时腓骨向外移位。若伤力到此停止作用,腓骨即能恢复到正常解剖位。如果伤力仍继续,则距骨可进一步外旋,腓骨按其纵轴旋转,腓骨在胫腓下联合近侧产生螺旋形骨折(Ⅲ度),骨折发生在距外踝尖端8~9 cm处,骨间膜也向上撕裂至该处。腓骨和距骨向后移位,因此骨折的腓骨呈向前成角畸形。若伤力持续,使足继续外旋和向外移位,距骨撞击胫骨后外角,同时胫腓下关节后韧带受到牵拉,张力可增加,直到胫腓下关节后韧带撕裂或胫骨后唇骨折(Ⅳ度)。

(二)诊断要点

1.下胫腓分离

90%以上的旋前外旋损伤会有胫腓下联合分离。当伤力停止作用后,外踝及距骨即恢复到原位,X线片上并不能显示胫腓下联合损伤,如有怀疑,应做应力摄片。

2.X线片表现

X线片并不能完全揭示旋前外旋损伤的程度,Ⅳ度损伤可能只有腓骨骨折,其余组织的损伤均为韧带。

3.腓骨骨折特点

腓骨有螺旋形或斜形骨折,骨折线多在胫腓下联合的近侧,起自前上方向后下方延伸。

(三)治疗

1.闭合复位

麻醉下膝关节屈曲90°,以便腓肠肌松弛。方法类似内翻外旋型损伤的治疗,只是旋转方向不同,首先使足外翻,分离骨折面,跖屈纵向牵引,恢复腓骨长度和胫骨后唇向近侧移位,然后患足牵向前,纠正距骨向后半脱位,纠正外踝和胫骨后唇移位。内旋患足,纠正距骨和腓骨的外旋,最后将患足内翻背屈,石膏固定。患足后部分也应在内翻位,防止距骨向外移位和倾斜。

2.切开复位和内固定

治疗前要区别是旋前外旋型还是旋后外旋型损伤,在旋前外旋型损伤做手术时应同时显露踝关节的内、外侧,在内侧的内踝骨折部位,清除嵌入间隙内的软组织,如三角韧带断裂,应将缝线贯穿两端,但暂不能结扎拉紧,待外侧固定后,再拉紧内侧缝线并结扎。对内踝骨折,也可以先处理外侧的骨折,等固定后再选用妥当的方法作内踝固定。

3.外踝或腓骨的治疗

这是治疗踝关节损伤中的关键部位。短斜形骨折可用髓内钉固定。外踝有向外呈15°的弧度,故不能用逆行插钉方法,应先在外踝外侧钻一呈15°的通道,将固定腓骨之髓内钉远端弯成约15°的弧度,然后插入腓骨远端,至髓内针尖端触及腓骨对侧皮质后,旋转髓内针避开对侧皮质,继续插入髓内针直至跨过骨折面。长斜形骨折可用2~3枚螺丝钉固定,或用钢丝环扎固定之。短斜形骨折也可用接骨板螺丝钉固定。

4.胫腓下联合分离的治疗

踝关节背伸跖屈时,腓骨也随之内旋和外旋。由于胫腓下联合分离会使踝穴明显增宽,使踝关节出现明显的不稳定。用螺钉固定会影响胫腓下联合的生理活动;而不固定胫腓下联合是否会稳定? 通常踝关节的稳定性有赖于三组结构的完整性。即内侧复合体(内踝和三角韧带)、外侧复合体(外踝和外侧韧带)及胫腓下联合复合体(胫腓下联合前后韧带和骨间韧带)。当三组结构中的两组遭受破坏,踝关节即不稳定。生物力学研究显示单独胫腓下联合韧带损伤,踝关节并未发生不稳定,但同时切断胫腓下联合韧带和三角韧带,距骨就会向外移位。

5.内踝骨折的治疗

切开复位后内固定方法同内翻外旋骨折，一般使用粗螺丝钉固定（图7-22），骨片较小或骨质疏松用"8"形张力带钢丝固定。

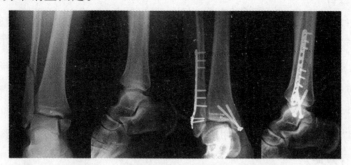

图 7-22　旋前(外翻)外旋损伤的手术治疗

八、踝关节旋前(外翻)外展损伤

(一)损伤特点

旋前(外翻)外展损伤占所有踝关节损伤的 5％～21％，损伤过程如下：足部处于外展位，因伤力的作用距骨外展，三角韧带紧张，继之造成三角韧带撕裂或内踝撕脱骨折，即为Ⅰ度损伤。如伤力继续外展，距骨可向外推挤腓骨，胫腓下联合前韧带及后韧带撕裂即为Ⅱ度损伤。如果外展伤力仍起作用，腓骨骨折，骨折线在踝关节近侧 0.5～1 cm 处，骨折线呈斜形或短斜形，外侧伴有一块三角形骨片（Ⅲ度）。由于骨间韧带及骨间膜完整，近端腓骨与胫骨保持正常解剖关系。

(二)诊断要点

主要特征是外踝具有横行骨折线，腓骨外侧皮质粉碎，有三角形小骨片，骨折线可以恰巧在胫腓骨关节平面或在其近侧或在胫腓下联合之近侧。常规 X 线摄片难以确认胫腓下联合，应通过应力位摄片判断。

(三)治疗

复位时，与骨折移位相反方向使用压力，术者一手将胫骨远端推向外，另一手将患足推向内，同时使足跟内翻，小腿石膏固定。但复位常失败，故应考虑手术复位。根据腓骨骨折情况，选用接骨板螺丝钉，或半管型接骨板螺丝钉，或髓内钉，或螺丝钉等。内踝骨折一般使用粗纹螺丝钉固定或"8"形张力带钢丝固定。胫腓下联合是否固定，取决于腓骨固定后，胫腓下联合的稳定性（图7-23）。

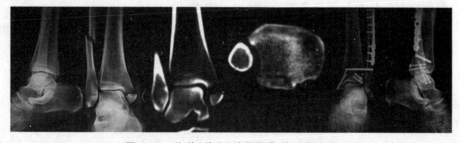

图 7-23　旋前(外翻)外展损伤的手术治疗

九、踝关节骨折术后康复及并发症的预防

踝关节骨折脱位常见的并发症为骨折不愈合、畸形愈合与踝关节创伤性关节炎。

(一)骨折不愈合

在骨折不愈合中，内踝骨折不愈合较常见，其主要原因是三角韧带的牵拉导致断端分离。外踝骨折不愈合较少见，但外踝骨折不愈合产生的症状后果比较严重。由于其不愈合后外踝不稳定导致运动时距骨发生运动轨迹改变，最终将导致踝关节创伤性关节炎，因此，如明确诊断骨折不愈合，应行切开复位，清理断端，行植骨内固定术。

(二)骨折畸形愈合

踝关节骨折畸形愈合多由腓骨骨折的一期复位不良引起，也见于儿童踝关节骨骺损伤以后导致的生长发育障碍。

(三)创伤性关节炎

踝关节骨折后发生创伤性关节炎的影响因素主要有原始损伤的严重程度、骨折复位的质量、患者的年龄等。文献显示，后踝骨折块较大时，无论复位质量如何，发生创伤性关节炎的概率均较大。目前，踝关节融合仍是治疗踝关节创伤性关节炎的金标准，但是随着踝关节假体材料和设计的不断改进，其在临床上的应用也逐渐增多，但应严格掌握置换的适应证。

(四)踝关节骨折的术后康复

术后抬高患肢，踝关节 90°中立位石膏或支具固定，冰敷和足泵对消肿有一定作用。3 天左右疼痛减轻后开始进行足趾的主动功能锻炼。术后 4~6 周后开始部分负重练习，一般来说，8 周后可以完全负重。

十、踝关节骨骺损伤

胫腓骨远端骨骺损伤占儿童全部骨骺损伤的 25%~38%，仅次于桡骨远端骨骺损伤。儿童胫腓骨远端骨骺损伤比胫腓骨下端骨折多见，其中的 58%是运动损伤，所以男性多于女性。

(一)骨骺损伤的临床症状

骨骺损伤虽可由直接暴力损伤或压缩暴力损伤造成，但多数是间接暴力损伤。像成人踝关节损伤一样，局部有肿胀、畸形和压痛，压痛点沿着骨骺线。

(二)影像学检查

踝关节扭伤者应作正侧位摄片检查，不论损伤后有无移位，X 线片可显示软组织肿胀。踝穴位摄片、斜位摄片或应力摄片，可帮助做出诊断。

(三)骨骺损伤的分类与治疗原则

Salter 和 Harris 分类 1963 年两位学者按解剖将骨骺损伤分成 5 型。此分类能指导外科医师适当地选用治疗方法，正确估计预后。

1.Ⅰ型骨骺分离

发生在临时钙化区，骨骺发生移位，既无骨骺本身骨折，也无干骺端骨折。

2.Ⅱ型骨骺分离

多数发生在胫骨远端骨骺，故为关节外损伤，骨骺在临时钙化区分离。许多病例伴腓骨青枝骨折。

3.Ⅲ型骨骺分离

这类损伤不包括腓骨远端骨骺，主要涉及胫骨远端负重部分骨骺，损伤进入踝关节，伤后出现关节血肿。

4.Ⅳ型骨骺损伤

此种损伤发生在胫骨远侧骨骺，常涉及骨骺的内侧角，延续到干骺端，也可以发生在骨骺的前外角，往往见于骨骺封闭前。胫骨短缩程度与年龄关系密切，年龄越小，畸形越显著。

5.Ⅴ型骨骺损伤

胫骨远端骨骺单纯损伤，常伴有Ⅲ型或Ⅳ型骨骺损伤。此为关节外损伤，骨骺受到小腿纵轴方向挤压，骨骺因遭受压迫，常见骨骺内侧角生长停止。而胫骨远端骨骺外侧部分继续生长，腓骨也继续生长，足跟逐渐出现内翻畸形。损伤时 X 线片可能是阴性。因此在踝关节损伤后，疼痛、肿胀持续者，应该随访，并定期摄片。

骨骺骨折应解剖复位，必要时需手术切开复位，且应内固定。可用二枚小直径的松质骨螺钉固定（图 7-24）。术后石膏固定 6～8 周。待 6 个月后骨折愈合牢固时，螺钉应都去除。在青少年，骨骺已接近封闭，且干骺端骨折片较小，就不必用螺钉固定。可在手术直视下复位，以 2 枚克氏针固定，然后石膏固定，3 周后拔除克氏针。有一点必须指出，在Ⅳ型骨骺损伤病例，其负重的胫骨骨骺板可同时遭受挤压力损伤，但是从 X 线片上并不能辨别，结果是胫骨远端骨骺早期封闭。

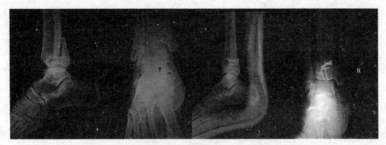

图 7-24　踝关节骨骺损伤的手术治疗

第八章　泌尿外科

第一节　睾丸、附睾、输精管损伤

睾丸由于其活动度较大及其坚韧的白膜存在,因而发生损伤的机会较少。睾丸损伤多发生于青少年,直接暴力损伤是常见原因,往往伴有附睾、精索及鞘膜组织损伤。

睾丸损伤可由于劳动意外、交通事故、外伤等引起,而且损伤程度亦轻重不等。轻度挫伤仅有睾丸内毛细血管小出血灶、曲细精管破裂等;重者有睾丸破裂、睾丸严重挫裂伤,甚至发生睾丸脱位。

一、睾丸挫伤

(一)诊断

患者感到局部剧痛,疼痛可放射到下腹、腰部或上腹部,可发生痛性休克。偶尔疼痛并不严重,而以局部肿胀或阴囊胀痛为主,伴有恶心或剧烈呕吐。

查体多有阴囊肿大,阴囊皮肤有瘀斑。睾丸肿胀明显,触之有剧烈疼痛,疼痛向下腹部和腹部放射。因睾丸白膜的限制,触诊时睾丸质硬。

彩色多普勒超声检查:睾丸外伤后,由于受伤血管痉挛,组织水肿,特别是坚韧白膜的压迫等因素,睾丸血供减少是本病的特征表现。

CT检查如下。①白膜下血肿:睾丸白膜完整,其下方与睾丸实质间见弧形高密度影。②单纯睾丸实质血肿:表现为睾丸内类圆形高密度影,不伴有鞘膜积血和白膜破裂,睾丸仍保持为正常的卵圆形。③睾丸挫伤:睾丸实质因受到打击或挤压而挫伤,CT上显示睾丸增大,密度增高,睾丸实质内血肿表现为低密度(图8-1)。

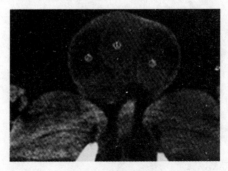

图 8-1　睾丸挫伤

(二)治疗

睾丸损伤如为轻度挫伤可卧床休息、阴囊抬高及局部冷敷。严重损伤伴有休克者,应先抗休克治疗。开放性损伤应行清创缝合术。当有较大的阴囊血肿或鞘膜积血时,应尽早手术探查。

二、睾丸破裂

(一)诊断

受伤后睾丸疼痛剧烈,疼痛向同侧下腹部放射,可伴有恶心、呕吐。阴囊逐渐肿大,皮下出现淤血。查体见阴囊局部肿胀,压痛明显,睾丸界限不清。睾丸破裂应与睾丸扭转、睾丸挫伤和阴囊血肿相鉴别。

1.彩色超声检查

受损睾丸无固定形态,内部回声不均,睾丸白膜线连续性中断,其裂口深入睾丸实质深部,部分睾丸完全断离。残存睾丸实质内部彩色血流分布稀少,走行紊乱,阻力指数明显高于健侧。

2.放射性核素睾丸扫描

睾丸破裂时可见睾丸图像有缺损,诊断准确率达100%。

3.CT 检查

睾丸失去正常的卵圆形结构,白膜连续性中断,睾丸组织突出或睾丸断片分离,睾丸实质中散在分布不规则的低密度影。如为睾丸广泛裂伤,形成多发断片,则漂浮于大量阴囊血肿中(图 8-2)。

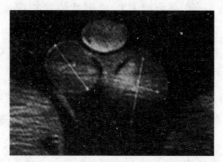

图 8-2　睾丸破裂

(二)治疗

睾丸破裂诊断明确后应立即手术治疗。手术应尽早进行,时间拖得愈长,手术后感染机会就愈大,睾丸功能的恢复就愈差。在睾丸破裂诊断可疑时,亦应尽早进行手术探查;即使术中未发现睾丸破裂,也可同时进行血肿清除及时引流,预防感染。术后托起阴囊,应用抗生素治疗。

手术时可取阴囊切口,清除血肿,对破裂的睾丸用可吸收缝线间断缝合睾丸白膜。对突出白膜外的睾丸组织应切除后再缝合。在睾丸肿胀严重时,可在睾丸其他部位切开减张后缝合裂口。缝合张力过大时可引起睾丸缺血而致睾丸萎缩。睾丸鞘膜内放置引流皮片。

三、外伤性睾丸脱位

当睾丸受暴力打击,脱离阴囊而至附近皮下时,称为睾丸脱位。睾丸脱位临床上较少见,脱位类型依暴力方向而定。浅部脱位时,睾丸被推至腹股沟、耻骨前、阴茎、会阴或大腿内侧皮下;深部脱位时,睾丸则被推向腹股沟管、腹部或股管。

(一)诊断

睾丸脱位多数发生在青年人。症状是会阴部外伤后剧痛、呕吐、检查发现阴囊空虚,脱位睾丸触痛,可扪及睾丸。此时应与隐睾鉴别,后者往往有明确病史。偶尔伤处血肿误认为是睾丸脱位,但阴囊内有睾丸存在。

彩色超声检查:患侧阴囊内空虚,于腹股沟管外环口外上方软组织内探及脱位睾丸回声。其轮廓清晰完整,但内部回声不均匀,血流分布稀少。

(二)治疗

睾丸脱位应尽早行睾丸复位,恢复睾丸的血液循环。对浅部脱位者可采取闭合手法复位;对深部脱位者,则手术复位,复位时应注意精索的位置,并作睾丸固定。对受伤当时未做出睾丸脱位诊断的晚期就诊者,外环达阴囊的通道已闭合消失,则需游离精索,使精索达到足够长度,重新建立到达阴囊底部的通道,并作睾丸固定。术后应定期随访,了解患者的睾丸情况。

睾丸脱位的同时可发生睾丸扭转或睾丸破裂,伤后常致睾丸萎缩,甚至有恶变的报道,必须引起重视。

临床上创伤性睾丸脱位常漏诊、误诊,主要有以下原因:①本病少见,临床医师对其认识不足,尤其非泌尿外科医师只注意了其他严重复合伤,往往不会仔细检查阴囊、睾丸情况。②伤后阴囊血肿致睾丸触诊不清。因此,对于有会阴部损伤或骨盆骨折者,尤其伴有会阴部剧烈疼痛、恶心、阴囊淤血肿胀而无尿道损伤时,应考虑创伤性睾丸脱位的可能,仔细检查阴囊。不能明确诊断者,可借助 B 超检查确诊,必要时 CT、放射性核素扫描检查。

四、附睾及输精管损伤

附睾及输精管位于腹股沟管和阴囊内,位置隐蔽且位于皮下环至睾丸后缘。附睾损伤常合并睾丸损伤,而输精管活动度大,极少发生闭合性损伤,临床上常见为医源性输精管损伤。究其原因:①疝囊与精索的解剖关系密切,疝修补时易造成输精管的损伤。②腹股沟区手术操作时术者往往只注重防止精索动、静脉损伤以免出血和术后睾丸萎缩而忽视了对输精管的保护。③小儿患者输精管纤细,不易辨认,易与疝囊一并切除。④特别是复发性斜疝再次修补术,解剖结构不清,更易损伤输精管。

输精管损伤占斜疝修补术的 1‰~5‰,隐睾固定术的 0.8‰。同时损伤双侧输精管者,会引起不育。

(一)诊断

单纯附睾损伤临床少见,主要见于合并睾丸损伤者,所以睾丸损伤患者应注意检查附睾的情况。对睾丸发育正常,儿时施行过腹股沟或盆腔手术,成年后无精子症或少精子症者,应考虑有输精管损伤的可能。

体格检查时发现,伤侧睾丸正常,附睾增大、肥厚,近睾丸端输精管增粗,部分患者可在外环附近扪及输精管残端或结节。

经皮的输精管造影可清楚地显示造影剂中断,远端输精管不显影。彩色多普勒近年来应用于医源原性输精管损伤的诊断,发现伤侧附睾增大,近端输精管增粗,管腔充盈,睾丸输出小管扩张,提示为精道梗阻声像。

(二)治疗

医源性输精管损伤一旦确诊,应行再通术。若输精管丢失段不长,可将睾丸上提精索缩短,行同侧或交叉的输精管或输精管附睾管吻合术。由于输精管损伤多发生在幼年,远端输精管发育滞后并有回缩倾向,因而断端通常在内环处。从外环到内环输精管走向固定、无伸缩性,采用常规吻合法较困难,可通过改变输精管行程予以修复,使输精管不经内环直接从外环引出,裁弯取直,节省了长段输精管,从而达到吻合目的。有学者通过尸体测量计算采用该通路可缩短输精管 5～9 cm。

关于医源性输精管损伤再通术的预后,文献报道再通率为 65%～88.9%,妊娠率为33.3%～39%。对于不能手术复通的患者可采用人工辅助生育技术。

第二节　阴茎损伤

一、病因

(一)直接暴力

阴茎勃起时,受到直接暴力(如打击、骑跨、被踢、挤压等)时,阴茎被挤于体外硬物或耻骨弓之间,易损伤,严重者可发生阴茎折断。

(二)锐器切割

阴茎被各种锐器切割而致。

二、分类

按有无皮肤损伤,可分为闭合性损伤和开放性损伤两种类型。

(一)闭合性损伤

1.阴茎挫伤

各种暴力均可造成阴茎挫伤,引起皮下组织或海绵体损伤,皮下组织淤血,皮肤水肿,严重时出现纺锤形血肿,多不伴有尿道损伤。

2.阴茎折断

又称阴茎海绵体破裂,是严重的阴茎闭合性损伤。阴茎勃起时,受到直接外力作用,造成阴茎海绵体周围白膜及阴茎海绵体破裂,可伴发尿道损伤。多见于 20～40 岁的青壮年,在手淫、粗暴性交(以女性上位性交时多见)等情况易发生。

阴茎折断一般为单侧阴茎海绵体白膜横行破裂,左右侧发生率相近,一般不超过海绵体周径的 1/2,最常见的损伤部位是阴茎远端 1/3。10%～20%同时伴有尿道破裂,20%～30%可波及两侧甚至尿道海绵体。尿道海绵体破裂往往与阴茎海绵体损伤部位在同一水平。

3.阴茎绞窄伤

常因好奇、性欲异常、精神失常或恶作剧等,将金属环、大号螺丝帽、线圈、橡皮筋等环状物套扎在阴茎上没有及时取下,或阴茎包皮上翻后没有及时复位,引起阴茎绞窄部末梢血液循环障碍,致组织水肿、缺血,严重时发生阴茎远端组织坏死。

4.阴茎脱位伤

阴茎脱位伤是指男性会阴部遭到挤压、阴茎在勃起时扭曲或在疲软时遭钝性暴力打击、过度牵拉或骑跨伤等时,或外力继续不停,可造成阴茎、尿道海绵体在冠状沟外与包皮发生环形撕裂,引起阴茎、耻骨韧带以及周围组织撕裂,阴茎脱离其皮肤,脱位到腹股沟、耻骨下部、大腿根部或阴囊会阴部的皮下，与存留原位的包皮分离，空虚无物。

(二)开放性损伤

开放性阴茎损伤多数发生于刀割伤、刺伤、枪弹伤、卷入机器、牲畜咬伤及其他意外损伤；精神病患者的自伤或他伤亦偶有发生。有时因粗暴的性行为发生包皮及其系带撕裂伤，造成包皮裂口和出血。

1.阴茎离断伤

临床少见，1929 年 Ehrich 首次报道。较常见的原因是受到性伴侣的报复，或牲畜咬伤，致使阴茎远端往往缺损。按其损伤程度，阴茎离断伤可分成阴茎部分离断伤或阴茎完全离断伤。

2.阴茎皮肤损伤

阴茎皮肤损伤类型有阴茎干全部皮肤撕脱伤、阴茎部分皮肤撕脱伤、阴茎皮肤刺伤、切割裂伤、烧灼伤等。

阴茎头表面皮肤菲薄，无移动性，很少发生撕脱伤。而阴茎体皮肤薄而松弛，有疏松的皮下组织，其移动性很大，较易发生撕脱伤。阴茎皮肤撕脱伤发生于机器损伤时，阴茎皮肤可同衣裤一起被转动的机器拉扯，从 Buck 筋膜外分离撕裂甚至撕脱，常发生于阴茎根部，止于冠状沟，又称之筒状撕脱伤。常伴有阴囊皮肤撕脱，由于阴茎深筋膜的保护，阴茎海绵体及尿道多不易受伤。

利器切割或弹片可造成阴茎皮肤切割伤或阴茎贯穿伤。

包皮系带撕裂的主要原因是阴茎皮肤受力超负荷，如手淫时动作过于剧烈；其次在新婚之夜，在性交时过于急躁而又凶猛，或因处女膜坚韧，或因阴道痉挛，在阴茎强行插入时，由于阻力的关系造成包皮牵拉包皮系带而引起包皮系带撕裂、包皮裂口和出血。包皮系带断裂多见于包皮系带过短或包皮过长者。

三、阴茎损伤的临床表现

阴茎损伤随外力作用方向、作用力大小和损伤类型而各有特点，主要的临床表现包括疼痛、肿胀、局部出血、尿血、排尿障碍等，甚至有休克表现。

(一)阴茎挫伤

患者感觉阴茎疼痛且触痛明显，能自行排尿。轻者皮下组织淤血形成青紫色瘀斑、阴茎肿胀，重者海绵体白膜破裂，形成皮下、海绵体或龟头肿胀，皮下出血及大小不等的血肿，使阴茎肿大呈纺锤形，疼痛难忍。若并发尿道损伤，则可见尿道流血或排尿障碍。

(二)阴茎折断

多发生于阴茎根部，可为一侧或双侧海绵体破裂。患者自己可感到局部组织破裂，在受伤的瞬间可听到阴茎部发出的响声，勃起的阴茎随即松软，血液由海绵体喷出至阴茎皮下，形成局部血肿，剧痛于活动时加重。局部肿胀，阴茎血肿，皮肤呈青紫色，若为一侧海绵体破裂，阴茎弯曲变形偏向健侧或扭曲，状如紫茄子。若出血形成较大的血肿压迫尿道时，可发生排尿困难。由于受阴茎筋膜限制，肿胀只限于阴茎部，若阴茎筋膜破裂，则血肿可扩至阴囊、会阴及下腹部。若并发尿道损伤，可有排尿困难，排尿疼痛，尿道口可见有血液流出，或发生肉眼性血尿。

(三)阴茎绞窄伤

可见阴茎上有套扎物,轻症者仅出现套扎物远端阴茎水肿、胀痛;如不解除病因,远端阴茎肿胀加重,继而发生缺血、坏死改变,如远端阴茎表面皮肤色泽变化、厥冷,疼痛加剧,感觉迟钝。当感觉神经坏死后,痛觉减弱。嵌顿处皮肤糜烂,同时伴有排尿障碍。

(四)阴茎脱位伤

一般表现为阴茎疼痛,周围软组织肿胀。局部特异体征有阴茎、尿道海绵体在冠状沟外与包皮发生环形撕裂,阴茎、耻骨韧带以及周围组织撕裂,阴茎脱离其皮肤,于腹股沟、耻骨下部、大腿根部或阴囊会阴部的皮下可发现或触及脱位的阴茎,存留原位的包皮分离,空虚无物,伤后可出现尿失禁。阴茎脱位伤多伴有尿道外伤及尿外渗,有时即使无尿道撕裂或断裂,因尿道挫伤较重,亦可有尿外渗及会阴部血肿。

(五)阴茎离断伤

阴茎离断后,因失血较多,患者面色苍白、四肢冰凉、血压下降,出现休克现象。离断阴茎残端出血明显,且不易止血。离断远端如为外伤或动物咬伤则创面不整齐,挫伤明显。如为刀剪切割伤,则创面整齐,切割伤患者皮肤及皮下组织受伤不会出现大出血,仅局限血肿;若深达海绵体组织可导致严重出血甚至休克。

(六)阴茎皮肤损伤

阴茎皮肤损伤若发生于衣裤连同阴茎皮肤一起被卷入各种类型机器,由转动的机器绞缠而撕脱皮肤时,则表现为撕脱伤呈脱手套式,常同时累及会阴部皮肤。受累皮肤表现有部分撕脱或阴茎干全周皮肤撕脱。部分撕脱的皮片特点多以会阴部皮肤为顶点,阴茎根部或耻骨联合为基边的三角形,深达会阴浅筋膜与白膜之间,一般不累及较深的阴茎海绵体等;完全撕脱则导致阴茎体裸露。

阴茎皮肤切割伤患者表现为局部皮肤、皮下组织或海绵体裂开或断裂,切口呈多种形态,伤口整齐,如仅累及阴茎皮肤及皮下组织时一般不会发生大出血,仅有局限血肿。

包皮系带撕裂伤最常见的部位在靠近龟头前端处,这是由于系带前端固定在龟头,后端连于阴茎皮肤,可移动。包皮系带撕裂伤可导致痛性勃起、性快感下降等严重后果,同时出现包皮裂口。

四、阴茎损伤的诊断

对阴茎损伤的诊断,一般根据外伤史及阴茎局部损伤情况,如皮肤瘀斑、裂口、出血、皮肤撕脱、阴茎肿胀、弯曲变形等表现,做出诊断一般不难。

(一)病史

有明确直接暴力史或锐器切割伤史,可出现阴茎局部疼痛、出血、肿胀畸形、缺损,严重者可出现休克。阴茎受到暴力打击以及骑跨伤时,阴茎被挤压于硬物和耻骨之间,常引起不同程度的阴茎损伤,特别是在阴茎勃起时受暴力打击或粗暴性交,闻及明显响声,为白膜破裂所致,且有剧痛感,阴茎随之软缩,继而出现肿胀,此即发生阴茎折断。阴茎折断常并发排尿困难,尿道海绵体损伤时可于排尿时发现尿瘘。阴茎脱位伤时根据受伤情况及阴茎形状,即可判断。阴茎绞窄伤应根据阴茎上的环状物及皮肤缺血、肿胀、坏死,即可判断。开放性阴茎损伤时,阴茎可见创面。

（二）辅助检查

B 超可确定阴茎白膜缺损处及阴茎折断者的破裂位置。阴茎海绵体造影可见海绵体白膜破损处有造影剂外溢。但是，该检查属有创性，且由于造影剂外渗，可引起严重的海绵体纤维化，及一定假阴性率和假阳性率，目前已较少应用。

对于有明确病史和体征，即使 B 超不能明确诊断，也不可轻易行海绵体造影，而应手术探查。

当患者出现尿道滴血或排尿困难时，应想到尿道损伤的可能，应行逆行尿道造影检查，造影剂外溢可明确诊断。

五、阴茎损伤的治疗

阴茎损伤的治疗，应尽量保存有活力的组织，特别是海绵体，以利再植或再造，考虑性功能的恢复和排尿功能。术后应加强抗感染治疗，给予适量的雌激素，防止术后阴茎勃起。

（一）阴茎挫伤

无尿道损伤的轻度阴茎挫伤仅需适当休息、止痛、阴茎局部抬高如用丁字带兜起阴囊和阴茎、预防感染、辅以理疗。

急性期仍有渗血时，可冷敷，出血停止后，用热敷促进血肿吸收。给予抗生素，以防止感染。

较严重的挫伤，如皮下继续出血，血肿增大，应穿刺或切开引流，放出积血，必要时结扎出血点，并轻轻挤压阴茎海绵体，以防止血肿机化。如就诊较晚，血肿液化或并发感染形成脓肿或气肿时，可切开引流或穿刺放脓。

（二）阴茎折断

阴茎折断治疗原则是恢复阴茎海绵体的连续性，彻底清创，控制出血，防止海绵体内小梁间血栓形成。治疗上目前主张早期手术，以免血肿扩大，继发感染，形成纤维瘢痕，导致疼痛和阴茎成角畸形而影响性生活。治疗方法包括手术和保守治疗。

1.保守治疗

20 世纪 70 年代前多采用非手术治疗，包括镇静止痛、留置导尿管、阴茎加压包扎。局部先冷敷，24 小时后改热敷，并给予口服雌激素，静脉输注或口服抗感染药治疗；为防止纤维化，有些医师还给患者链激酶或胰蛋白酶，口服羟基保泰松等。然而，这些治疗方法的效果却难以评价，而且阴茎肿胀消退缓慢，患者住院时间长，并发症发生率高达 29％～53％，主要包括血肿扩大、继发感染形成脓肿、阴茎成角畸形、阴茎纤维化、局部遗留有瘢痕硬结及阴茎勃起不坚、阴茎勃起疼痛、性交困难、ED 等。因非手术治疗所导致勃起功能障碍等并发症发生率较高，目前多主张手术治疗。对于阴茎弯曲不明显、血肿轻微的患者或只有尿道海绵体损伤的患者，可以采取保守治疗。

2.手术治疗

不仅可以降低损伤后并发症的发生率，而且可以使患者阴茎功能早日恢复，一般术后 10 天内阴茎肿胀消退，术后性功能恢复良好。手术有传统的修复术式和改良的修复术式。

传统的修复术式采用距冠状沟 1 cm 处阴茎皮肤环形一周切口，并使其翻转至阴茎根部，清除血肿，术中可充分探查 3 条海绵体情况，显露损伤部位，有效清除血肿，结扎出血点，以免血肿机化形成纤维瘢痕导致阴茎勃起功能障碍、阴茎成角畸形而影响性生活。白膜破裂处用丝线或可吸收线间断缝合修补。该手术方法具有暴露充分、利于寻找白膜破口、同时修补双侧阴茎海绵体及尿道等优点,故对不能确诊的、并发尿道损伤的患者采用此种方法较好。

改良的阴茎折断修复术式即在阴茎根部结扎橡皮筋阻断血流后,在折断部位行半环形切开阴茎皮肤,挤出积血,清除血肿,找到白膜及海绵体破裂处,应用 3-0 可吸收线间断缝合修补。手术的关键是确定海绵体破裂的具体部位,方法包括:阴茎血肿最明显处;阴茎弯曲变形的凸出处;触诊阴茎有明确、孤立包块或硬结处;术前彩超检查结果。术后往往会形成阴茎向折断缝合处背侧的弯曲。手术处理时间越晚,越难恢复阴茎原状,甚至导致阴茎勃起功能障碍。本术式克服了传统的环形冠状沟切口式式手术创伤大、时间长的缺点,值得推广应用。

(三)阴茎绞窄伤

阴茎绞窄伤治疗原则是尽快去除绞窄物而不附加损伤,改善局部循环。处理的关键是尽快去除绞窄物。

对软性绞窄物如丝线、橡皮筋、塑料环等可剪断去除,如被皮肤包埋,可在局麻下从正常皮肤开始到水肿区做一纵行切口,即可切断之。对绞窄物为钢圈、螺丝帽等硬性环圈可采取台钳夹碎或钢丝剪锯裂等措施,对于阴茎包皮嵌顿环可采用手术松解。绞窄时间长,皮肤极度水肿出血坏死者,可将坏死皮肤切除,创面用带蒂阴囊皮瓣移植或游离中厚皮片移植。对已造成阴茎坏疽者,则考虑择期行阴茎再造术。

金属环阴茎绞窄伤是常见的一种,根据金属材料和形状特征以及嵌顿的严重程度,所选方法有所不同。

1.断环取出法

对薄而较软的金属环,可以采用专门剪刀将环切断两处。但是,金属越硬越不易切断。常用的工具有线锯、牙科砂轮等。操作时,由于金属切割金属要产生高温,故必须同时给予生理盐水降温,避免局部烧伤。

2.减压取环法

消毒阴茎包皮,用一次性针头多处刺入包皮,再用纱布包好阴茎握在手中轻轻按摩,使包皮内积液经小孔渗出,包皮萎缩。然后,用粗针头直刺阴茎海绵体内,抽吸出阴茎海绵体内的积血 50~80 mL,阴茎体积明显缩小。最后,涂上液状石蜡,一手固定金属环,一手在环上方,牵拉阴茎包皮向上移,即可取下完整的金属环。

3.带子缠绷取环法

适用于阴茎水肿不严重者。首先在水肿处切许多小切口,使组织中液体排出;然后取长而窄的布条,紧贴环之远端向龟头方向缠绕 2~3 cm,将布条近端从环和阴茎皮肤间送至环的近侧。此时,在缠好的布带表面涂润滑剂,术者边向远端缠绕,边向远端滑动金属环,并边松开近端之布条,直至环由远端脱下为止。

4.手术法

如已有嵌顿远端阴茎皮肤坏死者,或金属环既不能摘除也不能切断,则应将金属环至冠状沟之间 Buck 筋膜表面的阴茎皮肤和皮下组织切除,这样金属环即可滑出。去除环状物后,必须估计阴茎体的坏死程度。行耻骨上造瘘引流尿液,局部彻底清洁,再涂抹磺胺米隆醋酸酯和磺胺嘧啶,每天两次。这种处理持续到坏死区分界线清楚为止。必要时,可行阴茎部分切除术。

全身使用抗生素抗感染。局部可注射透明质酸酶、肝素等,以防血栓形成。

(四)阴茎脱位伤

阴茎脱位伤应及早清创、止血,去除血肿,将阴茎复位,并固定于正常位置。有尿道损伤者按尿道损伤处理,必要时行耻骨上造瘘。如阴茎复位困难或支持组织撕裂严重时,可进行手术复位,缝合支持韧带。

预后取决于早期发现和及时处理。因为这类患者常在严重挤压伤后发生,由于体检的疏忽,常未能及时发现,得不到及时处理。如能及时发现并明确诊断,将阴茎、尿道海绵体复位到袖筒式的包皮内,并行修复包皮,则预后良好。

(五)阴茎皮肤损伤

治疗方法根据阴茎皮肤损伤的范围、损伤程度和邻近皮肤状况而定。原则上伤后应立即修补,因延期修补会导致瘢痕形成、挛缩和生殖器畸形。处理前需仔细检查损伤范围、深度、阴茎海绵体、尿道海绵体是否完整,阴囊及阴囊内容物是否受累等。

首先应彻底清创,剪除无活力的组织。对阴茎皮肤缺损近侧有活力的组织要尽量保留,但远侧皮肤及包皮则须切除,即使有活力也要剪除至距阴茎头 2~3 cm 处,以防术后淋巴水肿。

1.刺伤及切割伤

因其伤口不大,彻底清创后一期缝合,多可愈合。对于较少阴茎皮肤缺损者,清创后创缘皮肤稍做游离行无张力缝合。因阴茎皮肤血循环丰富,有利于伤口的愈合,故凡有活力的组织应尽可能保留。

2.阴茎皮肤撕脱伤

对于阴茎皮肤部分撕脱伤者,先彻底清洗创面,尽可能清除污染坏死组织,保留有生机的皮肤及组织。若撕脱皮肤与正常组织相连,且色泽无明显变化者,可在清创时尽量保留,并将皮肤与皮下组织缝合。术后包扎要求恰到好处,不宜过紧,数天后撕脱皮肤便可以复活。因此对于阴茎皮肤缺损<2/3、撕脱皮肤血液循环良好者,特别是年轻人,最好采用直接缝合。

如果创面已经发生感染,应将丧失生机的感染组织清除,每天更换两次湿敷料。待感染被控制,创面长出健康肉芽组织之后,于 5~7 天行成形手术。

阴茎皮肤缺损时,无论皮片移植还是将近侧皮肤延长覆盖创面,阴茎远端残留之皮肤必须切除直达冠状沟 3~5 mm 处,否则将来会形成象皮肿,影响外形及功能。

皮肤缝于阴茎背侧还是腹侧,尚无统一意见。缝于腹侧者外形近似于正常,唯恐日后瘢痕收缩产生腹曲;缝于背侧时,虽然外观差些,但却无上述之虑。术后阴茎保持背侧位,第 5 天换敷料,检查伤口。若阴囊完好,也可用阴囊皮肤做隧道状阴茎包埋,露出龟头,过 3~4 周后再与阴囊分离成形。也可采取带血管蒂阴囊皮瓣修复阴茎皮肤缺损,使其一期愈合。尿道内需留置导尿管引流尿液,防止尿液浸湿敷料而发生感染。

阴茎皮肤完全撕脱者,多伴有阴囊皮肤损伤或撕脱,则应切除后采用其他部位皮肤植皮。可采取大腿内侧、腹股沟区或下腹部带蒂皮瓣植皮,亦可采取中厚皮片游离植皮。其中,以下腹部皮瓣较好。该处皮瓣具有移动性好、抗感染力强、成活率高,且术后半年即可恢复感觉。皮肤移植者皮肤对接处不宜对合成直角,以利于愈后的性生活,如皮片移植处位于海绵体缝合处,则应放置引流物,同时合理地使用抗生素控制感染,提高移植皮肤的存活率。

皮肤撕脱伤的患者如伴有尿道损伤,应尽可能吻合尿道并保持阴茎形态,必要时施行耻骨上膀胱穿刺造瘘。

如同时伴有阴囊皮肤缺损者,因组织顺应性强,弹性大,即使缝合时有张力,也应将所剩皮肤缝于一起,包裹其内容。数月之后,阴囊即可恢复正常大小。阴囊皮肤全部丧失时,可暂时把两侧睾丸置于股内侧皮下浅袋内。据观察该处温度低于腹腔和腹股沟部位的温度,不会影响精子生成。尽管如此,对年轻患者仍应尽量行阴囊成形术为宜。

3.阴茎皮肤烧灼伤

原则上先采取保守治疗,在组织活力未能明确判断之前,积极预防或控制感染,待丧失生机组织分界明显后,可切除坏死组织,并立即植皮,必要时可行带蒂皮瓣植皮。

4.阴茎切割伤

切伤浅且未伤及海绵体白膜者按一般软组织切割伤处理;切割深累及海绵体时,对因严重出血而致休克者,应及时采取防治措施,动脉出血者应立即缝合止血,海绵体渗血者,可连同白膜一起缝合压迫止血,并积极纠正休克。

5.包皮系带撕裂伤

如包皮裂口不大、系带撕裂不严重、出血不多者,经局部清洗,包扎即可愈合。如裂口较大、系带撕裂严重、出血不止者应急诊手术缝合止血,术后一部分人伤口愈合良好;一部分人可能愈合不佳,使系带处形成瘢痕或系带过短,可能造成以后阴茎勃起时弯曲或疼痛。

(六)阴茎离断伤

阴茎离断伤的治疗包括阴茎的修复、恢复排尿功能及性功能等。其治疗效果因受伤部位、程度、缺血时间和治疗方法而异,迄今尚无统一的治疗方案,但均强调吻合血管的再植术。

对于出血性休克者,需立即给予输血补足血容量,纠正休克后再行手术处理。

牲畜咬伤所致阴茎损伤,远端往往缺失,而不能行再植术,对于此类患者由于阴茎血运丰富,愈合能力较强,应尽量保留残端尚有生机的组织,尤其是保存海绵体,以备做阴茎再造术。妥善处理尿道,可行耻骨上膀胱穿刺造瘘。对牲畜咬伤者还应注意对破伤风及狂犬病的防治。

1.阴茎再植术

对所有阴茎离断伤,都应考虑行阴茎再植术。进行清创处理后,若阴茎离断时间短,边缘整齐,切下的阴茎未遭到进一步的破坏时,可及时施行阴茎再植手术。

应用显微外科技术吻合阴茎动脉及阴茎浅、深静脉、白膜和尿道,效果确切。阴茎离断后距再植的时间以 6 小时为"临界点",但国内已有许多超过 6 小时再植成功的报道,故目前认为对阴茎离断伤,只要不是外伤严重或远端丢失,都应争取再植,不应随意放弃。如有尿道海绵体、部分皮肤或阴茎海绵体相连,则再植的成功机会明显增加。

手术时对离体部分阴茎应妥善处理,最好能在入院途中将离体部分保存于抗生素冰盐水中。患者入院后,应争取尽早手术,远端用盐水或林格液加抗生素肝素冲洗液灌洗,不健康皮肤尽量清除,尽量用近侧皮肤或皮瓣行皮肤修复。仔细清创,尽量避免盲目结扎血管,行耻骨上造瘘,通过离断远端尿道插入一根 Foley 导尿管,再通过断离近端进入膀胱,使阴茎结构形成一直线。以尿管为支架,首先用 3-0 肠线间断吻合尿道海绵体 4~6 针,勿穿透尿道黏膜,以促进肠线吸收,防止感染及尿漏,吻合后拔除尿管。其次缝合阴茎海绵体,为下一步吻合血管提供必要的稳定性。再应用显微外科技术用 10-0 尼龙线显微吻合海绵体动脉,再吻合白膜,继而吻合阴茎背动脉、静脉及神经、浅筋膜、皮肤。可不必结扎或吻合阴茎深动脉,手术成功的关键是要保证一支海绵体动脉及阴茎背静脉吻合成功。常规行耻骨上膀胱造瘘,术后阴茎背伸位宽松包扎,有利于静脉和淋巴回流,必须把吻合好的阴茎固定在身体的适当位置,避免受压和痛性勃起,术中及术后需广谱抗生素和抗凝血治疗。口服雌激素防止阴茎勃起。

如伤口血管遭到进一步的破坏,无法进行动静脉吻合,单纯行清创缝合阴茎海绵体和尿道海绵体、Buck 筋膜和皮肤。虽然可以借助于远近两端海绵体来沟通血运使 3 个海绵体可能存活,但龟头和阴茎远端皮肤可能坏死。如阴茎远端皮肤缺损较多,而海绵体能得到再植,可于吻合后将阴茎包埋在阴囊皮下或行中厚皮片植皮。如阴茎缺失,创口应清创,一期缝合创面或用断层皮肤封闭创面。在伤后 1～3 个月再行带蒂管形皮瓣阴茎再建手术。可使患者站立排尿,如安装软骨或假体,还可性交。行阴茎再植术后可能发生一些并发症,其发生率由高到低依次为皮肤坏死、尿道狭窄、阴茎远端感觉不良、尿瘘、尿道坏死、阳痿。对于手术失败者,只能进行阴茎再造术。

由于阴茎的血液供应特点,未经吻合血管的再植阴茎是可以成活的。不完全离断的病例,即使仅有少数皮肤相连,其术后皮肤坏死发生率偏低;而完全离断的病例,较易发生皮肤坏死。手术吻合血管可以使皮下血液循环很快恢复,因此可以减少皮肤坏死;而不吻合血管者,其远端阴茎皮肤血供主要靠血流透过海绵体及皮下组织来提供,增加了皮肤缺血时间,导致皮肤坏死。另外,行血管吻合的病例其并发症发生率明显低于吻合海绵体和尿道的病例。所以,在阴茎再植术中应采用显微外科技术行血管吻合,减少皮肤坏死等情况。

对于婴幼儿阴茎离断伤,是否行血管神经吻合,尚无一致意见。由于婴幼儿血管神经纤细,吻合特别困难,一定程度增加了显微技术的难度。有报道未行血管神经吻合的婴幼儿阴茎再植术,术后阴茎勃起,皮肤感觉无异常,无排尿困难,效果较好,但缺乏远期随访报道。

2.清创缝合术

于阴茎损伤严重,损伤时间太长,就诊医院的医疗技术力量确实不能实施阴茎再植术,则应先行清创缝合术,待以后择期行阴茎再造术。

3.阴茎再造术

阴茎再造术可分为传统阴茎再造术和现代阴茎再造术两类。

传统阴茎再造术包括利用腹部皮管阴茎再造、腹中部皮瓣阴茎再造、大腿内侧皮管阴茎再造等。传统阴茎再造术是一种技术复杂,需要分期完成的手术,其中某一次手术的失败都可能前功尽弃,因此这类手术需要由有经验的整形外科医师来完成。目前可应用显微外科进行的阴茎再造,体表许多游离皮瓣的供区都可游离移植进行阴茎再造。可以进行游离移植或岛状移植阴茎再造的皮瓣很多,如前臂游离移植阴茎再造、下腹部岛状皮瓣移植阴茎再造、脐旁岛状皮瓣移植阴茎再造及髂腹股沟皮瓣移植阴茎再造等。

腹部双皮管阴茎再造术属于传统阴茎再造术,一般需历经皮管成形、皮管转移、尿道及阴茎体成形、支撑物植入等几个阶段,历时较长。但对于不适合用皮瓣法移植的病例,仍不失为是一种可供选择的方法。该术式分四期完成。

(1)第一期皮管成形术:第一期皮管成形术于两侧腹壁各设计一皮管。左侧腹壁制备一条较大的斜行皮管,切口长 17～20 cm,宽约 8.5 cm;右侧腹壁制备一条较小的皮管,长 12～

15 cm,宽约 4.5 cm。两条皮管的下端靠近耻骨联合部位,以便后期转移。

(2)第二期皮管转移术:第二期皮管转移术在第一期手术后 3~4 周,切断大皮管上端,缝合腹壁创面。在距尿道外口 0.5 cm 处做一与皮管横断面相应大小的创面,将大皮管扭转一定角度并与尿道外口上方所做创面缝合。注意缝合后应使皮管缝合处位于侧方。

(3)第三期阴茎体和尿道成形术:第三期阴茎体和尿道成形术于第二期手术后 5~8 周,经皮管夹压训练,确定有充分的血供建立后进行。切断大小皮管的下端,将两皮管靠拢,在两皮管的对合面上,从尿道口开始各做两条平行切口,直达皮管的游离端,大皮管平行切口宽约 1.5 cm,小皮条宽约 1.1 cm,做成尿道,使缝合后能包绕 16~18 号导尿管。将切口边缘两侧皮下略做分离并剪除多余的皮下组织,将相对的切口内侧缘以 3-0 线做真皮层的缝合,形成新尿道。再将大小皮管的外侧缘各做相对缝合,形成阴茎。

(4)第四期阴茎头成形及支撑物植入术:第四期阴茎头成形及支撑物植入术于第三期手术后 3 个月进行。在修复再造阴茎末端做阴茎头时,可在阴茎背部及两侧,距末端约 4 cm 处做 3/4 环状切口,并削除宽约 0.5 cm 的表层皮肤,游离远端创缘,重叠于切除表皮部的创面上进行缝合。也可在阴茎体远端两侧各切除 1~1.5 cm V 形皮肤,缝合后呈圆锥形酷似龟头。于再造阴茎根部一侧做一切口,在再造阴茎和尿道皮管之间分离一隧道,将阴茎海绵体残端劈开,以自体肋骨和硅胶作为支撑物,插入劈开的海绵体残端纵隔内并缝合固定。

对于阴茎损伤的预防,应尽可能避免暴力和锐器损伤阴茎。若系精神患者应积极治疗好精神病,这是唯一的预防措施。

第三节　前尿道损伤

一、病因

(一)尿道外暴力闭合性损伤

此类损伤最多见,主要原因是会阴部骑跨伤,损伤前尿道的尿道球部。典型的会阴部骑跨伤多发生于高处跌落或摔倒时,会阴部骑跨于硬物上,或会阴部踢伤、会阴部直接钝性打击伤,球部尿道被挤压在硬物与耻骨下缘之间,造成球部尿道损伤,少数伤及球膜部尿道。阴茎折断伤者有 10%~20% 并发尿道损伤,阴茎折断伤发生在勃起状态时,在性生活时突发阴茎海绵体破裂,可能同时有前尿道损伤。

(二)尿道内暴力损伤

多为医源性损伤,由于经尿道手术或操作的增多,近年此类损伤有增加趋势。前后尿道均有可能被损伤,大部分是尿道内的器械操作损伤,保留导尿时导尿管的压迫、感染和化学刺激,导尿管气囊段未插到膀胱而充盈气囊或气囊未抽尽强行拔出气囊导尿管、经尿道前列腺或膀胱肿瘤切除等操作和输尿管镜检查通过尿道时和尿道内尖锐湿疣电灼有时会发生前尿道损伤,有的前尿道损伤当时未发现,过一段时间后直接表现为前尿道狭窄,尿道外口附近的尖锐湿疣电灼易引起尿道外口狭窄。尿道内异物摩擦也会引起尿道黏膜损伤。

(三)尿道外暴力开放性损伤

枪伤和刺伤等穿透性损伤引起,但少见,偶可见于牲畜咬伤、牛角刺伤,往往伤情重,并发症多,治疗较为困难。儿童包皮环切术后有少数出现尿瘘和尿道外口损伤。阴茎部没有感觉的截瘫患者使用阴茎夹时间过长可能引起阴茎和尿道的缺血坏死性损伤。

(四)非暴力性尿道损伤

较为少见,常见原因有化学药物烧伤、热灼伤等。体外循环的心脏手术患者有出现尿道缺血,此后可能出现长段尿道狭窄。胰腺或胰肾联合移植胰液从尿液引流者由于胰酶的作用有出现尿道黏膜损伤甚至前尿道断裂的报道。

二、病理

(一)按损伤部位

包括球部尿道损伤、阴茎部尿道损伤和尿道外口损伤。球部尿道起于尿生殖膈,止于阴茎悬韧带,位于会阴部比较固定,是前尿道易损伤的部位,常由骑跨伤引起损伤。阴茎部尿道是全尿道最为活动的部分,较不易发生损伤,尿道外口损伤常由于尿道外口附近的手术引起。

(二)按损伤程度

1.尿道挫伤

仅为尿道黏膜或尿道深入海绵体部分损伤,局部肿胀和淤血。

2.尿道破裂

尿道部分全层裂伤,尚有部分尿道连续性未完全破坏。

3.尿道断裂

尿道伤处完全断离,连续性丧失,其发病率为全部尿道损伤的40%～70%。

(三)病理分期

分为损伤期、炎症期和狭窄期,详见前一节。

三、临床表现

阴茎或会阴部的损伤都要怀疑有前尿道损伤的可能,如果阴茎或会阴部没有瘀斑或青肿,尿道外口也无滴血,插入导尿管保留导尿作为进一步排除前尿道损伤的方法,常是诊治急症患者的重要措施。

(一)尿道滴血及血尿

为前尿道损伤最常见症状,75%以上的前尿道损伤有尿道外口滴血。前尿道损伤患者在不排尿时即有血液从尿道口滴出或溢出,或出现尿初血尿,特别是伤后第一次排尿见初血尿强烈提示有前尿道损伤的可能。尿道黏膜的挫裂伤可出现较大量的血尿,尿道完全断裂有时反而可仅见到少量血尿。

(二)疼痛

前尿道损伤者,局部有疼痛及压痛,排尿时疼痛加重向阴茎头及会阴部放射。

(三)排尿困难及尿潴留

轻度挫伤可无排尿困难,严重挫伤或尿道破裂者,因局部水肿或外括约肌痉挛而发生排尿困难和尿痛,有时在数次排尿后出现完全尿潴留,尿道断裂伤因尿道已完全失去连续性而完全不能排尿,膀胱充盈,有强烈尿意,下腹部膨隆。

(四)血肿及瘀斑

伤处皮下见瘀斑。会阴部骑跨伤患者血肿可积聚于会阴及阴囊部,会阴阴囊肿胀及青紫。阴茎折断伤引起的前尿道损伤患者出现袖套状阴茎肿胀说明 Buck 筋膜完整,若出现会阴部蝶形肿胀说明 Buck 筋膜已破裂,血肿被 Colles 筋膜所局限。

（五）尿外渗

尿外渗的程度取决于尿道损伤的程度及伤后是否频繁排尿。伤前膀胱充盈者尿道破裂或断裂且伤后频繁排尿者尿外渗出现较早且较广泛。一般伤后尿道外括约肌痉挛，数小时内不发生尿外渗，多在 12 小时后仍未解除尿潴留者才出现尿外渗。尿外渗未及时处理或继发感染，导致局部组织坏死、化脓，出现全身中毒症状甚至全身感染，局部坏死后可能出现尿瘘。

（六）休克

前尿道损伤一般不出现休克，并发有其他内脏损伤或尿道口滴血和血尿重而时间长者也应观察患者血压、脉搏、呼吸和尿量等，密切注意有无休克发生。

四、诊断

前尿道损伤的诊断应根据外伤史、受伤时的体位、暴力性质等病史；尿道外口滴血、血尿、局部疼痛和排尿困难等临床症状；阴茎和会阴尿外渗及血肿等体征，结合尿道造影或其他 X 线检查等明确诊断。

（一）外伤史和临床表现

会阴部骑跨伤、尿道内操作或检查后出现尿道出血、排尿困难者首先要想到尿道损伤。伤后时间较长者耻骨上能触到膨胀的膀胱。会阴部骑跨伤者绝大部分为尿道球部，一般临床症状较轻，伤员都可持重及步行，很少发生休克，可表现为尿道外口滴血，不能排尿，尿外渗和血肿引起的阴茎或会阴肿胀，Buck 筋膜完整时仅表现为阴茎肿胀，Buck 筋膜破裂后 Colles 筋膜作为尿外渗或血肿的限制组织，形成会阴阴囊血肿，有时见会阴部典型的蝶形肿胀。女性尿道损伤罕见，但骨盆骨折患者出现小阴唇青肿者应注意有尿道损伤的可能。

（二）尿道造影

怀疑前尿道损伤时逆行尿道造影是首选的诊断方法。逆行尿道造影可以清晰和确切地显示尿道损伤部位、程度、长度和各种可能的并发症，是一种最为可靠的诊断方法。摄片时首先摄取骨盆平片后，45°斜位，应用水溶性造影剂，在尿道充盈状态下行连续动态摄片，无法进行实时动态摄片时应进行分次摄片，每次注入 60% 碘剂 10～20 mL，在急症抢救室也能进行。临床上诊断有前尿道损伤的患者若逆行尿道造影正常可诊断为前尿道挫伤，有尿外渗同时有造影剂进入膀胱者为前尿道部分裂伤，有尿外渗但造影剂不能进入膀胱者可诊断为前尿道完全断裂。

（三）导尿检查

尿道挫伤或较小的破裂患者有可能置入导尿管，但要有经验的泌尿外科专科医师进行，仔细轻柔地试放导尿管，如果置入尿管较为困难，应该马上终止，在确定已放入膀胱前不能充盈气囊，一旦置入不可轻易拔出，导尿管留置 7～14 天，拔除导尿管后常规做一次膀胱尿道造影。拔管后仍有出现尿道狭窄的可能，要密切随访，轻度的狭窄可以通过定期尿道扩张达到治疗目的。另有许多学者认为诊断性导尿有可能使部分尿道裂伤成为完全裂伤，加重出血并诱发感染，还有可能使导尿管从断裂处穿出，而误认为放入膀胱并充盈气囊导致进一步加重损伤，因此在诊断不明时不要进行导尿检查，若有尿潴留应采用耻骨上膀胱穿刺造瘘。

（四）超声检查

超声可评价会阴及阴囊血肿范围、是否伴有阴囊内容物的损伤、膀胱的位置高低和膀胱是否充盈等情况。特别在进行耻骨上膀胱穿刺造瘘前，了解膀胱充盈度和位置有较大价值。近年报道超声在了解尿道周围和尿道海绵体纤维化方面有潜在优势。

(五)膀胱尿道镜检查

膀胱尿道镜检查是诊断尿道损伤最为直观的方法,单纯的急症诊断性膀胱尿道镜检查尽量不做,应由经验丰富的泌尿外科医师进行,同时做好内镜下尿道会师术的准备,用比膀胱镜细的输尿管镜检查尿道更有优势。女性尿道短不适合尿道造影检查,尿道镜检查是诊断女性尿道损伤的有效方法。

五、治疗

前尿道损伤的治疗目标是提供恰当的尿液引流,恢复尿道的连续性,有可能时争取解剖复位,把形成尿道狭窄、感染和尿瘘的可能性降低到最低。

(一)前尿道灼伤

当腐蚀性或强烈刺激性化学物质进入尿道时,有剧烈疼痛应立即停止注入,嘱患者排尿以排出残留在尿道内的化学物质,并用等渗盐水低压灌注尿道进行冲洗。给予强效止痛剂,避免留置导尿管,排尿困难者行耻骨上膀胱造瘘引流尿液。无继发感染者2周后开始定期尿道扩张,防治尿道狭窄,狭窄严重尿道扩张治疗失败者行手术治疗。

(二)前尿道挫伤

轻微挫伤,出血不多排尿通畅者密切观察。出血较多者,局部加压与冷敷,排尿困难或尿潴留者保留导尿7~14天。

(三)前尿道破裂与断裂

轻度破裂无明显尿外渗和血肿且能插入导尿管者,保留导尿管1~2周后拔除,以后间断尿道扩张。若导尿失败、有明显血肿或尿外渗者均应行急症尿道修补或端端吻合术。尿道修补或端端吻合术是治疗前尿道破裂或断裂的最好方法,愈合后很少需要进行尿道扩张治疗。血流动力学稳定的无泌尿生殖器官以外脏器损伤的开放性前尿道损伤也必须行前尿道修补或吻合术,缝合时要用细的缝合材料,缝合足够的尿道海绵体,利用周围血供丰富的组织覆盖避免尿瘘形成,较重的部分裂伤和完全断裂可作修剪再吻合术,需要做移植或皮瓣的长段尿道缺损不宜在急症手术进行,因为污染和不良血供将影响此类手术的效果,若术中探查发现尿道缺损范围大不能作一期吻合或损伤已过72小时者仅行耻骨上膀胱造瘘术及尿外渗引流术,2~3个月后再视情况决定行择期性尿道修复手术。

第四节　　后尿道损伤

一、病因

(一)尿道外暴力闭合性损伤

此类损伤最多见,主要是骨盆骨折。4%～14%的骨盆骨折伴有后尿道损伤,80%～90%的后尿道损伤伴有骨盆骨折。后尿道损伤中65%的是完全断裂,另外10%～17%的后尿道损伤患者同时有膀胱损伤。

骨盆骨折的常见原因是交通事故、高处坠落和挤压伤,损伤部位在后尿道,常伴其他脏器的严重创伤。不稳定骨盆骨折比稳定骨盆骨折损伤后尿道多,坐骨耻骨支的蝶形骨折伴骶髂关节骨折或分离时后尿道损伤的机会最大,其次为坐骨耻骨支的蝶形骨折、Malgaigne's骨折、同侧坐骨耻骨支骨折和单支坐骨或耻骨支骨折。后尿道有两处较为固定,一是膜部尿道通过尿生殖膈固定于坐骨耻骨支,另一是前列腺部尿道通过耻骨前列腺韧带固定于耻骨联合。骨盆骨折时,骨盆变形,前列腺移位,前列腺从尿生殖膈处被撕离时,膜部尿道被牵拉伸长,耻骨前列腺韧带撕裂时更甚,最终使尿道前列腺部和膜部交界处部分或全部撕断,全部撕断后前列腺向上方移位,尿道外括约肌机制可尿生殖膈也撕裂时可伤及球部尿道,前列腺背侧静脉丛撕裂时引起严重的盆腔内血肿使前列腺向上和背侧推移,活动度较大的膀胱和前列腺之间的牵拉可引起膀胱颈损伤,骨盆骨折碎片刺破尿道很少见。另一种观点认为尿道球部和膜部交界处较为薄弱,损伤往往发生于此处,尿道的前列腺部、膜部和外括约肌为一个解剖单位,骨盆骨折时此解剖单位移位,牵拉膜部尿道,而球部尿道相对固定于会阴筋膜上,使尿道的膜部和球部交界处撕裂,严重时损伤延伸到球部尿道。另外高达85％的尿道损伤患者行尿道成形手术后尿道外括约肌保存完好也支持后一种观点。

膀胱颈部、前列腺部尿道损伤通常仅发生于儿童,而且儿童发生坐骨耻骨支蝶形骨折、Malgaigne骨折和坐骨耻骨支的蝶形骨折伴骶髂关节骨折比成人多见。骨折儿童骨盆骨折时损伤尿道机制有两种可能:一种是活动的膀胱和相对固定的前列腺之间的牵拉而损伤膀胱颈部和尿道;另一种是儿童前列腺未发育,前列腺部尿道短,与成人一样的机制撕裂损伤膜部尿道时蔓延到前列腺部尿道和膀胱颈部。尿道损伤离膀胱颈部越近,发生创伤性尿道狭窄、勃起功能障碍和尿失禁的机会越大。

骨盆骨折损伤女性尿道极少见,约占骨盆骨折的1％。女性尿道短,活动度大,无耻骨韧带的固定,不易受伤。女性尿道损伤大部分是尿道前壁的部分纵行裂伤,完全裂伤常位于近膀胱颈部的近端尿道,常伴阴道和(或)直肠撕裂伤,所以女性尿道损伤患者应常规作阴道与直肠检查。女性尿道损伤机制通常由骨盆骨折碎片刺伤引起,而非男性那样的牵拉撕裂伤。

(二)尿道内暴力损伤

多为医源性损伤,由于经尿道手术或操作的增多,近年此类损伤有增加趋势。大部分是尿道内的器械操作损伤,保留导尿时导尿管气囊段未插到膀胱就充盈气囊或气囊未抽尽就强行拔出气囊导尿管,或经尿道前列腺或膀胱肿瘤切除等操作和输尿管镜检查通过尿道时和尿道内时,或尖锐湿疣电灼时,均有可能发生尿道损伤,有的尿道损伤当时未发现,过一段时间后直接表现为尿道狭窄,尿道内异物也会引起尿道黏膜损伤。

(三)尿道外暴力开放性损伤

枪伤和刺伤等穿透性损伤引起,但少见,偶可见于牲畜咬伤、牛角刺伤,往往伤情重,并发症多,治疗较为困难。妇科或会阴手术有损伤尿道的可能,近年有报道经阴道无张力尿道中段悬吊术患者在术中或术后损伤尿道。长时难产尿道和膀胱颈部也有可能受压引起缺血性尿道和膀胱颈部损伤。

(四)非暴力性尿道损伤

较为少见,常见原因有化学药物烧伤、热灼伤、放射线损伤等。体外循环的心脏手术患者有出现尿道缺血和发生尿道狭窄的可能,胰腺或胰肾联合移植胰液从尿液引流者由于胰酶的作用有出现尿道黏膜损伤甚至尿道断裂的报道。

二、病理分类

(一)按损伤部位

包括膜部尿道损伤和前列腺部尿道损伤。可分为四型：Ⅰ型是后尿道受盆腔内血肿压迫与牵拉伸长,但黏膜完整。Ⅱ型是后尿道损伤指泌尿生殖膈上方前列腺和(或)膜部尿道撕裂伤。Ⅲ型是后尿道完全裂伤伴有尿生殖膈的损伤。Ⅳ型是膀胱颈损伤累及后尿道(图8-3)。

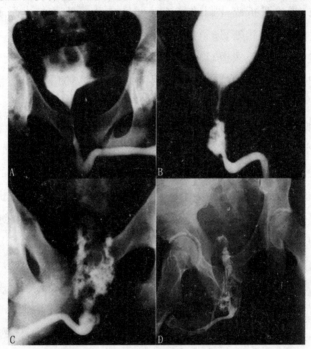

图 8-3　后尿道损伤

A.Ⅰ型;B.Ⅱ型;C、D.Ⅲ型

(二)按损伤程度

1.尿道挫伤

仅为尿道黏膜损伤,局部肿胀和淤血。

2.尿道破裂

尿道部分全层裂伤,尚有部分尿道连续性未完全破坏。

3.尿道断裂

尿道伤处完全断离,连续性丧失,其发病率为全部尿道损伤的 40%～70%。

(三)病理分期

1.损伤期

伤后 72 小时之内的闭合性尿道损伤为损伤期。此期的病理生理改变是出血和创伤性休克,尿道组织破坏和缺损,尿道失去完整性和连续性,引起排尿困难和尿潴留,血液和尿液经损伤处外渗到尿道周围组织,此期行尿道修补术或恢复尿道连续性的手术效果较为满意。限制血尿外渗部位和蔓延的筋膜有：①阴茎筋膜(Buck 筋膜)。②会阴浅筋膜(Colles 筋膜)。③腹壁浅筋膜深层(Scarpa 筋膜)。④尿生殖膈(三角韧带)。⑤膀胱直肠筋膜(Denonvilliers 筋膜)。会阴浅筋膜和向前与腹壁浅筋膜的深层会合。会阴浅筋膜与尿生殖膈之间的间隙称会阴浅袋。阴茎部尿道破裂或断裂若阴茎筋膜完整,血尿外渗仅局限在阴茎部,出现阴茎肿胀及紫褐色,若阴茎筋膜破裂则血尿外渗范围与球部尿道破裂时相同。球部尿道损伤伴阴茎筋膜破裂后血尿外渗先到会阴浅袋内并可向腹壁浅筋膜的深层之下发展,形成下腹部肿胀。后尿道损伤若位于前列腺尖部或前列腺部尿道而尿生殖膈完整时,血尿外渗于前列腺和膀胱周围疏松结缔组织内,向前上可发展到下腹部腹膜外组织,向后上可达腹膜后组织,膜部尿道损伤时若尿生殖膈上下筋膜完整,血尿外渗位于尿道膜部及周围,若尿生殖膈完整仅有尿生殖膈上筋膜破裂,血尿外渗至前列腺膀胱周围,若尿生殖膈及其上下筋膜都破裂,血尿外渗还可渗到会阴浅袋。

2.炎症期

闭合性尿道损伤后72小时到3周,开放性尿道损伤有时虽未达72小时,有明显感染迹象者,也称炎症期。创伤性炎症反应达到高峰,可伴细菌感染,全身病理生理变化以中毒和感染为主,可出现高热和血白细胞升高。损伤局部血管扩张,渗透性增加,组织水肿,白细胞浸润,尿外渗未引流可能出现化学性蜂窝织炎,创伤性组织液化坏死等。临床上以控制感染为主,尿外渗引流和膀胱造瘘使尿液改道,不宜进行尿道有关的手术或尿道内操作。

3.狭窄期

尿道损伤3周后损伤部位炎症逐渐消退,纤维组织增生,瘢痕形成,导致尿道狭窄,称创伤性尿道狭窄。尿道破裂或断裂未经适当早期处理,均出现不同程度的尿道狭窄,引起尿道梗阻,时间久者出现上尿路积水、尿路感染和结石形成,一般在3个月后局部炎症反应基本消退,可进行恢复尿道连续性的尿道修复成形手术。

三、临床表现

(一)休克

骨盆骨折后尿道损伤常并发其他内脏损伤发生休克。休克主要原因为严重出血及广泛损伤。骨盆骨折、后尿道损伤、前列腺静脉丛撕裂及盆腔内血管损伤等,均可导致大量出血。内出血可在膀胱周围及后腹膜形成巨大血肿。凡外伤患者都应密切注意生命体征,包括意识、皮肤黏膜指甲色泽等外周血管充盈情况,观察患者血压、脉搏、呼吸和尿量等,密切注意有无休克发生。

(二)尿道滴血及血尿

为后尿道损伤最常见症状。尿道滴血及血尿程度与后尿道损伤严重程度不相一致,有时尿道部分断裂时血尿比完全断裂还要严重。后尿道损伤多表现为尿初及终末血尿,或尿终末滴血,尿道滴血或血尿常在导尿失败或因排尿困难而用力排尿而加重,后尿道断裂伤可因排尿困难和外括约肌痉挛而不表现为尿道滴血或血尿。

(三)疼痛

后尿道损伤疼痛可放射至肛门周围、耻骨区及下腹部,直肠指检有明显压痛,骨盆骨折者有骨盆叩压痛及牵引痛,站立或抬举下肢时疼痛加重,耻骨联合骨折者耻骨联合处变软,有明显压痛、肿胀。

(四)排尿困难及尿潴留

轻度挫伤可无排尿困难,严重挫伤或尿道破裂者,因局部水肿或外括约肌痉挛而发生排尿困难,有时在数次排尿后出现完全尿潴留,尿道断裂伤因尿道已完全失去连续性而完全不能排尿,膀胱充盈,有强烈尿意,下腹部膨隆。

(五)血肿及瘀斑

伤处皮下见瘀斑。后尿道损伤血肿一般位于耻骨后膀胱及前列腺周围,严重者引起下腹部腹膜外血肿而隆起,有尿生殖膈破裂者血肿可蔓延至坐骨直肠窝甚至会阴部。

(六)尿外渗

尿外渗的程度取决于尿道损伤的程度及伤后是否频繁排尿。伤前膀胱充盈者尿道破裂或断裂且伤后频繁排尿者尿外渗出现较早且较广泛。一般伤后尿道外括约肌痉挛,数小时内不发生尿外渗,多在12小时后仍未解除尿潴留者才出现尿外渗。盆腔内尿外渗可出现直肠刺激症状和下腹部腹膜刺激症状。尿外渗未及时处理或继发感染,导致局部组织坏死、化脓,出现全身中毒症状甚至全身感染,局部坏死后可能出现尿瘘。

四、诊断

后尿道损伤的诊断应根据外伤史、受伤时的体位、暴力性质、临床表现、尿外渗及血肿部位、直肠指检、导尿检查、尿道造影或其他X线检查等明确诊断,确定尿道损伤的部位、程度和其他并发症等。

(一)外伤史和临床表现

尿道内操作或检查后出现尿道出血、排尿困难,骨盆骨折后有排尿困难、尿潴留、尿道外口滴血者首先要想到尿道损伤。伤后时间较长者耻骨上能触到膨胀的膀胱。骨盆骨折患者都应怀疑有后尿道损伤,有下列情况者要高度怀疑有后尿道损伤:尿道外口滴血,排尿困难或不能排尿,膀胱区充盈,血尿外渗常在耻骨膀胱周围,体表青紫肿胀可不明显,有时见会阴部典型的蝶形肿胀。

(二)直肠指诊

直肠指诊在尿道损伤的诊断中具有重要意义,可以判断前列腺的移位、盆腔血肿等。后尿道损伤时前列腺位置升高,但在盆腔血肿时可难以判定,骨折导致耻骨或坐骨支移位,有时在直肠指诊时可触及,尿外渗和血肿引起的肿胀可能掩盖前列腺的正常位置,因此直肠指诊的更主要意义是作为一种筛查有无直肠损伤的手段,指套有血迹提示有直肠损伤。

(三)尿道造影

怀疑后尿道损伤时逆行尿道造影是首选的诊断方法。逆行尿道造影可以清晰和确切地显示后尿道损伤部位、程度和各种可能的并发症,是一种最为可靠的诊断方法。摄片时应首先摄取骨盆平片,了解是否有骨盆骨折及是否为稳定骨折,有无骨折碎片和异物残留,12～14号Foley尿管气囊置于舟状窝并注水1～3 mL,然后患者置25°～35°斜位,应用水溶性造影剂,在荧光透视下用60%碘剂20～30 mL注入尿道,在尿道充盈状态下行连续动态摄片,无法进行实时动态摄片时应进行分次摄片,每次注入60%碘剂10 mL,在急症抢救室也能进行。同时行耻骨上膀胱造影和逆行尿道造影可精确了解尿道损伤的位置、严重性和长度,若进行延迟修补术,应在伤后1周内进行,若进行晚期修复手术应在伤后3个月以上进行。

(四)导尿检查

后尿道挫伤或较小的破裂患者有可能置入导尿管,但要有经验的泌尿外科专科医师进行,仔细轻柔地试放导尿管,如果置入尿管较为困难,应该马上终止,在确定已放入膀胱前不能充盈气囊,一旦置入不可轻易拔出,导尿管留置 7～14 天,拔除导尿管后常规做一次膀胱尿道造影。能顺利置入导尿管者,拔管后仍有出现尿道狭窄的可能,要密切随访,轻度的狭窄可以通过定期尿道扩张达到治疗目的。另有许多学者认为诊断性导尿有可能使部分尿道裂伤成为完全裂伤,加重出血并诱发感染,还有可能使导尿管从断裂处穿出,而误认为放入膀胱并充盈气囊导致进一步加重损伤,因此在诊断不明时不宜采用。

(五)超声检查

超声在尿道损伤的急症诊治工作中不是常规检查方法,仅用于评价盆腔内血肿范围、膀胱的位置高低和膀胱是否充盈等情况。特别在进行耻骨上膀胱穿刺造瘘前,了解膀胱充盈度和位置有较大价值。近年报道超声在了解尿道周围和尿道海绵体纤维化方面有潜在优势。

(六)膀胱尿道镜检查

膀胱尿道镜检查是诊断后尿道损伤最为直观的方法,单纯的急症诊断性膀胱尿道镜检查尽量不做,应由经验丰富的泌尿外科医师进行,同时做好内镜下尿道会师术的准备,用比膀胱镜细的输尿管镜检查尿道更有优势。女性尿道短不适合尿道造影检查,尿道镜检查是诊断女性尿道损伤的有效方法。后期进行后尿道修复性成形手术前,怀疑有膀胱颈部功能异常时,可通过膀胱造瘘口检查膀胱颈部和后尿道,有很大价值,通过膀胱造瘘口仔细观察膀胱颈部的完整性和功能,但有时膀胱颈部的外形完整性与功能不一定完全一致。

(七)CT 和 MRI 检查

诊断尿道损伤本身的意义不大,但可详细了解骨盆骨折、阴茎海绵体、膀胱、肾脏及其他腹内脏器的损伤。

五、治疗

后尿道损伤的治疗应根据患者的全身情况,受伤时间,尿道损伤的部位、严重程度以及并发症的情况等,综合考虑制订治疗方案,对威胁生命的严重出血和脏器损伤应先于尿道损伤予以处理。

(一)全身治疗

1.防治休克

及时建立输液通道、纠正低血容量,补充全血和其他血液代用品,受伤早期休克主要是严重创伤出血或其他内脏损伤。

2.防治感染

全身应用抗菌药物,时间长者根据尿及分泌物培养结果选用最有效的抗菌药物。

3.预防创伤后并发症

预防肺部感染、肺不张,保持大便通畅,避免腹压升高引起继发性出血,对于骨盆骨折或其他肢体骨折卧床较久的患者,注意改变体位,避免发生压疮和泌尿系结石。

(二)损伤尿道的局部治疗

原则是恢复尿道的连续性,引流膀胱尿液,引流尿外渗。在损伤期内的患者应设法积极恢复尿道连续性。后尿道破裂或断裂应根据伤情及医疗条件,有可能时争取解剖复位。炎症期(闭合性尿道损伤 72 小时后和开放性尿道损伤 48 小时后)的患者仅行耻骨上膀胱造瘘和尿外渗切开引流,待炎症消退后再行尿道手术。

1.尿道灼伤的治疗

当腐蚀性或强烈刺激性化学物质进入尿道时,有剧烈疼痛应立即停止注入,嘱患者排尿以排出残留在尿道内的化学物质,并用等渗盐水低压灌注尿道进行冲洗。给予强效止痛剂,避免留置导尿,排尿困难者行耻骨上膀胱造瘘引流尿液。如无继发感染,2周后开始定期尿道扩张,防治尿道狭窄,狭窄严重尿道扩张治疗失败者行手术治疗。

2.尿道挫伤的治疗

轻微挫伤,出血不多排尿通畅者密切观察。出血较多者,局部加压与冷敷,排尿困难或尿潴留者保留导尿3～7天。

3.后尿道破裂的治疗

试插导尿管成功者留置2～4周,不能插入导尿管者行耻骨上膀胱造瘘,2～3周后试排尿和行排泄性膀胱尿道造影,若排尿通畅无尿外渗可拔除膀胱造瘘管,尿道会师术也可以用于治疗后尿道破裂,尿道会师法置一18～20号气囊导尿管,气囊充水25～30 mL,稍加牵引,使前列腺向尿生殖膈靠拢,一般牵引5～7天。导尿管留置3～4周。以后根据排尿情况进行尿道扩张。

4.后尿道断裂的治疗

这类患者多系骨盆骨折引起,一般伤情重,休克发病率高,且尿道完全断离,有分离和移位,使其处理比其他尿道损伤复杂得多。目前对后尿道断裂伤的局部治疗有三种观点:①耻骨上膀胱穿刺或开放造瘘术,3～6个月后行后尿道修复成形术。②尿道会师术。③急症后尿道吻合术。

所有尿道外伤的最初处理是患者的复苏,先处理可能危及患者生命的其他损伤,后尿道损伤更是如此,因为后尿道损伤往往伴有骨盆骨折、腹内脏器损伤和肢体骨折等。尿道损伤急症处理的第二步是分流膀胱内尿液。从尿道破裂口外渗的血液和尿液可能引起炎症反应,有发展成脓肿的可能,外伤受损的筋膜层次决定了可能发生感染的范围,感染可能发生于腹腔、胸部、会阴部和股内侧等,这些感染可能导致尿瘘、尿道周围憩室,甚至少见的坏死性筋膜炎,早期诊断尿道损伤、及时的尿液改道引流和适当应用抗生素降低了这些并发症发生的可能性。及时地分流膀胱内尿液可防止更多的尿液外渗到尿道周围组织中,并可准确记录尿液排出量。耻骨上膀胱穿刺造瘘是尿液改道引流的简单方法,大部分泌尿外科医师和专业外科医师都熟悉其操作技术,若耻骨上膀胱是否充盈不能扪清,膀胱穿刺造瘘术可在B超引导下进行,开放性耻骨上膀胱造瘘术只在膀胱空虚、合并有膀胱破裂或膀胱颈部损伤时进行,开放手术时应避免进入耻骨后膀胱前间隙,从膀胱顶部切开膀胱,在膀胱腔内探查有无膀胱或膀胱颈部裂伤,若有也应从膀胱内部用可吸收线加以修补,4周后先行排尿性膀胱尿道顺行造影,若尿道通畅可试夹管,排尿正常可安全拔除造瘘管。否则3个月后行后尿道瘢痕切除成形术。

伤后3～6个月的后尿道瘢痕切除再吻合手术采用经会阴的倒"人"字形切口,损伤部位确定后切除瘢痕和血供不良组织,游离远近端尿道,在骨盆骨折后尿道断裂断端完全分离情况下,前列腺远侧血肿肌化瘢痕远端的球部尿道游离到阴茎根部可获得4～5 cm的尿道长度,足够有2～2.5 cm长瘢痕的尿道行瘢痕切除,两断端劈开或作斜面的无张力吻合。后尿道断裂前列腺移位位置高造成前列腺远端断端与球部尿道断端距离大于 3 cm 者,或由于外伤或以前手术造成粘连球部尿道不能游离延长进行无张力断端吻合时,可考虑球部尿道改道,从一侧阴茎脚上方或切除耻骨支,通常耻骨联合下方耻骨部分切除足以使后尿道两断端无张力吻合,极少数情况下可用耻骨联合全切除,极少见的耻骨骨髓炎是耻骨部分切除的反指征。90%以上的后尿道断裂,特别是膀胱颈部功能正常者经会阴径路足以完成手术,不必联合经腹径路。经会阴后尿道瘢痕切除两断端再吻合的后尿道成形修复手术效果良好,术后 10 年发生再狭窄的概率约 12%。

后尿道修复成形手术的原则是:①瘢痕切除彻底。②黏膜对黏膜缝合。③吻合口血供良好。④缝合处组织健康不被缝线切割。⑤熟练的手术技巧。

处理可能伴有外括约肌机制受损的后尿道断裂缺损要保护膀胱颈部功能,对伤后 3 个月以上的后尿道损伤经会阴一期后尿道成形修复术是推荐的首选方法,此时尿道损伤外其他器官的合并损伤,包括皮肤、软组织损伤和血肿已愈合和吸收,至于受伤到后尿道决定性成形修复手术要间隔多长时间目前还有争议。绝大多数前列腺远端后尿道断裂导致的尿道断离瘢痕较短,可以通过经会阴切口一期瘢痕切除再吻合术,若有广泛的血肿纤维化和膀胱颈部的结构和功能受损就不适合行经会阴瘢痕切除再吻合术。

尿道会师术可以早期恢复尿道连续性,可通过牵引固定前列腺位置缩短尿道分离长度。主要有两种牵引方法,一是气囊尿管与躯体纵轴 45°,300～750 g 重量牵引 5～7 天;另一是前列腺被膜或前列腺尖部缝线牵引固定于会阴部。但该手术术后尿道狭窄和阳痿发生率高,国外较少采用。

内镜窥视下尿道内会师术运用导丝引导置入导尿管治疗后尿道断裂成为一种新的手术方式,后尿道断裂甚至前尿道断裂都可试用,内镜下会师可能减少缺损的距离,一般用输尿管镜可以直接在断裂处找到近端,先放入导丝或输尿管导管,然后沿导丝或输尿管导管置入 F18～F20 号三腔导尿管,如在断裂处找不到尿道近端,行耻骨上膀胱穿刺造瘘置入软性膀胱镜或输尿管镜,从后尿道插入导丝或输尿管导管引导尿道内置入的膀胱镜或输尿管镜进入膀胱,或直接拉出导丝或输尿管导管引导置入导尿管。内镜窥视下尿道内会师术须经验丰富的泌尿外科专科医师进行,否则有潜在的并发症,远期通畅率比急症膀胱造瘘 3 个月以后再行后尿道成形修复手术低,尿道会师术后总的术后勃起功能障碍、再狭窄和尿失禁发病率分别约 35%、60%和 5%。耻骨上膀胱造瘘待 3 个月后再行后尿道修复成形术仍是大部分泌尿外科医师治疗后尿道断裂的首选方法。

后尿道损伤的急症开放性吻合手术,术后狭窄、再缩窄、尿失禁和勃起功能障碍发病率高,损伤时尿道周围组织血肿和水肿,组织结构层次不清,判别困难,尿道断端游离困难影响两断端的正确对位。Webster总结 15 组病例共 301 例行急症手术,术后尿道狭窄发病率为 69%,勃起功能障碍为 44%,尿失禁为 20%。

目前认为,急症后尿道吻合术仅在下列情况下进行:①有开放性伤口。②并发有骨盆内血管损伤需开放手术。③并发的骨折或骨折引起的出血等情况需手术处理者。④并发有膀胱破裂。⑤并发直肠损伤。

第五节　膀胱损伤

一、病因

膀胱位于盆腔深部,耻骨联合后方,周围有骨盆保护,通常很少发生损伤。究其受伤原因大体分为以下三种。

(一)外伤性

最常见的原因为各种因素引起的骨盆骨折,如车祸、高处坠落等;其次为膀胱在充盈状态下突然遭到外来打击,如下腹部遭受撞击、摔倒等;少见原因尚有火器、利刃所致穿通伤等。

(二)医源性

最常见于妇产科、下腹部手术,以及某些泌尿外科手术,如 TURBT、TURP 及输尿管镜检查等均可导致膀胱损伤。尤其是近年来随着腹腔镜手术的日益开展,医源性损伤更加不容忽视。

(三)自身疾病

比较少见,可由意识障碍引起,如醉酒或精神疾病;病理性膀胱如肿瘤、结核等可致自发性破裂。

二、临床表现

无论何种原因,膀胱损伤病理上大体分为挫伤及破裂两类。前者伤及膀胱黏膜或肌层,后者根据破裂部位分为腹膜外型、腹膜内型及两者兼有的混合型,从而有不同的临床表现。

轻微损伤仅出现血尿、耻骨上或下腹部疼痛等;损伤重者可出现血尿、无尿、排尿困难、腹膜炎等。

(一)血尿

可表现为肉眼或镜下血尿,其中肉眼血尿最具有提示意义。有时伴有血凝块,大量血尿者少见。

(二)疼痛

多为下腹部或耻骨后的疼痛,伴有骨盆骨折时,疼痛较剧。腹膜外破裂者,疼痛主要位于盆腔及下腹部,可有放射痛,如放射至会阴部、下肢等。膀胱破裂至腹腔者,表现为腹膜炎的症状及体征:全腹疼痛、压痛及反跳痛、腹肌紧张、肠鸣音减弱或消失等。

(三)无尿或排尿困难

膀胱发生破裂,尿液外渗,表现为无尿或尿量减少,部分患者表现为排尿困难,与疼痛、恐惧或卧床排尿不习惯等有关。

(四)休克

常见于严重损伤者。由创伤及大出血所致,如腹膜炎或骨盆骨折。

三、诊断

膀胱损伤膀胱损伤的病理类型关系到治疗效果,因而应尽量做出准确诊断。和其他疾病一样,需结合病史(如外伤、手术史等)、症状、体征,以及辅助检查,综合分析,做出诊断。

膀胱损伤常被腹部、骨盆外伤引起的症状干扰或被其所掩盖。当患者诉耻骨上或下腹部疼痛,排尿困难,结合外伤、手术史,耻骨上区触疼,腹肌紧张,以及肠鸣音减弱等,应考虑膀胱损伤的可能。

(一)导尿检查

一旦怀疑膀胱损伤,即应马上给予导尿,如尿液清亮,可初步排除膀胱损伤;如尿液很少或无尿,应行注水试验:向膀胱内注入 200～300 mL 生理盐水,稍待片刻后抽出,如出入量相差很大,提示膀胱破裂。该方法尽管简便,但准确性差,易受干扰。

(二)膀胱造影

膀胱造影是诊断膀胱破裂最有价值的方法,尤其是对于骨盆骨折并发肉眼血尿的患者。导尿成功后,经尿管注入稀释后的造影剂(如 15%～30% 的复方泛影葡胺),分别行前后位及左右斜位摄片,将造影前后 X 线片比较,观察有无造影剂外溢及其部位。腹膜内破裂者,造影剂溢出至肠系膜间相对较低的位置或到达膈肌下方;腹膜外破裂者可见造影剂积聚在膀胱颈周围。亦有人采用膀胱注气造影法,向膀胱内注气,观察气腹症,以帮助诊断。需要指出的是,由于 10%～29% 的患者常同时出现膀胱和尿道损伤,故在发现血尿或导尿困难时,尚应行逆行尿道造影,以排除尿道损伤。

(三)CT 及 MRI

临床应用价值低于膀胱造影,不推荐使用。但患者并发其他伤需行 CT 或 MRI 检查,有时可发现膀胱破口或难以解释的腹部积液,应想到膀胱破裂的可能。

(四)静脉尿路造影

在考虑并发有肾脏或输尿管损伤时,行 IVU 检查,同时观察膀胱区有无造影剂外溢,可辅助诊断。

四、治疗

除积极处理原发病及危及生命的并发症外,对于膀胱损伤,应根据不同的病理损伤类型,采用不同的治疗方法。

(一)膀胱挫伤

一般仅需保守治疗,卧床休息,多饮水,视病情持续导尿数天,预防性应用抗生素。

(二)腹膜外膀胱破裂

钝性暴力所致下腹部闭合性损伤,如患者情况较好,不伴有并发症,可仅予以尿管引流。主张采用大口径尿管(22Fr),以确保充分引流。2 周后拔除尿管,但拔除尿管前推荐行膀胱造影。同时应用抗生素持续至尿管拔除后 3 天。

以下情况应考虑行膀胱修补术:①钝性暴力所致腹膜外破裂,有发生膀胱瘘、伤口不愈合、菌血症的潜在可能性时。②因其他脏器损伤行手术探查时,如怀疑膀胱损伤,应同时探查膀胱,发现破裂,予以修补。③骨盆骨折在行内固定时,应对破裂的膀胱同时修补,防止尿外渗,从而减少内固定器械发生感染的机会。而对于膀胱周围血肿,除非手术必需,否则不予处理。

(三)腹膜内膀胱破裂

腹膜内膀胱破裂其裂口往往比膀胱造影所见要大得多,往往难以自行愈合,因而一旦怀疑腹膜内破裂,即应马上手术探查,同时检查有无其他脏器损伤。术中发现破裂,应用可吸收线分层修补,并在膀胱周围放置引流管。根据情况决定是单纯行留置导尿管,还是加行耻骨上膀胱高位造瘘,但最近观点认为后者并不优于单独留置导尿管。术后应用抗生素。有时,膀胱造影提示膀胱裂口很小,或患者病情不允许,可暂时行尿管引流,根据病情决定下一步是否行手术探查或修补。

以下两点需注意:①术中在修补膀胱裂口前,应检查输尿管有无损伤,通过观察输尿管口喷尿情况,静脉注射亚甲蓝或试行逆行插管来判定。输尿管壁内段或邻近管口的损伤,放置双J管或行膀胱输尿管再植术。②术中如发现直肠或阴道损伤,应将损伤的肠壁或阴道壁游离,重叠缝合加以修补,同时在膀胱与损伤部位之间填塞有活力的邻近组织,或者在修补的膀胱壁处注入生物胶,尽量减少膀胱直肠(阴道)瘘的发生;但结肠或直肠损伤时,如粪便污染较重,应改行结肠造瘘,二期修补。

(四)膀胱穿通伤

应马上手术探查,目的有二:①观察有无腹内脏器损伤。②观察有无泌尿系损伤。发现膀胱破裂,分层修补;同时观察有无三角区、膀胱颈部或输尿管损伤,视损伤情况做对应处理。当并发直肠或阴道损伤时,处理同上。

对于膀胱周围的血肿,应予以清除。留置的引流管需在腹壁另外戳洞引出。术后应用抗生素。

第六节　输尿管损伤

一、病因

输尿管是位于腹膜后间隙的细长管状器官,位置较深,有一定的活动范围,一般不易受外力损伤。输尿管损伤多为医源性。

(一)外伤损伤

1.开放性损伤

外界暴力所致输尿管损伤率约为 4%,主要是由刀伤、枪伤、刃器刺割伤引起。损伤不仅可以直接造成输尿管的穿孔、割裂或切断,而且继发感染,导致输尿管狭窄或漏尿。

2.闭合性损伤

多发生于车祸、高处坠落及极度减速事件中,损伤常造成胸腰椎错位、腰部骨折等。损伤机制有两方面:一方面由于腰椎的过度侧弯或伸展直接造成输尿管的撕脱或断裂;另一方面由于肾脏有一定的活动余地,可以向上移位,而相对固定的输尿管则被强制牵拉,造成输尿管的断裂,最常见的就是肾盂输尿管连接处断裂。

(二)手术损伤

医源性损伤是输尿管损伤最常见的原因,常见于外科、妇产科的腹膜后手术或盆腔手术,如子宫切除术、卵巢切除术、剖宫产、髂血管手术、结肠或直肠的肿瘤切除术等。临床上尤以子宫切除术和直肠癌根治术损伤输尿管最为常见。

(三)器械损伤

随着腔内泌尿外科的发展及输尿管镜技术的不断进步,输尿管镜引起输尿管损伤率也由 7%下降至 1%~5%。

1.输尿管插管损伤

在逆行肾盂造影、PCNL 术前准备、留置肾盂尿标本等检查或操作时需行输尿管插管,若输尿管导管选择不当、操作不熟练会引起输尿管损伤,尤其是在狭窄段和交界段。轻者黏膜充血水肿,重者撕裂穿孔。

2.输尿管镜检查损伤

输尿管扭曲成角或连接、交界处处于弯曲时,行硬性输尿管镜检查,如果操作不当或输尿管镜型号选择不当,就会损伤输尿管,形成假道或穿孔,甚至输尿管完全断裂。

3.输尿管碎石损伤

无论是选择取石钳、套石篮还是输尿管镜下钬激光碎石,较大的结石长期嵌顿刺激,结石周围黏膜水肿,甚至形成息肉,对于这种情况如果强制通过输尿管镜或导丝可能损伤输尿管。

4.其他碎石损伤

腔镜下使用激光或体外冲击波碎石治疗输尿管结石,可能会发生不同程度的管壁损伤。

(四)放疗损伤

宫颈癌、前列腺癌等放疗后,输尿管管壁易水肿、出血、坏死,进而形成纤维瘢痕或尿瘘。

二、临床表现

输尿管损伤的临床表现复杂多样,有可能出现较晚,也有可能不典型或者被其他脏器损伤所掩盖。常见的临床表现如下。

(一)尿外渗

开放性手术所致输尿管穿孔、断裂,或其他原因引起输尿管全层坏死、断离者,都会有尿液从伤口中流出。尿液流入腹腔会引起腹膜炎,出现腹膜刺激征;流入后腹膜,则引起腹部、腰部或直肠周围肿胀、疼痛,甚至形成积液或尿性囊肿。

(二)血尿

血尿在部分输尿管损伤中会出现,可表现为镜下或肉眼血尿,具体情况要视输尿管损伤类型而定。输尿管完全离断时,可以表现为无血尿。

(三)尿瘘

溢尿的瘘口一周左右就会形成瘘管。瘘管形成后常难以完全愈合,尿液不断流出,常见的尿瘘有输尿管皮肤瘘、输尿管腹膜瘘和输尿管阴道瘘等。

(四)感染症状

输尿管损伤后,自身炎症反应、尿外渗及尿液聚集等很快引起机体炎症反应,轻者局部疼痛、发热、脓肿形成,重者发生败血症或休克。

(五)无尿

如果双侧输尿管完全断裂或被误扎,伤后或术后就会导致无尿,但也要与严重外伤后所致休克、急性肾衰竭引起的无尿相鉴别。

(六)梗阻症状

放射性或腔内器械操作等所致输尿管损伤,由于长期炎症、水肿、粘连等,晚期会出现受损段输尿管狭窄甚至完全闭合,进而引起患侧上尿路梗阻,表现为输尿管扩张、肾积水、腰痛、肾衰竭等。

(七)合并伤表现

表现为受损器官的相应症状,严重外伤者会有休克表现。

三、诊断

(一)病史

外伤、腹盆腔手术及腔内泌尿外科器械操作后,如果出现伤口内流出尿液或一侧持续性腹痛、腹胀等症状时,均应警惕输尿管损伤的可能性。

(二)辅助检查

1.静脉尿路造影

部分输尿管损伤可以通过静脉尿路造影显示。

(1)输尿管误扎:误扎的输尿管可能完全梗阻或者通过率极低,因而造影剂排泄障碍,出现输尿管不显影或造影剂排泄受阻。

(2)输尿管扭曲:输尿管可以表现为单纯弯曲,也可以表现为弯曲处并发狭窄引起完全或不完全梗阻。前者造影剂可以显示扭曲部位,后者表现为病变上方输尿管扩张,造影剂排泄受阻。

(3)输尿管穿孔、撕脱、完全断裂:表现为造影剂外渗。

2.逆行肾盂造影

表现为在受损段输尿管插管比较困难,通过受阻。造影剂无法显示,自破裂处流入周围组织。该检查可以明确损伤部位,了解有无尿外渗及外渗范围,需要时可以直接留置导管引流尿液。

3.膀胱镜检查

膀胱镜不仅可以直视下了解输尿管开口损伤情况,观察有无水肿、黏膜充血,而且可以观察输尿管口有无喷尿或喷血尿,判断中上段输尿管损伤、梗阻的情况。

4.CT

可以良好显示输尿管的梗阻、尿外渗范围、尿瘘及肾积水等,尤其配合增强影像可以进一步提高诊断准确率。

5.B超

B超简易方便,可以初步了解患侧肾脏、输尿管梗阻情况,同时发现尿外渗。

6.放射性核素肾图

对了解患侧肾功能及病变段以上尿路梗阻情况有帮助。

(三)术中辨别

手术中,如果高度怀疑输尿管损伤时,可以应用亚甲蓝注射来定位诊断。方法是将 1~2 mL 亚甲蓝从肾盂注入,仔细观察输尿管外是否有蓝色液体出现。注射时不宜太多太快,因为过多亚甲蓝可以直接溢出或污染周围组织,影响判断。

四、治疗

输尿管损伤的处理既要考虑输尿管损伤的部位、程度、时间及肾脏膀胱情况,又要考虑患者的全身情况,了解有无严重合并伤及休克。

(一)急诊处理

(1)首先抗休克治疗,积极处理引起输尿管损伤的病因。

(2)术中发现的新鲜无感染输尿管伤口,应一期修复。

(3)如果输尿管损伤 24 小时以上,组织发生水肿或伤口有污染,一期修复困难时,可以先行肾脏造瘘术,引流外渗尿液,避免继发感染,待情况好转后再修复输尿管。

(二)手术治疗

1.输尿管支架置放术

对于输尿管小穿孔、部分断裂或误扎松解者,可放置双 J 管或输尿管导管,保留 2 周以上,一般能愈合。

2.肾造瘘术

对于输尿管损伤所致完全梗阻不能解除时,可以肾脏造瘘引流尿液,待情况好转后再修复输尿管。

3.输尿管成形术

对于完全断裂、坏死、缺损的输尿管损伤者,或保守治疗失败者,应尽早手术修复损伤的输尿管,恢复尿液引流通畅,保护肾功能。同时,彻底引流外渗尿液,防止感染或形成尿液囊肿。

手术中可以通过向肾盂注射亚甲蓝,观察术野蓝色液体流出,来寻找断裂的输尿管口。输尿管吻合时需要仔细分离输尿管并尽可能多保留其外膜,以保证营养与存活。

(1)输尿管-肾盂吻合术:上段近肾盂处输尿管或肾盂输尿管连接处撕脱断裂者可以行输尿管-肾盂吻合术,但要保证无张力。若吻合处狭窄明显时,可以留置双 J 管作支架,2 周后取出。近年来,腹腔镜下输尿管-肾盂吻合术取得了成功,将是一个新的治疗方式。

(2)输尿管-输尿管吻合术:若输尿管损伤范围在 2 cm 以内,则可以行输尿管端端吻合术。输尿管一定要游离充分,保证无张力地吻合。双 J 管留置 2 周。

(3)输尿管-膀胱吻合术:输尿管下段的损伤,如果损伤长度在 3 cm 之内,尽量选择输尿管-膀胱吻合术。该手术并发症少,但要保证无张力及抗反流。双 J 管留置时间依具体情况而定。

(4)交叉输尿管-输尿管端侧吻合术:如果一侧输尿管中端或下端损伤超过 1/2,端端吻合张力过大或长度不足时,可以将损伤侧输尿管游离,跨越脊柱后与对侧输尿管行端侧吻合术。尽管该手术成功率高,但也有学者认为不适合泌尿系肿瘤和结石的患者,以免累及对侧正常输尿管,提倡输尿管替代术或自体肾脏移植术。

(5)输尿管替代术:如果输尿管损伤较长,一侧或双侧病变较重,无法或不适宜行上述各种术式时,可以选择输尿管替代术。常见的替代物为回肠,也有报道应用阑尾替代输尿管取得手术成功者。近年来,组织工程学材料的不断研制与使用,极大地方便并降低了该手术的难度。

4.放疗性输尿管损伤

长期放疗往往会使输尿管形成狭窄性瘢痕,输尿管周围也会纤维化或硬化,且范围较大,一般手术修补输尿管困难,且患者身体情况较差时,宜尽早行尿流改道术。

5.自体肾脏移植术

当输尿管广泛损伤,长度明显不足以完成以上手术时,可以将肾脏移植到髂窝中,以缩短距离。手术要将肾脏缝在腰肌上,注意保护输尿管营养血管及外膜。不过需要注意的是,有8%的自体移植肾者术后出现移植肾无功能。

6.肾脏切除术

损伤侧输尿管所致肾脏严重积水或感染,肾功能严重受损或肾脏萎缩者,如对侧肾脏正常,则可施行肾脏切除术。另外,内脏严重损伤且累及肾脏无法修复者,或长期输尿管瘘存在无法重建者,也可以行肾脏切除术。

第七节　前列腺精囊损伤

一、前列腺损伤

前列腺深藏于盆腔、膀胱下面,单独损伤极为少见。通常由会阴或直肠开放性外伤引起,如刺伤、枪弹穿透伤,或骨盆骨折,造成膀胱、后尿道撕裂伤时,同时并发前列腺损伤。此外,膀胱-尿道镜检查、腔内镜手术、尿道扩张等经尿道器械操作时,因操作失误或用力过大可致前列腺损伤,有时并发直肠损伤。

(一)临床表现

1.疼痛

表现为耻骨上区或会阴部剧烈疼痛,由于前列腺损伤多伴有邻近器官损伤,往往被其他症状掩盖。

2.出血

多为持续性尿道口滴血,与排尿无关或与排尿伴随。前列腺部尿道断裂时,血液可流入膀胱周围间隙,引起大出血,严重时可出现休克。

3.排尿困难

前列腺损伤常并发后尿道部分或全部断裂,以及局部血肿、水肿等均可导致排尿困难或急性尿潴留。

4.尿外渗及感染

如前列腺损伤伴有后尿道或膀胱颈损伤时,可有尿外渗到前列腺与膀胱周围间隙,引起炎症反应及继发性感染。

(二)诊断

应仔细询问病史,如果有骨盆骨折、会阴部外伤或经尿道器械操作史,同时出现尿道滴血或排尿困难、会阴和阴囊出现血肿时,应考虑前列腺损伤。直肠指检可发现前列腺浮动或碎裂感,或前列腺触及不清且有波动感。CT 等影像学检查可明确诊断。

(三)治疗

(1)患者多急诊入院,应积极抗休克治疗,包括补液、镇痛、输血等。

(2)可以先尝试经尿道能否顺利插入 Foley 导尿管,气囊注水 20～40 mL,持续牵引压迫止血,并保持 1 周以上。如导尿失败,出血量大时,应急症手术。如出血难以控制,危及生命时,可行髂内动脉结扎术。

(3)出现急性尿潴留,如导尿失败,则行耻骨上膀胱造瘘术。

(4)并发症的处理清除会阴和阴囊血肿,预防和控制感染,同时处理直肠和会阴部的损伤。

常见并发症。①尿瘘：前列腺部尿道损伤后，如伴有尿外渗而未能充分引流，继发感染时将会发生尿瘘。②尿失禁：多为尿道括约肌受损的原因。③前列腺尿道部狭窄：当前列腺部尿道损伤修复时，局部炎症及纤维化可形成瘢痕，引起尿路梗阻。治疗上可以行尿道扩张术或经尿道冷刀切开术。

二、精囊损伤

精囊损伤临床极少见。精囊损伤多继发与周围脏器损伤，如膀胱、直肠、尿道等，故出血较多。盆腔手术时也可能损伤精囊。

精囊损伤往往是复合伤，表现为其他脏器损伤，很难在术前明确诊断，通常是在手术探查过程中发现的。

治疗上，如果是开放性损伤，则在处理邻近脏器损伤的同时进行精囊止血及修补，对于闭合性损伤，常规保守治疗，予以止血、镇痛、抗炎等药物。

第八节 肾脏损伤

一、病因与分类

（一）闭合性损伤

造成肾脏闭合性损伤的外力因素可以是直接外力，也可以是间接外力。直接外力引起的闭合性损伤往往是钝性外力直接撞击腹部、腰部或背部造成的肾实质损伤。由交通事故、体育活动撞击或暴力冲突等产生的外力挤压肾脏，并导致肾脏与脊柱、肋骨相撞引起肾实质损伤或裂伤。

间接外力引起的闭合性损伤主要是指身体剧烈运动或体位变化导致的肾实质损伤。机动车突然减速、高处坠落等可以诱发瞬间的肾脏过度活动，进而导致肾实质裂伤、肾血管内膜撕脱或肾盂输尿管连接部断裂等。由于轻微外力引起肾损伤的患者往往提示其肾脏可能存在某种先天性或病理性改变如肾盂输尿管连接部狭窄导致的肾积水、肾肿瘤等。

（二）开放性损伤

开放性肾脏损伤主要以刀刺伤、枪击伤多见。刀刺伤引起的肾损伤往往为肾脏贯通伤，严重时可以同时穿透肾实质、集合系统及肾血管。此外，肾损伤的程度与刀具或匕首的长短、粗细、刺入部位和深度密切相关。枪击伤引起的肾脏贯通伤通常伴有延迟性出血、尿外渗、感染及脓肿形成等表现。这是由于子弹穿过肾脏可产生放射性或爆炸性能量，其气流冲击作用使软组织呈洞状损坏，其组织破坏程度与发射子弹的速度相关，并易出现延迟性组织坏死。

（三）医源性损伤

医源性损伤是指在疾病诊断或治疗过程中发生的肾损伤。如体外冲击波碎石、肾盂输尿管镜、经皮肾镜以及腹腔镜检查或治疗时造成的损伤。常见的医源性肾损伤是肾血管损伤引起的大量出血、肾实质损伤引起的肾周血肿、肾裂伤以及肾脏集合系统损伤引起的尿外渗等。

（四）自发性肾破裂

自发性肾破裂是指在无明显外伤情况下突然发生的肾实质、集合系统或肾血管的损伤，临床较罕见。自发性肾破裂的发生往往由肾脏本身病变所致,如巨大肾错构瘤或肾癌、肾动脉瘤、肾积水以及肾囊肿等疾患引起。

二、发病机制

肾损伤的发生机制和肾损伤的分类密切相关。

对于闭合性肾损伤的患者来讲,直接外力和间接外力引起损伤的机制也有所不同。直接外力引起的闭合性肾损伤是由于肾脏局部承受的压力突然增加导致肾脏移位并撞击邻近骨骼,或肾被膜破裂而产生。间接外力引起的闭合性肾损伤主要是由于肾脏随呼吸正常活动的范围突然加大导致肾脏过度活动而产生。

显而易见,开放性肾损伤的发生就是肾脏直接受到外界创伤的结果。一般认为贯通性肾损伤约 80% 同时并发多处脏器的损伤。肾损伤的发生机制也与是否发生泌尿系以外的脏器损伤相关,腹部贯通伤涉及肾脏的占 6%～17%。文献报道贯通性肾损伤并发胸腔或腹腔脏器损伤的比例高达 85%～95%。而贯通性肾损伤的发生与体表受伤的部位相关。当刀刺进入部位在腋前线或腋后线时,肾损伤同时并发其他脏器损伤的仅占 12%。

肾蒂血管损伤的发生主要见于开放性肾损伤的患者,但是也有 20% 左右闭合性肾损伤的患者可以表现为肾血管损伤。国内外的文献报道显示在肾蒂血管损伤的患者中,肾动脉、肾静脉均损伤者占 47%,肾静脉损伤者占 34%,而肾动脉损伤者仅占 19%。

三、诊断

在肾损伤的诊断中最主要的一项内容就是创伤或外伤史的了解,同时配合全面的体格检查和各种辅助检查对患者进行全面的评估,获得明确的诊断。

(一)创伤史

创伤史的了解应该首先考虑患者的受伤程度和病情的危急状况,尽可能在较短的时间内了解外伤或创伤现场的情况,有无体表创伤的发生,体表创伤的部位,深度和利器的种类。无论损伤是来自钝器直接暴力或刀刺贯通伤,根据体表解剖特点,如果受伤部位是从后背、侧腰部、上腹部或下胸部,均可能导致肾损伤。贯通伤的利器或子弹类型等也是询问并记录的重要内容,这不仅可评估损伤程度,也有助于考虑对失去血供组织清创术的范围。如因机动车交通事故所致,需了解机动车车速、伤者是司机、乘客或是行人。高处坠落伤应了解坠落高度及坠落现场地面情况。无论是机动车或高处坠落突然减速致伤,虽然未出现血尿也不能忽略有肾损伤的可能,必须进一步检查以明确有无肾损伤和是否需要外科治疗。

(二)临床表现

患者受到各种创伤后的临床表现非常复杂,同时临床表现会随时发生变化,因此在了解创伤史的同时应该掌握其临床表现的特征,做到不延误治疗时机的目的。

1.休克

患者受到各种创伤后发生的休克分为创伤性休克和失血性休克。创伤性休克是由于创伤后腹腔神经丛受到创伤引起的强烈刺激,导致血管张力下降和心排出量下降出现暂时性血压下降所致,一般情况下经输液治疗后可以获得恢复。而失血性休克是因为肾损伤伴随的大量出血和血容量的减少导致血压下降,需要及时输血补充患者的血容量,并同时采用各种方法止血,迅速达到救治目的。

2.血尿

尽管血尿被认为是肾损伤最常见，也是最重要的临床表现，但是我们不能忽略的是有5％～10％肾损伤的患者可以暂时没有血尿的表现。出现肉眼血尿通常预示患者有较严重的肾损伤，但是血尿的严重程度并不完全和损伤机制及肾损伤的程度相关。某些重度肾损伤如肾血管断裂、肾盂输尿管连接部破裂、输尿管断裂或血块阻塞输尿管，可能表现为镜下血尿，甚至无血尿。而在受到创伤前明确有肾脏疾病的患者如肾肿瘤、肾血管畸形、肾囊肿等，有时较轻的创伤也会出现不同程度的血尿。

3.疼痛

疼痛往往是患者受到外伤之后的第一个症状。一般情况下，疼痛部位和程度与受创伤的部位和程度是一致的。疼痛症状可以由肾被膜下出血导致的张力增加引起，表现为腹部或伤侧腰部的剧烈胀痛等疼痛症状。输尿管血块梗阻引起的疼痛常表现为钝痛。血块在输尿管内移动可导致疼挛，出现肾绞痛症状。肾损伤后出现的肾周血肿和尿外渗通常伴随明显的进行性的局部胀痛，在部分患者可以触及腰部或侧腹部肿块。

如果肾损伤引起的出血仅局限于腹膜后，疼痛症状以腰肌紧张、僵直以及较剧烈的疼痛为主。如果腹膜后血肿或尿液刺激腹膜或后腹膜破裂，血肿进入腹膜腔就会出现明显的腹痛和腹膜刺激征。同时并发腹腔脏器损伤的患者也会表现为明显的腹膜刺激征，但是应该注意的是出现腹膜刺激征并非一定有腹腔脏器损伤。在我国一项250例肾损伤中有腰痛症状者占96％，有腹膜刺激者占30％，而并发有腹腔脏器损伤者仅占8.8％。

4.多脏器损伤

肾损伤并发其他脏器损伤的发生率和创伤部位与创伤程度有关。与肾损伤同时出现的并发症主要涉及与肾相邻的脏器如肝、脾、胰腺、胸腔、腔静脉、主动脉、胃肠道、骨骼及神经系统等。有并发症的肾损伤患者其临床表现更为复杂。并发腹腔内脏器损伤者主要表现为急腹症及腹胀等症状。并发胸腔脏器损伤者多表现为呼吸循环系统症状。并发大血管损伤的患者可以表现为失血性休克，并发不同部位骨折及神经系统损伤的患者也会出现相应的临床表现。国内近期多篇报道肾损伤并发其他脏器损伤占14％～41％，而国外报道明显高于国内，闭合性损伤并发其他脏器损伤者44％～100％。贯通性肾损伤并发腹腔胸腔脏器损伤者80％～95％，其中枪伤全部并发其他脏器损伤。

(三)体格检查

对所有创伤患者首先应该积极监测各项生命体征的变化。定时监测患者的血压、脉搏、呼吸及意识等。如果患者的收缩压<90 mmHg应该考虑有发生休克的可能。在进行全面体格检查时，注意观察创伤的部位和创伤程度。如果受伤部位在下胸部、上腹部、腰部并伴随有血尿等症状时，应考虑有肾损伤的可能。腰部或腹部触及肿块表明有严重肾损伤和腹膜后出血的可能。对于体表或体内有利器残留的患者，应该观察利器扎入体内的深度，是否伴随有出血或尿液样体液的流出，以及利器是否随呼吸移动等特征。

因肾损伤同时并发腹部脏器损伤发生率高达80％，临床检查时要除外是否并发腹部脏器损伤。对于已经明确有腹部脏器损伤的患者，应该注意有无同时发生肾损伤的可能。

(四)尿液检查与分析

对于疑有肾损伤的患者应尽早获取尿液标本进行检测,判断有无血尿的发生。血尿的判断分为肉眼血尿和镜下血尿两种,出现肉眼血尿的患者同时还应该通过血尿的状况,如有无血块等初步判断出血量的多少以及是否需要留置尿管进行膀胱冲洗等。尿液标本收取过程中应该特别注意收集伤后第一次尿液进行检测,因为有些伤者在受伤后第一次排尿为血尿,而之后的几次排尿由于输尿管血块堵塞的原因出现暂时性血尿消失的现象。

(五)影像学检查

影像学检查包括腹部平片、静脉尿路造影、计算机断层扫描(CT)、肾动脉造影、超声检查、磁共振成像(MRI)及逆行造影等各种类型检查手段。

1.B超

由于B超检查的普及以及快捷方便的特点,对于怀疑有肾损伤,尤其是闭合性损伤的患者应该尽早进行B超检查。必要时可以反复进行B超检查进行动态对比,目的就是对肾损伤获得早期诊断。由于方便可靠的特点,在肾损伤的影像学检查中B超检查被认为是首选检查手段。

B超检查可以判断肾脏体积或大小的变化,有无严重肾实质损伤的存在,肾血管的血流是否正常等,同时也能够对肾脏有无积水,肿瘤占位等病变做出判断。对造影剂过敏、不能接受X线检查的患者(如妊娠妇女)及有群体伤员时可以作为一种筛查性手段。

2.腹部平片与静脉尿路造影

腹部平片应包括双肾区、双侧输尿管及膀胱区。在获得腹部平片后应该首先观察骨骼系统有无异常、伤侧膈肌是否增高等泌尿系之外的变化,及时判断有无多脏器损伤的可能。对于开放性肾损伤的患者,通过腹部平片还可以了解体内有无金属利器,断裂刀具以及子弹或碎弹片的残留。

静脉尿路造影通常采用大剂量造影剂快速静脉推入后连续观察的手段。当静脉尿路造影显示患肾不显影表明功能严重受损,可能为肾损伤严重或肾动脉栓塞,而肾动脉栓塞的可能性约占50%。

3.CT

CT对肾周血肿及尿外渗范围的判断能力均优于静脉尿路造影。采用增强扫描可观察肾实质缺损部位、程度,辨别有无肾动脉或分支的损伤和栓塞。采用螺旋CT可更清晰地显示复杂肾损伤的生理解剖学图像。CT应包括全腹及盆腔,必要时口服对比剂或灌肠以排除胃肠道的破裂,达到了解腹膜内脏器有无并发症的目的,为重度肾损伤患者是否能采用非手术治疗提供更多信息,避免过多开放手术导致肾切除的风险,尤其是孤立肾及双肾损伤患者。

CT平扫对创伤部位、深度、肾血管损伤,有无尿外渗及肾功能的判断效果差,常需增强扫描补充。临床经验认为无论是闭合性还是贯通性损伤常常以CT作为首选,减少过多地搬动患者,并能为医师对病情判断提供更快更有价值的信息。

四、分级

肾损伤的分级在肾损伤的诊断与治疗中意义重大,对肾损伤严重程度的正确评估是制订合理的进一步检查和处理措施的基础。而根据肾损伤的分级判断患者能否进行进一步检查,选择何种治疗手段，最大限度地达到救治患者及保护患肾的目的。

最初肾损伤按其损伤机制进行分类，即分为闭合性损伤及贯通性损伤，其中包括医源性损伤及自发性肾破裂等。

为了临床诊治的方便，有学者提出肾损伤只分轻度和重度。轻度损伤为肾挫伤、被膜下少量血肿、肾浅表裂伤。重度损伤为肾深层实质裂伤、裂伤深达髓质及集合系统、肾血管肾蒂损伤、肾破碎、肾周大量血肿。并认为轻度损伤占70%，破碎肾和肾蒂损伤占10%～15%。也有学者将肾损伤分为轻度、中度、重度。轻度为肾挫伤和小裂伤占70%，中度为较大裂伤，约占20%，重度为破碎伤及肾蒂损伤，约占10%。

然而，这些分级及分类方法只是根据肾脏本身的损伤程度限定的，并不完全反映伤者的整体状况。创伤患者的特点和整体状况密切相关，如肾损伤常常同时并发多脏器的损伤。然而，目前关注更多的问题是对肾损伤的评估应该建立在对患者全身状况正确评估的基础上，尤其是并发多脏器损伤的患者，在进一步的临床检查和治疗过程中常常需要多个科室医师的密切配合。因此，不论何种肾损伤的分级方法都不能替代对患者全身状况的评估。

五、肾脏损伤的治疗

在肾损伤的临床治疗中，如何选择手术时机和手术方法一直都是泌尿外科医师关注的问题。在决定治疗方式之前，更重要的一点就是需要判断患者是否具有手术适应证。而手术适应证的判断主要是根据患者的创伤史、损伤的种类与程度、送入急诊室后的临床表现及全面检查的结果决定。

(一)急诊救治

实际上，对送入急诊室的创伤患者来讲，临床治疗和检查是同步进行的。通过对血压、脉搏、呼吸及体温等生命体征的监测，需要立即决定患者是否需要输血、输液或复苏处理。在询问创伤史的同时，完成各项常规检查。根据创伤的分类即闭合性或开放性损伤，初步判断患者是单纯肾损伤还是多脏器损伤。对于仅怀疑为单纯肾损伤的患者，应该根据患者有无血尿以及血尿常规检查和B超等辅助检查的结果决定患者进一步的治疗计划。如果是多脏器损伤需要与相关科室的医师取得联系，共同决定下一步临床检查的内容和救治方案。

(二)保守治疗

肾脏闭合性损伤的患者90%以上可以通过保守治疗获得治疗效果。近年来随着影像技术的进展与普及，尤其是CT检查，对闭合性肾损伤患者肾脏损伤的程度能够获得明确的判断，手术探查发生率明显下降。手术探查往往会出现难以控制的出血而导致患肾切除，因此，需要严格把握手术探查的适应证。一般认为接受保守治疗的患者应该具备以下条件：①各项生命体征平稳。②闭合性损伤。③影像学检查结果显示肾损伤分期为Ⅰ、Ⅱ期的轻度损伤。④无多脏器损伤的发生。

在保守治疗期间应密切观察各项生命体征是否平稳，采取输液，必要时输血补充血容量和维持水电解质平衡等支持疗法，并给以抗生素预防感染。注意血尿的轻重腹部肿块扩展及血红蛋白、血细胞比容的改变。患者尿量减少，要注意患者有无休克或伤后休克期过长发生急性肾衰可能。患者有先天性畸形或伤前有病理性肾病如先天性孤立肾，对侧肾因病理性肾功能丧失而发生肾血管栓塞，尿路血块梗阻等均可导致尿量减少或无尿。必要时进行影像学检查或复查,随时对肾损伤是否出现进展或并发症进行临床判断和救治。在观察期间病情有恶化趋势时应及时处理或手术探查。

接受保守治疗的患者需要绝对卧床 2 周以上,直到尿液变清,并限制活动至镜下血尿消失。因伤后损伤组织脆弱,或局部血肿,尿外渗易发生感染,因此往往在伤后 1~3 周内因活动不当常可导致继发出血。

(三)介入治疗

随着血管外科介入治疗的发展,越来越多的肾损伤患者可以通过介入治疗获得明确的效果。当肾损伤合并出血但血流动力学平稳,由于其他损伤不适宜开腹探查或延迟性再出血,术后肾动静脉瘘及肾动脉分支损伤,均可采用选择性动脉插管技术,在动脉造影的同时栓塞出血的肾动脉。由于介入治疗失败后还存在外科治疗的可能,因此对暂时不具备外科治疗适应证,同时存在出血风险的患者可以考虑进行血管造影及介入治疗。目前介入治疗可以达到超选择性血管栓塞的效果,对止血以及保护肾功能都具有临床意义。介入治疗尤其适用于对侧肾缺如,或对侧肾功能不全的肾损伤患者。肾损伤患者介入治疗后需要卧床休养和观察,在此期间一旦病情发生变化需要外科治疗时应该积极准备下一步外科治疗的实施。

(四)外科治疗

对于肾损伤患者,在决定外科治疗时应该考虑的几个问题是该患者是否需要手术治疗,手术治疗的目的是外科探查还是目标明确的肾修补术。在外科治疗之前一定要明确对侧肾脏的状况,同时要告知患者及其家属伤侧肾脏有切除的可能。因为不论是手术探查还是肾修补术,手术前都很难判断伤侧肾脏的具体情况,必要时术者需要术中和向患者家属交代病情,决定手术方式。

1.外科探查

外科探查主要见于下列几种状况。

(1)难以控制的出血:由于肾外伤导致大量的持续性显性出血或全身支持疗法不能矫正休克状态的患者,应立即手术止血挽救生命。可以在手术中进行静脉尿路造影了解双肾功能。

(2)腹部多脏器损伤:腹部脏器损伤是手术适应证。肾损伤往往伴有腹部多脏器损伤。腹部多脏器损伤采用 CT、超声波等综合诊断后可以进行手术,同时探查肾脏损伤状况。

(3)大量尿外渗:尿外渗是由于肾损伤导致肾脏集合系统包括肾盂、输尿管连接部损伤断裂所致。少量的尿外渗大部分可以自然愈合,大量的尿外渗可形成尿性囊肿,若继发感染后导致脓肿及肾出血。肾损伤后出现大量尿外渗的患者,应该积极进行手术探查尽早修补集合系统的损伤。

2.外科探查原则

(1)外科探查前或打开腹膜后血肿前未做影像学检查者应手术中行大剂量静脉尿路造影,了解肾损伤严重程度及对侧肾功能。对侧肾脏有病理性改变及先天缺如者应尽力保留伤肾。对侧肾功能正常者原则上也须尽力保留,不能轻易切除伤肾。

(2)在打开后腹膜清除肾周血肿暴露肾脏前必须控制肾脏的血液循环,以避免出现难以控制的出血而导致生命危险及患肾切除。

(3)探查时肾血管控制温缺血时间不应超过 60 分钟,如超时需用无菌冰降温并给予肌苷以保护肾功能的恢复。

（4）暴露整个肾脏并仔细检查肾实质、肾盂、输尿管及肾血管，并评估损伤程度，注意有无失去活力组织及尿外渗。

（5）需彻底清创，尤其是因枪伤所致的肾损伤。清除因子弹爆炸效应出现的组织缺血坏死，可减少术后感染、出血及高血压等并发症。

（6）腹膜后留置导管引流。因肾损伤常累及集合系统，术后尿外渗及渗血可经引流管导出，避免术后尿性囊肿及感染等并发症。

3.外科探查手术入路

（1）急性肾创伤的手术探查最好采取经腹途径，以便探查腹腔脏器和肠管。通常取剑突下至耻骨的腹正中切口，此入路能在打开肾周筋膜清理血肿前较易游离并控制双肾的动脉及静脉。

（2）迅速进入腹腔，在出血不严重时探查腹腔脏器并可修补。在探查肾脏之前，如有必要，应先对大血管、肝脏、脾脏、胰腺和肠管创伤进行探查及处理。当出血证实主要来自肾脏应尽快暴露肾血管及肾脏控制出血。

（3）由于腹膜后有大量血肿使正常解剖关系破坏变形，需仔细辨别标志。可提起小肠暴露后腹膜，在肠系膜下动脉、主动脉前壁向下剪开后腹膜。血肿过大难以辨认主动脉时可以肠系膜静脉作为标志，祛除血肿找到主动脉前壁向下剪开后腹膜。

（4）从左肾静脉与下腔静脉连接处提起左肾静脉较易暴露双侧肾动脉和腹主动脉。游离双肾的动脉静脉，注意约25％患者双侧有多个肾动脉而15％患者有多个肾静脉。多个肾静脉者约80％发生在右侧肾脏。

（5）将游离的肾脏血管分别用橡皮带提起或用无损伤血管钳夹住。确保肾血管已得到控制后，提起伤肾侧结肠，剪开侧腹膜并打开肾周筋膜清理肾周血肿并完全暴露肾脏，观察肾脏损伤程度及范围。也可分别从升结肠或降结肠外侧腹膜处剪开上至肝区或脾区，将结肠推向中线，暴露肾脏血管。

4.肾修补缝合术和肾部分切除术

当肾裂伤比较限局时可行肾脏修补缝合术控制出血。在肾上腺或下极有严重裂伤也可采用肾部分切除术。在控制肾血管及暴露肾脏之后，剥离肾包膜并尽可能保留肾包膜，锐性清除破碎及无活力组织。肾创伤断面有撕裂肾盏或肾盂及较大血管可用蚊式钳夹住并以4-0可吸收铬制线间断缝扎关闭破碎集合系统及止血。再以2-0铬制缝线通过肾包膜贯穿褥式缝合裂开肾实质，以游离的包膜遮盖肾裂伤处，避免术后出血。结扎缝线时应松紧适度，于裂伤及缝线处置垫备好的脂肪或吸收性明胶海绵，避免结扎缝线用力过度，撕裂肾实质。包膜短缺也可用带蒂网膜或邻近裂伤处腹膜遮盖创面并缝合止血。网膜中间切开勿损伤主要血管。将其网膜片由外侧裹向前方，可用1-0可吸收肠线绑扎数道避免大网膜滑脱。开放肾循环观察无出血后，冲洗伤口并腹膜后留置引流管一根，缝合伤口。大网膜包裹伤肾，取材方便，能增加伤肾血供，可促进其恢复。

肾脏损伤后的修复技术可影响损伤的愈合。过多地缝合肾实质可能导致局部压迫性坏死，破坏肾实质的结构。因此尽可能缝合肾包膜而少缝肾实质。包膜不够时可用腹膜或大网膜移植皮片或特殊结构网套(polyglycolic,聚乙醇酸网)包绕肾脏。应用该网套60天可完全吸收。肾被膜重建完整而用肠线缝合三个月仍有肠线残留且伴炎性反应。因此采用合成缝线较铬制肠线更佳。

5.肾切除术

术中发生难以控制的出血,肾蒂损伤,集合系统断裂无法修复与吻合,或肾栓塞时间过长,功能难以恢复时,在对侧肾功能良好的情况下可考虑肾切除术。以肾蒂钳双重钳夹肾蒂,剪断肾蒂血管,用10号丝线双重结扎及缝扎肾蒂血管,钳夹及剪断上段输尿管,以7号丝线结扎输尿管远端。切除伤肾后清除血肿并冲洗肾窝,如止血充分可不置引流管。如放置引流可于术后1～3天祛除。

6.肾切除术的适应证

肾创伤修补术受很多因素影响。体温低、凝血功能差的病情不稳定患者,如果对侧肾脏功能良好则不应冒险进行肾修补术。如前所述,24小时内有计划的紧急处理(包扎伤口、控制出血和纠正代谢和凝血异常)为治疗提供了选择机会。对于广泛肾创伤,如行肾修补术危及患者生命时,应立即采取完整肾切除术。Nash和同伴回顾由于肾创伤行肾切除术的病例时发现,77%的肾切除是因为肾实质、血管创伤和严重的复合伤,其余的23%是在肾修补术中因血流动力学不稳定而被迫施行肾切除术。

7.肾损伤外科治疗术后观察要点

(1)注意观察生命体征,包括血压、脉搏、体温、尿量、尿颜色、伤口出血、血红蛋白、血细胞比容等变化,必要时可用止血药物。

(2)保持卧床2周以上,直到尿液变清。

(3)引流管无血性液体或尿外渗等分泌物排出可于术后5～10天祛除。

(4)采用抗感染治疗一个月。

(5)定期检测肾功能及影像学检查。

(6)观察可能发生的并发症如延迟性出血,局部血肿,尿性囊肿,脓肿形成及高血压等,必要时应用超声及CT检查。根据不同情况选用穿刺引流,选择性肾动脉栓塞或再次手术肾切除等方法治疗。

(五)医源性损伤的救治

在医源性损伤的救治过程中,及时明确诊断非常重要。由于医源性损伤主要是由于各种腔镜操作不当引起,因此规范化的腔镜操作是预防医源性损伤的唯一途径。一旦发生医源性损伤,应该及时进行治疗,以免延误最佳治疗时机。

1.肾血管损伤引起的大量出血

腔镜操作引起肾血管或腔静脉损伤并继发的大量出血往往来势迅猛,突然之间腔镜的视野全部被出血掩盖。这时就需要迅速判断可能的出血部位。经过迅速的腔内处理仍然达不到止血效果时应该及时改开放手术,在清晰的视野下完成损伤血管的修复手术。

腹腔镜操作引起肾静脉或腔静脉损伤的另一个特点是由于气腹的高压状态,即使发生了损伤也有可能无明显的出血。当解除或降低气腹压力后,才能表现出明显的出血。对于这类状况最好的处理也是及时发现出血,可以在降低气腹压力后再次观察,或及时观察引流管的引流液,一旦确认有活动性出血应该积极处理。

2.肾周血肿、肾裂伤或尿外渗

腔镜操作引起的肾周血肿、肾裂伤或尿外渗一般通过手术中的缝合处理都能够达到救治的目的,但是需要引起重视的是手术后应该按照肾外伤的处理原则观察引流液的状况、必要的卧床休息和追加的抗感染治疗。

六、肾脏损伤的并发症

(一)尿外渗和尿性囊肿

国外报道闭合性肾损伤尿外渗发生率为 2％～18％,而贯通伤为 11％～26％。未处理的尿外渗一般伤后 2～5 天可在腹膜后脂肪组织蓄积,随着尿液蓄积增多,周围组织纤维化反应,形成纤维包膜或囊壁而成尿性囊肿。尿性囊肿可在伤后数周内形成,也可在数年后形成,尿外渗或尿性囊肿的出现表明肾的集合系统损伤,也可能因血块、输尿管壁及周围血肿压导致尿液引流不畅而外渗。

持久的尿外渗可以导致尿囊肿、肾周感染和肾功能受损。这些患者应早期给予全身抗生素治疗,同时严密观察病情。在多数情况下,尿外渗会自然消退。如果尿外渗持续存在,那么置入输尿管支架常常可以解决问题。尿性囊肿可采用在超声或 CT 引导下的穿刺引流,将 22 号穿刺针,经腰部皮肤进入囊腔,抽取液体标本做常规检查、培养,用扩张器逐个扩张通道至 F12～F16 导管等进入囊内,排空渗出的尿液。长期引流尿液不能减少或消失,应考虑损伤严重或远端输尿管有狭窄或梗阻因素。尿性囊肿长期刺激和梗阻可使肾周组织纤维化,影响肾脏功能,当肾已失去功能,破坏严重,在对侧肾功能良好情况下可考虑肾切除术。

(二)延迟性出血

迟发的肾脏出血在创伤后数周内都有可能发生,但通常不会超过 3 周。最基本的处理方法为绝对卧床和补液。迟发性出血的处理应该根据患者全身状况,出血严重程度及影像学检查结果而定,大量出血危及生命应急诊手术。如果表现为持续性的出血,可以进行血管造影确定出血部位后栓塞相应的血管。

(三)肾周脓肿

肾创伤后肾周脓肿极少发生,但持续性的尿外渗和尿囊肿是其典型的前兆。肾周脓肿可有急性及慢性表现两种。急性表现可在伤后 5～7 天出现高热、腰背疼痛、叩击痛,甚至腹胀、肠梗阻症状。慢性特点仅表现为低烧、盗汗、食欲下降、体重下降,出现感染迹象时应特别注意有可能发生继发性出血。其诊断主要根据超声与 CT 检查。

早期可以经皮穿刺引流,必要时切开引流。应注意肾周脓肿往往是多房性,当引流不畅时,应手术将其间隔破坏,保证引流通畅,或切除已破坏的肾脏。根据感染细菌类型及敏感性选用相应抗生素控制感染。

(四)肾性高血压

创伤后早期发生高血压很少有报道,多数患者出现肾损伤后高血压,一般在伤后一年内。然而临床发现有早在伤后一天内就有高血压表现,也有在 20 年后才出现高血压。创伤后发生肾性高血压的机制为:①肾血管外伤直接导致血管狭窄或阻塞。②尿外渗压迫肾实质。③创伤后发生的肾动静脉瘘。在以上因素的作用下,肾素-血管紧张素系统由于部分肾缺血而受到刺激,进而引起高血压。

参考文献

[1] 田洪民.临床外科诊疗精粹[M].北京:科学技术文献出版社,2018.

[2] 邢新,杨超.眼睑美容与重建外科[M].杭州:浙江科学技术出版社,2018.

[3] 徐延森.现代普外科治疗精粹[M].武汉:湖北科学技术出版社,2018.

[4] 虎元俊.外科常见病诊断与治疗[M].长春:吉林科学技术出版社,2018.

[5] 李海鹏.现代外科疾病诊断及处理[M].北京:科学技术文献出版社,2018.

[6] 王连武.外科疾病临床诊疗策略[M].北京:科学技术文献出版社,2018.

[7] 顾玉东,王澍寰,侍德.现代手外科手术学[M].上海:复旦大学出版社,2018.

[8] 石国亮.临床胸外科微创诊疗[M].北京:科学技术文献出版社,2018.

[9] 王征.临床普通外科疾病诊治[M].北京:科学技术文献出版社,2018.

[10] 刘志宇.泌尿外科微创诊疗技术[M].郑州:河南科学技术出版社,2018.

[11] 杨维萍.实用临床外科常见病理论与实践[M].北京:科学技术文献出版社,2018.

[12] 田河.泌尿外科手术及肿瘤微创治疗[M].北京:科学技术文献出版社,2018.

[13] 王永.实用外科多发病诊疗学[M].西安:西安交通大学出版社,2018.

[14] 王荣杰,孙继富.普外科疾病诊断与治疗进展[M].汕头:汕头大学出版社,2018.

[15] 刘光泉.泌尿外科微创技术与临床诊疗[M].武汉:湖北科学技术出版社,2018.

[16] 张玉国.临床常见普外科疾病学[M].西安:西安交通大学出版社,2018.

[17] 李海靖.实用普通外科疾病治疗学[M].上海:上海交通大学出版社,2018.

[18] 张海涛.成人心脏外科术后治疗学[M].北京:中国科学技术出版社,2018.

[19] 王新伟.现代肝胆外科疾病诊治及微创应用[M].北京:科学技术文献出版社,2018.

[20] 王立柱.肛肠外科疾病手术治疗策略[M].北京:科学技术文献出版社,2018.

[21] 罗中林.外科全集[M].长春:吉林科学技术出版社,2018.

[22] 苗壮.外科疾病诊疗学[M].长春:吉林大学出版社,2018.

[23] 王明科,陈自力,徐妙军.外科疾病诊疗精粹[M].天津:天津科技翻译出版公司,2018.

[24] 李同源.心胸外科诊疗学[M].长春:吉林科学技术出版社,2018.

[25] 张强.外科诊疗学[M].长春:吉林大学出版社,2018.

[26] 李光新.外科手术学[M].长春:吉林大学出版社,2018.

[27] 李兆然.肝胆外科诊疗学[M].长春:吉林科学技术出版社,2018.

[28] 闫长青.胰腺肿瘤外科治疗[M].北京:科学技术文献出版社,2018.

[29] 谢静波.新编骨外科技术[M].北京:科学技术文献出版社,2018.

[30] 李英夫.外科急症的诊断与治疗[M].北京:中国纺织出版社,2018.

[31] 刘新新.肛肠外科诊疗技术[M].长春:吉林科学技术出版社,2018.

[32] 卢实春.肝胆外科临床路径[M].北京:人民军医出版社,2018.